Saúde em Debate 135

direção de
David Capistrano Filho
Emerson Elias Merhy
Gastão Wagner de Sousa Campos
José Ruben de Alcântara Bonfim

SAÚDE EM DEBATE
TÍTULOS EM CATÁLOGO

Educação Popular nos Serviços de Saúde, Eymard M. Vasconcelos
Educação Médica e Capitalismo, Lilia Blima Schraiber
Epidemiologia da Saúde Infantil (um Manual para Diagnósticos Comunitários), Fernando C. Barros e César G. Victora
Terapia Ocupacional: Lógica do Trabalho ou do Capital?, Lea Beatriz Teixeira Soares
Mulheres: "Sanitaristas de Pés Descalços", Nelsina Melo de Oliveira Dias
O Desafio do Conhecimento: Pesquisa Qualitativa em Saúde, Maria Cecília de Souza Minayo
Reforma da Reforma: Repensando a Saúde, Gastão Wagner de Sousa Campos
Epidemiologia para Municípios, J. P. Vaughan e R. H. Morrow
Distrito Sanitário: O Processo Social de Mudança das Práticas Sanitárias do Sistema Único de Saúde, Eugênio Vilaça Mendes (org.)
Questões de Vida: Ética, Ciência e Saúde, Giovanni Berlinguer
O Médico e Seu Trabalho: Limites da Liberdade, Lilia B. Schraiber
Ruído: Riscos e Prevenção, Ubiratan Paula Santos et al.
Informações em Saúde: Da Prática Fragmentada ao Exercício da Cidadania, Ilara H. Sozzi de Moraes
Saber Preparar uma Pesquisa, A.-P. Contandriopoulos et al.
Os Estados Brasileiros e o Direito à Saúde, Sueli G. Dallari
Uma História da Saúde Pública, George Rosen
Tecnologia e Organização Social das Práticas de Saúde, Ricardo Bruno Mendes-Gonçalves
Os Muitos Brasis: Saúde e População na década de 80, Maria Cecília de Souza Minayo (org.)
Da Saúde e das Cidades, David Capistrano Filho
Aids: Ética, Medicina e Tecnologia, Dina Czeresnia et al. (orgs.)
Aids: Pesquisa Social e Educação, Dina Czeresnia et al. (orgs.)
Maternidade: Dilema entre Nascimento e Morte, Ana Cristina d'Andretta Tanaka
Memória da Saúde Pública. A Fotografia como Testemunha, Maria da Penha C. Vasconcellos (coord.)
Relação Ensino/Serviços: Dez anos de integração docente assistencial (IDA) no Brasil, Regina Giffoni Marsiglia
Velhos e Novos Males da Saúde no Brasil: A Evolução do País e de Suas Doenças, Carlos Augusto Monteiro (org.)
Dilemas e Desafios das Ciências Sociais na Saúde Coletiva, Ana Maria Canesqui (org.)
O "Mito" da Atividade Física e Saúde, Yara Maria de Carvalho
Saúde & Comunicação: Visibilidades e Silêncios, Aurea M. da Rocha Pitta
Profissionalização e Conhecimento: a Nutrição em Questão, Maria Lúcia Magalhães Bosi
Nutrição, Trabalho e Sociedade, Solange Veloso Viana
Uma Agenda para a Saúde, Eugênio Vilaça Mendes
Ética da Saúde, Giovanni Berlinguer
Sobre o Risco. Para Compreender a Epidemiologia, José Ricardo de C. Mesquita Ayres
Ciências Sociais e Saúde, Ana Maria Canesqui (org.)
Agir em Saúde (um desafio para o público), Emerson Elias Merhy e Rosana Onocko (orgs.)
Contra a Maré À Beira-Mar: A Experiência do SUS em Santos, Florianita Coelho Braga Campos e Cláudio Maierovitch P. Henriques (orgs.)
A Era do Saneamento. As Bases da Política de Saúde Pública no Brasil, Gilberto Hochman
O Adulto Brasileiro e as Doenças da Modernidade: Epidemiologia das Doenças Crônicas Não-Transmissíveis, Ines Lessa (org.)
A Organização da Saúde no Nível Local, Eugênio Vilaça Mendes (org.)
Mudanças na Educação Médica e Residência Médica no Brasil, Laura Feuerwerker
A Mulher, a Sexualidade e o Trabalho, Eleonora Menicucci de Oliveira
A Educação dos Profissionais de Saúde da América Latina. Teoria e Prática de um Movimento de Mudança. I — Um Olhar Analítico, Márcio Almeida, Laura Feuerwerker e Manuel Llanos C. (orgs.)
A Educação dos Profissionais de Saúde da América Latina. Teoria e Prática de um Movimento de Mudança. II — As Vozes dos Protagonistas, Márcio Almeida, Laura Feuerwerker e Manuel Llanos C. (orgs.)
Sobre a Sociologia da Saúde, Everardo Duarte Nunes
Educação Popular e a Atenção à Saúde da Família, Eymard Mourão Vasconcelos
Um Método Para Análise e Co-Gestão de Coletivos, Gastão Wagner de Sousa Campos
A Ciência da Saúde, Naomar de Almeida Filho
A Voz do Dono e o Dono da Voz: Saúde e Cidadania no Cotidiano Fabril, José Carlos Cacau Lopes
Da Arte Dentária, Carlos Botazzo

A RELAÇÃO DOS DEMAIS TÍTULOS DA COLEÇÃO "SAÚDE EM DEBATE" ACHA-SE NO FINAL DO LIVRO.

SAÚDE E HUMANIZAÇÃO
A experiência de Chapecó

APARECIDA LINHARES PIMENTA
ORGANIZADORA

SAÚDE E HUMANIZAÇÃO
A EXPERIÊNCIA DE CHAPECÓ

co-autores
FÁTIMA LIVORATO
GENY PEREIRA LOPES
HORTÊNCIA SALETT MÜLLER TIERLING
LUIZ CARLOS DE OLIVEIRA CECILIO
MARIA HAYDÉE DE JESUS LIMA
MARLENE MADALENA POSSAN FOSCHIERA
MIRVAINE PANIZZI
PLÍNIO AUGUSTO FREITAS SILVEIRA
RITA MARIA REBONATTO OLTRAMARI

EDITORA HUCITEC
PREFEITURA DE CHAPECÓ
São Paulo, 2000

© Direitos de publicação reservados pela Editora Hucitec Ltda., Rua Gil Eanes, 713 – 04601-042 São Paulo, Brasil. Telefones: (11)240-9318, 542-0421, 543-3581, 543-5810 (vendas), 530-5938 (fac-símile).

E-mail: hucitec@terra.com.br
Home page: www.hucitec.com.br

Foi feito o Depósito Legal.

Preparação editorial e revisão técnica: José Ruben de Alcântara Bonfim

Editoração eletrônica: Ouripedes Gallene e Johannes Christian Bergmann

---

Dados Internacionais de Catalogação na Publicação
(CIP)
(Sandra Regina Vitzel Domingues)

S272p Saúde e humanização : a experiência de Chapecó /
Aparecida Linhares Pimenta, organizadora ; co-autores
Fátima Livorato ... et al. — São Paulo : HUCITEC,
2000. — (Saúde em Debate; 135)

ISBN 85-271-0536-5

1. Saúde pública – Brasil – Santa Catarina 2. Saúde
pública – Brasil – Estatística 3. Educação sanitária 4.
Epidemiologia I. Pimenta, Aparecida Linhares, org. II.
Livorato, Fátima, co-autor III. Série.

CDD - 613-07
614-0981
614-098164
614.4

Índice para catálogo sistemático:

1. Educação para a saúde 616.07
2. Brasil : Saúde pública : Estatística 614.09881
3. Brasil : Saúde pública : Santa Catarina 614.098164
4. Saúde : Epidemias 614.4
5. Saúde pública : Brasil : 614.0981

SUMÁRIO

Prefácio, *David Capistrano Filho* 11
1. Alguns dados sobre Chapecó 13
2. Características epidemiológicas do município 15
Aparecida Linhares Pimenta
3. Construindo um modelo assistencial centrado na rede básica 29
Aparecida Linhares Pimenta
4. Programa de Saúde da Família 41
Aparecida Linhares Pimenta
5. De médico para médicos: um olhar além da instituição 61
Plínio Augusto Freitas Silveira
6. Atenção integral à saúde da criança 71
Aparecida Linhares Pimenta
7. Serviço de atenção psicossocial à criança e ao adolescente 89
Aparecida Linhares Pimenta
8. Construindo novas relações com os médicos: o delicado exercício da negociação 95
Luiz Carlos de Oliveira Cecilio

9. Atenção integral à saúde da mulher (PAISM)   115
Aparecida Linhares Pimenta

10. Os enfermeiros como sujeitos no processo de
construção da rede básica   123
Rita Maria Rebonatto Oltramari

11. Atenção à saúde para hipertensos e diabéticos   137
Aparecida Linhares Pimenta

12. Vigilância de doenças transmissíveis   143
Aparecida Linhares Pimenta

13. Atenção em saúde bucal   149
Mirvaine Panizzi

14. Necessidades de saúde das pessoas como eixo
para a integração e a humanização do atendimento
na rede básica   159
Luiz Carlos de Oliveira Cecilio
Maria Haydée de Jesus Lima

15. Política municipal de medicamentos e assistência
farmacêutica   183
Fátima Livorato

16. O princípio da eqüidade: um enfoque prático   197
Plínio Augusto Freitas Silveira

17. Democratização de acesso e automação do
laboratório municipal de análises clínicas:
uma conquista dos usuários do SUS   207
Marlene Madalena Possan Foschiera

18. Municipalização da vigilância sanitária   215
Hortência Salett Müller Tierling

19. Serviços ambulatoriais especializados   223
Fátima Livorato

20. Referência hospitalar — Hospital Regional
de Chapecó   231
Fátima Livorato

21. A defesa do direito ao atendimento gratuito: como
coibir a "cobrança por fora"   239
Geny Pereira Lopes

22. Conselhos locais de saúde 247
Aparecida Linhares Pimenta

23. Financiamento da saúde municipal de Chapecó 257
Aparecida Linhares Pimenta

Adenda: Emenda Constitucional nº 29, de
13 de setembro de 2000 269

24. COSEMS e Comissão Intergestora Bipartite:
espaços de negociação e campos de disputas 273
Marlene Madalena Possan Foschiera

Registro fotográfico 281

Anexos

1. Administração Municipal de Saúde de Chapecó,
1997-2000 285

2. Programa de educação continuada para servidores
da Secretaria Municipal de Saúde de Chapecó, 1997
— 1.º semestre de 2000 287

3. Quadro de pessoal da Secretaria Municipal de Saúde
— 1997, 1998, 1999 e 2000 306

4. Produtividade médica da rede básica de saúde de
Chapecó, março de 1999 307

5. Produção de consultas médicas na rede básica de
saúde, 1996-1999 308

6. Produção de consultas de enfermagem e outras de
nível superior, 1996-1999 309

7. Produção de exames de análises clínicas realizadas
pela Secretaria Municipal de Saúde e por laboratórios
privados contratados, 1996-1999 309

Currículo sucinto dos co-autores 310

PREFÁCIO

Temos diante de nós um livro precioso, na linha dos testemunhos dos progressos da reforma sanitária brasileira. Sua organizadora e autora da maioria dos capítulos é uma brilhante e metódica especialista em saúde pública, que tenho a honra de conhecer há quase um quarto de século. Ainda sob a ditadura, preparava-se integrando um círculo de leitores de *O Capital*. Tivemos o prazer de ler os livros trazidos do exterior pelos que voltavam de viagem, complementando o exame da literatura nacional crítica do nosso sistema de saúde, ela estudante, eu médico formado havia poucos anos, *assistente* do grupo de estudos. Não éramos estudiosos diletantes, mas militantes políticos, e da crítica logo partíamos para idéias que engravidaram o movimento pela reforma sanitária, a atividade do Centro Brasileiro de Estudos de Saúde, de sua revista e desta coleção de livros.

A partir de 1984 tivemos a oportunidade de pôr em prática nosso programa, graças à clarividência e empenho do prefeito de Bauru, Tuga Angerami. Era a época das *Ações Integradas de Saúde* (AIS) e vivíamos sob a mixórdia pseudoconstitucional dos militares e de seus rábulas. Mas o essencial do que viria a ser o Sistema Único de Saúde foi posto de pé naquele município.

Logo após a promulgação da Constituição de 1988, na secretaria municipal de saúde de Santos, voltamos a trabalhar juntos, agora para construir o SUS. Cidinha, como é carinhosamente chamada, trabalhou duro, e bem, nessa empreitada. Santos tornou-se uma referência em saúde para todo o país e suas ousadias tiveram repercussão mundial. Como secretária de governo no período em que fui prefeito, ajudou a desenvolver e consolidar nosso sistema público de saúde.

Essa experiência e conhecimento acumulados foram postos a serviço do povo de Chapecó e de seu governo a partir de 1997, quando Cidinha assumiu a Diretoria de Saúde da secretaria daquele município. Os resultados de quase quatro anos de trabalho estão aqui relatados, com a precisão característica da organizadora do livro. São esplêndidos! Comprovam, agora em terras do Oeste catarinense, colonizadas por italianos e alemães, que é possível reorganizar e melhorar substancialmente o sistema de saúde, assegurando melhores padrões de saúde para todo o povo, na contra-mão de uma política econômica que tudo sacrifica para drenar bilhões de reais para a especulação financeira nacional e internacional. Este livro mostra que não são quimeras objetivos que parecem miragem para a imensa maioria dos brasileiros, como ter todos os dentes tratados e prevenir a cárie nas novas gerações. É uma injeção de otimismo e esperança, indispensável nos dias de hoje.

David Capistrano Filho

Capítulo 1

ALGUNS DADOS SOBRE CHAPECÓ

CHAPECÓ É O principal município do Oeste de Santa Catarina tanto em população como pelas atividades econômicas desenvolvidas. É o quinto município do Estado quanto à população e ocupa o quarto lugar na economia catarinense. O município é jovem: no ano 2000 completa 83 anos. A população é, na maioria, de origem italiana e alemã, constituída de descendentes de imigrantes que se fixaram particularmente na região noroeste do estado do Rio Grande do Sul, e que nas últimas décadas vieram para Chapecó.

Há índios da etnia Caingangue na região, como em todo o país sujeitos a um secular processo de exclusão e destruição, nos dias de hoje reduzidos a cerca de 550 pessoas (130 famílias), residindo em duas aldeias: Toldo Chimbangue e Condá.

As principais atividades econômicas são a agroindústria e a agropecuária, relevantes não só no Estado, mas no país.

Estima-se que Chapecó seja responsável por 90% da produção brasileira de perus. O município realiza um dos maiores cortes de aves da América do Sul, e parte considerável da produção de frangos e de perus destina-se ao mercado externo.

A agropecuária tem peso na economia local sendo o rebanho bovino o mais expressivo. A produção de grãos é considerável voltada para milho, soja e trigo, além de feijão. A agricultura familiar e a pequena propriedade agrícola predominam no município.

13

Por ser pólo regional, tem setor comercial e de serviços desenvolvidos, o que atrai todo o Oeste catarinense, reforçando o comércio e serviços de Chapecó.

Apesar deste potencial, o município vem experimentando, particularmente na década de 90, os efeitos perversos da crise no país, agravada pela recessão econômica provocada pelo Plano Real. Tem crescido desemprego; a agricultura atravessa dificuldades, o comércio acaba refletindo os efeitos da crise na produção e o setor de serviços não consegue absorver desempregados de outros setores.

A Secretaria Estadual de Desenvolvimento Urbano e Meio Ambiente realizou pesquisa, em 1996, publicada em 1997, nos municípios catarinenses, classificando-os por um "Índice de Desenvolvimento Social", segundo sete indicadores sociais: receita municipal; condição de sobrevivência de crianças até seis anos; produto interno bruto municipal *per capita*; taxas de alfabetização; de aprovação e evasão escolares; saneamento básico; e mortalidade infantil. O índice varia de 0 a 1, e quanto maior, melhor a qualidade de vida.

Nesta pesquisa Chapecó estava com índice 0,51, classificando-se no 152.º lugar entre os 293 municípios do Estado. Estes dados indicavam que o município tinha uma situação de dificuldades, tanto em qualidade de vida como em receita municipal, para enfrentar os problemas sociais provocados pela crise. Esta situação se agrava com a condição de o estado de Santa Catarina estar com reduzida capacidade de investimentos.

O quadro de dificuldades financeiras não é isolado: os meios de comunicação revelam os problemas da maioria dos municípios brasileiros.

Para enfrentar esta situação o governo municipal instituiu uma série de medidas na área tributária, com o objetivo de melhorar a própria receita e atender as demandas da população.

Medidas de justiça fiscal, aliadas a um rigoroso controle do dinheiro público, encaminhadas pela atual administração, vêm permitindo superar estas dificuldades e, mediante o Orçamento Participativo, atender as principais reivindicações da população.

Assim, outra pesquisa da Secretaria Estadual de Desenvolvimento Urbano, em 1999, cujos resultados ainda não foram divulgados, mostra que Chapecó ascendeu para o 42.º lugar no Índice de Desenvolvimento Social.

Capítulo 2
CARACTERÍSTICAS EPIDEMIOLÓGICAS DO MUNICÍPIO

APARECIDA LINHARES PIMENTA

Dados demográficos

ANÁLISE DOS dados demográficos do país mostra uma transição demográfica com as seguintes características: urbanização acentuada, proporção menor de crianças e jovens, população adulta mais numerosa, e crescente proporção de idosos.

A análise da evolução demográfica de Chapecó demonstra que, em linhas gerais, esta transição existe no município, o que traz novas necessidades de saúde pública.

A população rural do município vem diminuindo de modo acentuado e hoje em dia representa apenas 13% da população total.

O crescimento demográfico na década de oitenta se manteve em 3,5% ao ano, o que é elevado quando se compara ao de outros municípios do país. A população em 1991 era de 123.050 habitantes, em 1995 estimava-se 125.798 habitantes, e em 1998 seria de 140.000 habitantes.

A população residente no município, em 1999, ainda segundo estimativa do IBGE, é de 144.158 habitantes. O número de menores de cinco anos é de 15.446, e 3.107 crianças têm menos de um ano de idade.

MORTALIDADE INFANTIL

A mortalidade infantil é importante indicador da qualidade de vida e das condições de saúde da população. Os seguintes aspectos interferem na mortalidade infantil: as condições de vida e de gestação da mãe; a assistência pré-natal, ao parto, e ao recém-nascido no parto e nos primeiros dias de vida; e as condições de vida das famílias dos recém-nascidos.

Analisando o coeficiente da mortalidade infantil (CMI) nos últimos seis anos é possível afirmar que a mortalidade infantil em Chapecó está relativamente baixa, pois é menor que a mortalidade infantil no conjunto do país, que a da região Sul e a de Santa Catarina, conforme os dados que se seguem (Tabela 1).

Tabela 1. Evolução da mortalidade infantil no Brasil, Região Sul, Santa Catarina e Chapecó, 1993-1998

Ano	Brasil	Região Sul	Santa Catarina	Chapecó
1993	41,13	24,08	17,3	17,2
1994	39,63	23,49	17,7	15,6
1995	38,42	23,07	18,0	14,0
1996	37,46	22,76	16,8	8,56
1997	36,70	22,55	17,1	13,7
1998	36,10	22,39	16,3	15,9

Fontes: Ministério da Saúde, Informe Saúde, Ano IV, n.º 50 — Terceira semana de março de 2000; Secretaria Municipal de Saúde de Chapecó.

A mortalidade infantil em Chapecó nos últimos seis anos vem lentamente se reduzindo, acompanhando a tendência de queda verificada no Estado; o coeficiente diminuiu de 17,2 óbitos em menores de um ano por mil nascidos vivos em 1993 para 14,9 óbitos em 1998 (Tabela 2).

O CMI observado em 1996 provavelmente representa subregistro de óbitos, pois foi muito baixo em comparação com os anos anteriores e posteriores. Em 1997, quando se iniciou a análise dos dados de mortalidade infantil, incluindo os de 1996, buscou-se informações que explicassem este subregistro, mas não foi possível chegar a uma conclusão.

Em 1998 nasceram 2.951 crianças no município e morreram 47 menores de um ano, o que dá um coeficiente de mortalidade infantil de 15,9 óbitos por 1000 nascidos vivos. O maior porcentual destes óbitos — cerca de 60% — ocorre na primeira semana de vida.

Dos 47 óbitos de menores de um ano ocorridos em 1998, 29 deles aconteceram no primeiro mês de vida, o que significa óbitos relacionados com problemas na gestação, na assistência ao parto e ao recém-nascido de risco. Estas características de mortalidade infantil indicam a necessidade de se aplicar recursos para melhorar a assistência pré-natal e do parto, e ao recém-nascido, incluindo atendimento realizado por pediatra na sala de parto.

Outro dado importante refere-se ao elevado número de natimortos em Chapecó. Nos últimos anos têm crescido o número de crianças que nascem mortas no município : em 1996 foram doze, em 1997 ocorreram treze e em 1998 aumentou para 28 natimortos.

O número elevado relativo a perimortalidade infantil – natimortos e mortalidade neonatal precoce – reforça a análise de que a assistência ao parto não está satisfatória no município.

Dos 29 óbitos de 1998 ocorridos no primeiro mês de vida, 23 mortes ocorreram por afecções do período perinatal, sendo dezesseis relacionadas a transtornos respiratórios e cardiovasculares específicos do período perinatal, cinco por transtornos na gravidez e com o feto e dois óbitos por outros transtornos do período perinatal. Outros quatro casos foram relacionados a malformações congênitas e um deveu-se a causa externa.

Tabela 2. Mortalidade infantil em Chapecó, de 1993 a 1999.

Ano	Óbitos de 0 a 28 dias	% de óbitos neonatais	Óbitos de 29 dias a 364 dias	Total de óbitos	n.º de nascidos vivos	CMI
1993	24	61,5	15	39	2.263	17,2
1994	17	43,5	22	39	2.503	15,6
1995	23	65,7	12	35	2.503	14,0
1996	13	48,1	14	27	3.154	8,56
1997	33	76,75	10	43	3.120	13,7
1998	29	59,5	18	47	2.951	15,9

Fontes: Sistema de Informações sobre Mortalidade (SIM) — Ministério da Saúde; Secretaria Municipal de Saúde de Chapecó.

Ocorreram dezoito mortes de crianças entre um mês e um ano de vida, o que é denominado mortalidade infantil tardia. Quatro desses óbitos foram provocados por doenças infecciosas e parasitárias sendo dois por gastrenterite, três por septicemia e quatro por doenças respiratórias.

Estas causas são, na prática, evitáveis e exigem medidas

preventivas e curativas para que a mortalidade infantil seja reduzida.

Um dado importante a ser considerado é que a mortalidade infantil não se distribui de maneira uniforme por toda a cidade, concentrando-se mais nos bairros e comunidades mais pobres, refletindo de certo modo a distribuição de renda no município: as unidades que atendem as famílias com menor poder aquisitivo e que vivem nos lugares onde a infra-estrutura urbana é mais deficiente apresentam maior mortalidade infantil; em contrapartida, as unidades que atendem as famílias com maior poder aquisitivo e que vivem nos bairros com melhor infraestrutura urbana apresentam menor mortalidade infantil.

Em Chapecó começou-se a trabalhar com o enfoque de mortalidade infantil segundo área de abrangência/ bairro em 1998 e 1999, por meio de encaminhamento semanal de declarações de óbitos de menores de um ano para que as unidades de saúde fizessem visita domiciliar às famílias e o levantamento das circunstâncias que levaram estas crianças à morte. Uma vez que a maioria dos óbitos infantis ocorre na primeira semana de vida, a maior parte destas crianças não chega sequer a sair da Maternidade do Hospital Regional, e portanto são crianças que não chegaram a ser atendidas na rede básica de saúde.

Os bairros que apresentam maior mortalidade infantil são Jardim do Lago e Colato na área de abrangência da Policlínica EFAPI; Jardim América e São Cristovão na área da Policlínica Oeste; Seminário, Universitário e Quedas do Palmital no âmbito da Policlínica Sul; Alvorada e Cristo Rei na área da Policlínica Cristo Rei; e bairro São Pedro no âmbito da Unidade Sanitária do CAIC. Os Capítulos seguintes informam o que a Secretaria de Saúde está fazendo com relação a estas diferentes realidades epidemiológicas que se expressam no espaço urbano.

Apresentam-se a seguir os dados de mortalidade infantil no país para compará-los com os de Chapecó (Tabela 3).

A região Sul apresenta os menores coeficientes de mortalidade infantil do país e a região Nordeste os maiores, mas o que chama atenção nestes dados é que a redução de 1993 para 1998 foi mais significativa no Nordeste e com menor significância na região Sul; situação semelhante está ocorrendo em Chapecó que também apresenta discreta diminuição do coeficiente de mortalidade infantil nesse período.

Tabela 3. Coeficiente de mortalidade infantil no Brasil e regiões, de 1993 a 1998.

Anos	Brasil	Norte	Sul	Sudeste	Centro-Oeste	Nordeste
1993	41,13	38,88	24,08	28,60	27,61	65,92
1994	39,63	37,72	23,49	27,47	26,85	63,80
1995	38,42	36,82	23,07	26,56	26,25	61,96
1996	37,46	36,13	22,76	25,82	25,77	60,39
1997	36,70	35,60	22,55	25,23	25,39	59,05
1998	36,10	35,20	22,39	24,76	25,09	57,91

Fonte: Ministério da Saúde, Informe Saúde, Ano IV, n.º 50 — Terceira semana de março de 2000.

MORTALIDADE GERAL

O acompanhamento dos dados de mortalidade geral de Chapecó teve início em 1997, e nestes três anos a análise sistemática das tendências observadas na mortalidade auxiliaram a planejar ações que contribuíssem para a prevenção de óbitos.

Os dados de 1996 a 1998 evidenciam redução na mortalidade geral, pois a população está aumentando e o número de óbitos se reduzindo.

Os dados de 1996, 1997 e 1998 mostram diminuição do coeficiente geral de mortalidade (óbitos no conjunto de população referido a mil habitantes)

Coeficiente geral de mortalidade de Chapecó, 1996-1998.

Ano	CGM
1996	4,48
1997	4,19
1998	3,88

Fonte: SIM/Ministério da Saúde

Ao passo que diminui a ocorrência de óbitos em adultos jovens e na maturidade, as pessoas estão falecendo com idades mais avançadas. A proporção de óbitos na faixa etária de 15 anos a 44 anos no período de 1996 a 1998, mostra redução do indicador.

Porcentual de óbitos em adultos jovens e na maturidade em relação ao total de óbitos ocorridos em Chapecó, em 1996, 1997 e 1998.

Ano	N.º total de óbitos	N.º de óbitos de 15 anos a 44 anos	Proporção de óbitos em adultos
1996	608	145	23,80%
1997	565	125	22,12%
1998	545	100	18,34%

Fonte: SIM — Ministério da Saúde

Já a proporção de óbitos em maiores de 65 anos apresentou aumento, conforme os seguintes dados:

Porcentual de óbitos em maiores de 65 anos em relação ao total de óbitos ocorridos em Chapecó em 1996, 1997 e 1998.

Ano	N.º total de óbitos	N.º de óbitos em >65 anos	Proporção de óbitos em >65 anos
1996	608	229	37,66%
1997	565	225	39,80%
1998	545	257	47,15%

Fonte: SIM — Ministério da Saúde

Parcela expressiva dos óbitos de Chapecó está classificada como "causas mal definidas", e representa cerca de 23 % do total de óbitos no período analisado.

Este dado chama a atenção quando se analisa o contexto de saúde de Chapecó, que dispõe de Pronto-Socorro, Hospital e Instituto Médico Legal, ou seja, tem equipamentos e médicos que permitiriam definir as causas da maioria das mortes. Isso revela que a qualidade da assistência hospitalar e o atendimento de urgências e emergências no município precisa ser melhorado.

As quatro principais causas de óbito para todas as faixas etárias em 1996, 1997 e 1998, excluídas as causas mal definidas, segundo dados do Sistema de Informações sobre Mortalidade (SIM), foram:
— Causas Externas
— Doenças do Aparelho Circulatório
— Neoplasias
— Doenças do Aparelho Respiratório

O fato de que uma das principais causas de óbito no município ser "Causas Externas" revela a mesma tendência das cidades brasileiras de médio e grande porte, que mostram um aumento significativo de óbitos em razão deste grupo de causas.

Uma das alterações mais importantes nas características de mortalidade nas últimas três décadas no país consiste no crescimento absoluto e no relativo da mortalidade por acidentes e violência. A partir da segunda metade da década de oitenta os acidentes e violências passaram a constituir o segundo grupo mais importante de causas de morte, sendo superados apenas por doenças do aparelho circulatório, e nas capitais já é o principal grupo de causa de morte em adultos.

Quando se começou a trabalhar com estes dados chamou a atenção o fato de Chapecó ser uma cidade de médio porte e já apresentar violência urbana, particularmente no trânsito, própria das grandes cidades. Por isso buscou-se, em conjunto com outros setores da Prefeitura, planejar medidas estratégicas visando reduzir os acidentes de trânsito.

Chapecó tem aspecto semelhante aos das grandes cidades também em relação à predominância de óbitos por doenças do aparelho circulatório e por neoplasias.

Esta característica faz parte das transformações na mortalidade dos países em desenvolvimento do continente americano, que vêm apresentando aumento das doenças crônicas degenerativas e diminuição das enfermidades infecto-contagiosas, de modo que as doenças cardiovasculares e as neoplasias se tornaram as principais causas de óbito nestes países.

O traço mais marcante das modificações ocorridas nas características de mortalidade da população brasileira nas últimas décadas foi o declínio do peso relativo das doenças infecciosas e parasitárias: responsáveis por quase metade das mortes ocorridas nas capitais brasileiras na primeira metade do século, determinaram em 1989 apenas 6% dos óbitos.

Do mesmo modo Chapecó é exemplo de município em que as doenças infecciosas têm pouca importância na determinação da mortalidade geral.

A análise da tendência da mortalidade de Chapecó num período relativamente curto indica a queda do número de óbitos causados tanto por "causas externas" como pelas doenças do aparelho circulatório e neoplasias.

Os dados acumulados de 1996, 1997 e 1998 apontam para tendência de redução das mortes por doenças do aparelho circulatório que, caso se mantenha em 1999, pode-se apresentar a hipótese de que esta redução esteja relacionada com a prevenção e o tratamento da hipertensão arterial que está sendo feito na rede básica de saúde do município. Em 1998 e 1999 aproximadamente 7000 pacientes hipertensos foram acompanhados nas Policlínicas e Unidades Sanitárias, recebendo consultas médicas e de enfermagem, que propiciam também controle laboratorial e terapêutica medicamentosa.

Em relação a esta terapêutica é importante frisar que o uso continuado de medicamentos, seu preço elevado e a baixa renda da maioria da população faz com que as estratégias de controle de hipertensão arterial somente sejam eficazes quando se garante o fornecimento continuado de medicação adequada.

Com esta avaliação a Secretaria Municipal de Saúde (SMS) tem feito enorme esforço no sentido de garantir medicação para todos os hipertensos usuários do Sistema Único de Saúde (SUS) e grande parte dos gastos da Secretaria na aquisição de produtos farmacêuticos e relacionados é despendida com medicamentos padronizados para o controle de hipertensão arterial.

Cerca de 10% do total de hipertensos são considerados graves e o acompanhamento é feito por cardiologistas do Centro de Referência de Saúde (CERES) municipal. Os medicamentos em geral utilizados por estes pacientes são de preço bastante alto, o que eleva o custo de tratamento de hipertensão arterial.

Segundo a literatura especializada a hipertensão arterial sem controle é um dos principais fatores de risco na mortalidade por doenças do aparelho circulatório, sendo conhecida como "assassina silenciosa", pois em muitos casos é assintomática.

Outros fatores de risco para o desenvolvimento de doenças crônicas degenerativas como vida sedentária, estresse, alimentação inadequada, obesidade, fumo e alcoolismo também devem estar se reduzindo e é provável que mudanças na dieta, valorização e realização de exercícios físicos e controle do sobrepeso estejam fazendo parte do cotidiano das pessoas.

Em relação aos óbitos por causas externas a redução é bem evidente, sendo mais significativa a de acidente de trânsito, com diminuição de mais de 50%: de 48 mortes em 1996 para 23 mortes em 1998.

Os prováveis determinantes desta redução estão relacionados com o Código Nacional de Trânsito e conseqüentemente maior fiscalização da Polícia Militar, e também aos investimentos realizados pela Prefeitura na melhoria do trânsito. A cidade contava com treze semáforos, todos em desacordo com as normas do trânsito, pois tinham a cor vermelha e a verde, sem a amarela. Uma das medidas foi a substituição dos semáforos de acordo com o Código Nacional de Trânsito, além de se colocar cinco novos semáforos nos cruzamentos onde ocorriam mais acidentes. Outra mudança foi a realizada nos estacionamentos que eram todos feitos em sentido oblíquo e passaram a ser em paralelo nas avenidas centrais da cidade, facilitando o fluxo de veículos, o que aumentou a segurança. Houve investimento em pintura de faixas de segurança e asfaltamento de ruas, e em três anos de governo cerca de 30km de ruas foram pavimentadas.

Quanto aos óbitos por neoplasias a diminuição foi de 93 casos para 71 casos, ou seja, 22 mortes não ocorreram. É importante salientar que os cânceres são na verdade um conjunto de doenças com características biológicas, clínicas e epidemiológicas distintas que exigem diferentes enfoques terapêuticos e preventivos.

As neoplasias que apresentaram diminuição evidente no período de 1996 a 1998 foram as relativas a boca, estômago e fígado. Nos casos de neoplasias da boca e do estômago a prevenção dessas doenças está relacionada a vários fatores, entre eles o diagnóstico precoce e a terapêutica adequada no tempo correto, o que faz supor que a implantação do CERES-Bucal, que faz diagnóstico de cânceres da cavidade bucal, e o maior acesso de pacientes adultos aos clínicos gerais da rede básica possam ter contribuído para a redução da ocorrência dessas mortalidades.

Quanto as neoplasias de mama não se pode cogitar de tendência, pois houve um aumento em 1997 e diminuição em 1998 apresentando-se quatro, sete e três casos respectivamente em 1996, 1997 e 1998.

A neoplasia de colo uterino teve pequena diminuição passando de três casos em 1996 e 1997 para dois casos em 1998. Trata-se, portanto, de manter controles mediante exames preventivos do câncer cérvico-uterino.

A situação que mais preocupa em relação às neoplasias é a do câncer de pulmão, principal responsável pelas mortes, que não está diminuindo e provoca a morte de dezesseis a dezoito pessoas por ano. Estão aumentando também os óbitos por doenças do aparelho respiratório, sendo a maioria relacionada com o tabagismo. Este dados indicam a necessidade urgente de se investir em programas e campanhas de combate ao fumo. No entanto, é importante considerar as dificuldades que existem para reduzir esse hábito na população.

Outra doença que provoca expressiva mortalidade e o seu controle faz parte das prioridades da Secretaria Municipal de Saúde é o diabetes *mellitus*, que provocou a morte de doze pessoas em 1996, de dezesseis em 1997 e dez em 1998.

Em 1997/1998 o atendimento ao diabético realizado pela Secretaria Municipal de Saúde por meio do CERES foi reestruturado, e atualmente cerca de 1.200 pacientes são acompanhados. Acredita-se que este trabalho possa ter contribuído para reduzir a mortalidade por esta doença em 1999, mas ainda não há dados definitivos para análise. Abaixo apresenta-se quadro comparativo das principais causas de óbitos para todas as faixas etárias em 1996, 1997 e, 1998, no município:

Quadro comparativo das principais causas de óbitos para todas as faixas etárias em 1996, 1997 e 1998, em Chapecó.

	1996	1997	1998
Causas mal definidas	131	126	125
Doenças do aparelho circulatório	109	97	95
Neoplasias	93	78	71
Causas externas	115	97	84
Acidentes de transporte*	48	38	29
Homicídios*	26	19	19
Doenças do aparelho respiratório	46	46	69
Demais causas	114	121	53
Total de óbitos	608	565	545

Fonte: SIM — Ministério da Saúde.
* Incluídos nas causas externas

MORBIDADE DAS DOENÇAS DE NOTIFICAÇÃO COMPULSÓRIA

A Vigilância Epidemiológica define-se como "o conjunto de atividades que permite reunir a informação indispensável para conhecer, a qualquer momento, o comportamento ou a história natural das doenças, bem como detectar ou prever alterações de seus fatores condicionantes, com o fim de recomendar oportunamente, sobre bases firmes, as medidas indicadas e eficientes que levem à prevenção e ao controle de determinadas doenças"[1].

As informações pelas quais a Vigilância se responsabiliza são as relacionadas com as doenças de notificação compulsó-

---

[1] Fundação Nacional de Saúde. Guia de Vigilância Epidemiológica. 3.ª edição revista e ampliada. Brasília: Centro Nacional de Epidemiologia, Fundação Nacional de Saúde, Ministério da Saúde; 1994.

ria, agrupadas no Sistema de Informações sobre Agravos de Notificação (SINAN).

Em Chapecó, entre as doenças de notificação compulsória, a hepatite viral tipo B é a que apresenta maior freqüência, o que vem ocorrendo desde o início da década de 90. Em 1998 foram confirmados 187 casos de hepatite B. Tal verificação coloca Chapecó como área de elevada endemicidade e, juntamente com os municípios que compõem a 10ª Regional de Saúde do Estado de Santa Catarina, representa cerca de 70 % dos casos de hepatite B notificados à Secretaria de Estado da Saúde.

O número de casos de tuberculose está se mantendo estável nos últimos três anos, o que exige esforços no sentido de aperfeiçoar o controle para diminui-lo.

Em relação a hanseníase a situação é bem mais preocupante, pois há aumento considerável no número de casos e o município apresenta um dos maiores coeficientes de casos diagnosticados do estado, o que aponta para necessidade da SMS desenvolver estratégias de sensibilização dos médicos para identificar lesões precoces típicas da hanseníase.

Segue Quadro resumido dos casos notificados ao SINAN no período 1996-1999.

Casos notificados ao Sistema de Informações sobre Agravos de Notificação (SINAN), Chapecó, 1996 a 1999.

Doenças	1996	1997	1998	1999
Tuberculose	20	16	17	18
Hanseníase	10	13	18	17
Hepatite B	229	215	187	287
Acidentes por animais peçonhentos	9	13	17	38
Gonorréia	288	304	255	57
Sífilis	121	109	89	28
Cisticercose	1	1	0	2

Fontes: SINAN e Secretaria Municipal de Saúde de Chapecó.

Em 1997 foi normatizada a notificação compulsória para casos suspeitos de toxoplasmose atendidos por oftalmologistas e ginecologistas; houve fornecimento de medicamentos para tratamento específico mediante a notificação, com isso passou-se de um caso notificado em 1996 para treze casos notificados em 1997.

Desde 1996 não se diagnosticou nenhum caso de poliomielite, de tétano, de coqueluche e de difteria, infecções controláveis e elimináveis por meio de imunização em massa, o que demonstra a efetividade da vacinação no município. Tão importante quanto avaliar a cobertura vacinal é o controle do número de casos de doenças evitáveis por vacinação. Tal resultado pôde se verificar em relação à caxumba e à rubeóla. Em 1996 fez-se imunização tríplice contra rubéola, sarampo e caxumba, para crianças na faixa etária de um a doze anos incompletos.

A análise dos dados fornecidos pela Secretaria de Estado da Saúde, evidenciou surto de sarampo em 1991, com registro de 431 casos. A partir daí houve três Campanhas de Vacinação contra sarampo.

Em 1997 ocorreu novo surto de sarampo no município com a notificação de 128 casos no ano.

Há mais de três anos Chapecó não notificava casos de sarampo. Neste surto de 1997 nenhuma criança vacinada teve sarampo. Na ocasião foi realizado bloqueio vacinal, isto é, vacinação das pessoas que entraram em contato com aquelas que estavam apresentando sinais e sintomas de sarampo.

O início de campanhas de vacinação contra o sarampo ocorreu na década de 70; mas foi somente na década de 80 que se conseguiu cobertura vacinal que interferiu no modo de apresentação da infecção, passando a ocorrer surtos esporádicos em adultos e em crianças não vacinadas. O próprio Ministério da Saúde tem a expectativa de que o sarampo esteja eliminado na virada do século.

É interessante ainda ressaltar a inexistência de casos autóctones de malária no município, doença que se constituiu num dos maiores problemas de saúde pública do país na primeira metade deste século, e que hoje tem 98% dos casos na Amazônia legal, o que faz supor que a doença esteja controlada nas demais regiões do país. Não existem também casos de doença-de-chagas em Chapecó.

Tem acontecido aumento de casos de acidentes por lagartas urticantes de insetos lepidópteros, do gênero *Lonomia* (conhecidas por taturanas ou manduruvás), e também por animais peçonhentos.

Em relação às notificações de acidentes por animais peçonhentos passou-se de 9 casos em 1996 para 38 casos em 1999. As faixas etárias mais acometidas são os adultos jovens, entre 15 anos e 49 anos, com a mesma distribuição na zona rural e urbana. Em relação ao tipo de animal nos casos de acidentes peçonhentos predomina a *Lonomia obliqua*, responsável por mais da metade dos casos, seguida de aranhas — mais comum na área urbana —, e cobras que aparecem na zona rural.

Dos casos notificados de mordeduras animais que necessitaram atendimento anti-rábico a maioria foi por agressão de cães. Em 1999, houve diminuição do registro de casos de sífilis e de gonorréia: foram notificados e confirmados 28 casos de sífilis não especificada; um caso de sífilis congênita confirmado; 57 casos de gonorréia, totalizando 86 casos de doenças sexualmente transmissíveis (DST) da lista nacional do SINAN. Esta diminuição ocorreu em razão de mudanças na sistemática de coleta de dados, portanto não pode ser considerado que houve menor freqüência dessas infecções na população.

As outras doenças sexualmente transmissíveis da lista específica de Santa Catarina, que inclui gardenerela, candidíase, tricomoníase, cervicites, vaginoses bacterianas e outras, têm-se mantido freqüentes nos últimos anos, com aumento de algumas infecções e diminuição de outras, mas sempre com grande número de notificações de todas elas. Em 1999 foram diagnosticados 1.111 casos destas doenças sexualmente transmissíveis em Chapecó.

Também as meningites em geral apresentaram registro epidemiológico estável neste período, sendo mais freqüente os casos de meningite viral. Em 1999 foram notificados e confirmados 43 casos de meningites, que acometeram particularmente crianças, a maioria de natureza viral.

O reduzido número de casos notificados e confirmados de teníase/cisticercose faz supor que esteja ocorrendo subregistro, pois quando a situação ambiental indica a probabilidade de ocorrências de certas doenças e elas não são notificadas, como é o caso de teníase/cisticercose em nosso meio, significa que os casos existem, mas não estão sendo diagnosticados ou notificados. Este subregistro indica a necessidade de os profissionais de saúde aperfeiçoarem o exercício clínico na busca de infecções que não estão sendo observadas.

O registro das doenças de notificação compulsória e o acompanhamento de sua evolução permite a adoção de medidas preventivas, o aprimoramento do diagnóstico precoce e a melhoria das condições de saúde da comunidade.

Além da coleta e consolidação de dados de morbidade é fundamental sua análise sistemática e o retorno de informação para os profissionais das unidades, pois a fonte que gera o dado — a equipe da unidade básica de saúde — ao recebê-lo de forma contextualizada, consegue perceber seu próprio trabalho, além de ser maneira eficaz de melhorar a qualidade do registro epidemiológico.

CONCLUSÕES

O acompanhamento de dados de mortalidade e a análise de suas tendências, particularmente no que se refere a mortalidade infantil por área de abrangência, tem sido importante instrumento de diagnóstico da situação de saúde dos bairros, conduz o planejamento da Secretaria e a tomada de decisões no que se refere a definição de prioridades.

Com a escassez de recursos do SUS, a definição de prioridades é fundamental para que as ações de saúde tenham repercussão na qualidade de vida das pessoas.

O conhecimento das características de morbidade por doenças de notificação compulsória contribui não só para tomada de decisão do nível central mas orienta o raciocínio clínico dos profissionais de saúde na busca do diagnóstico precoce das doenças de maior freqüência e na sua prevenção.

A incorporação da Epidemiologia no trabalho cotidiano das unidades permite enfoque mais eficiente no processo saúde/doença, contribuindo até para romper com a prática exclusivamente assistencialista de atendimento à demanda espontânea, efetivando ações de vigilância à saúde para grupos de risco.

BIBLIOGRAFIA

Monteiro CA (org.). Velhos e novos males da saúde no Brasil. A evolução do país e de suas doenças. São Paulo: Hucitec/Nupens-USP; 1995 (Saúde em Debate 91).

Capítulo 3

CONSTRUINDO UM MODELO ASSISTENCIAL CENTRADO NA REDE BÁSICA

APARECIDA LINHARES PIMENTA

DESDE O INÍCIO da atual administração, em janeiro de 1997, a equipe de direção da Secretaria Municipal de Saúde decidiu *centralizar* o trabalho para a estruturação da rede básica de modo a criar condições de atender com qualidade e resolver os problemas de saúde da população, desenvolvendo tanto ações de caráter individual quanto coletivo, propiciando assim a vigilância à saúde.

A decisão de organizar o modelo assistencial tendo por diretriz a efetivação de uma rede básica que fosse o *centro* do sistema municipal de saúde se baseia na concepção de Unidade Básica de Saúde como espaço fundamental para realizar a integralidade das ações individuais e coletivas, da prevenção à cura, além da possibilidade de ações intersetoriais de promoção da saúde no espaço social da área de abrangência da unidade de saúde.

O trabalho nestes três anos e meio de gestão foi no sentido de construir unidades básicas de saúde (UBS) que fossem, de fato, a referência, o "porto seguro" de onde começariam os cuidados básicos de saúde para os moradores dos bairros da cidade e comunidades da área rural.

Neste sentido, o elemento estratégico para mudanças na organização de todo o serviço de saúde do sistema municipal de saúde, passou a ser a reestruturação da rede básica, o que exigiu investimentos em recursos materiais como aprimoramento profissional para o reformulação do processo de trabalho das unidades.

Melhorou-se a área física das unidades e os equipamentos, ampliou-se o quadro de pessoal, mas especialmente buscou-se a mudança de *atitudes*, tanto dos trabalhadores da saúde como dos usuários.

A humanização da atenção à saúde norteou o planejamento e a condução da política de saúde municipal. Foi dado prioridade a um processo que é muito mais cultural do que administrativo — burocrático.

Trabalhou-se tanto na definição e aplicação de orientações e diretrizes, quanto no incentivo à criatividade e autonomia das equipes das unidades de saúde.

Para realizar as mudanças propostas foi necessário a um só tempo ampliar as equipes das unidades e efetivar mudanças na gestão do sistema e no funcionamento da rede básica.

Saliente-se que, diferente de outros municípios, Chapecó contava até 1996 com uma rede básica cuja prática sanitária era pouco organizada. As unidades básicas funcionavam, na maioria, em prédios muito pequenos e inadequados; os médicos e dentistas trabalhavam duas horas por dia, e nas unidades menores em dias alternados, atendendo a demanda espontânea que disputava uma "ficha" nas filas que se formavam ainda de madrugada; as enfermeiras atendiam em três ou quatro unidades; os medicamentos eram escassos; não havia programação e protocolos de atendimento, e a avaliação restringia-se à quantificação da produção de procedimentos para prestação de contas ao SIA/SUS — Sistema de Informações Ambulatoriais/Sistema Único de Saúde, e à verificação da produtividade dos profissionais que, curiosamente, sempre foi bastante alta.

Diante desta situação atuou-se simultaneamente em várias frentes: reformar e ampliar as unidades, e construir novos espaços físicos; adquirir mobiliário, equipamentos e veículos; contratar pessoal em caráter temporário, modificar a lei municipal que estabelecia jornadas de duas horas diárias, preparar e fazer concursos públicos; padronizar a Lista Básica de Medicamentos; e constituir a nova equipe de saúde.

Desde o início estava claro que a formação desta nova equipe que iria atuar no cotidiano dos serviços era o maior desafio. Era necessário criar espaços de comunicação e reflexão para que os trabalhadores da saúde, na condição de sujeitos portadores de ideologias e projetos, pudessem dialogar entre si e com a equipe central na busca de elementos que contribuíssem para uma construção coletiva, partilhada, da missão da Secretaria de Saúde e refletissem sobre o papel dos trabalhadores na produção da saúde e defesa da vida.

Assim, o maior empenho neste período dirigiu-se ao processo de construção de nova equipe de saúde. Para isto utilizou-se as mais variadas estratégias, que se combinassem, a saber: estabelecimento de protocolos de atendimentos destinados a grupos com problemas prioritários de saúde; oficinas de sensibilização, humanização e integração; e reuniões para discutir problemas específicos do atendimento.

Em relação aos médicos a estratégia adotada foi a contratação de uma assessoria, que partilhava com a equipe central a mesma visão a respeito do papel dos trabalhadores da saúde na construção de uma rede básica voltada para o atendimento humanizado das necessidades de saúde da população.

Concordando com Giovanni Berlinguer quando afirma que "não há Reforma Sanitária sem os médicos", entendia-se a necessidade de criar estratégia específica para esta categoria profissional.

Em 1997, este trabalho foi desenvolvido em quatro Oficinas de discussão conforme se relata no Capítulo 8, que a nosso ver atingiram seus objetivos.

Além disso, durante mais de três anos de gestão, realizou-se discussão permanente com os médicos, conduzida pelo diretor técnico do Departamento de Saúde buscando não só examinar os aspectos técnicos e administrativos do trabalho médico, mas também construir um modo mais humanizado para a relação médico/paciente.

Em 1999, novamente os médicos participaram, agora em conjunto com enfermeiras, de seis Oficinas chamadas de Integração e Humanização, cujos resultados estão apresentados no Capítulo 14, e que ajudaram na construção da rede básica.

Em relação às enfermeiras utilizou-se outra estratégia que envolveu a formação de um colegiado de gerentes e capacitação técnica para ações de produção de saúde e defesa da vida.

Os auxiliares de enfermagem foram chamados a discutir e participar de capacitações relacionadas com o atendimento na rede básica, com apreciação de temas gerais relativos ao SUS, de atenção primária, às características epidemiológicas de Chapecó, até temas específicos como protocolos de atendimento instituídos na Secretaria.

Sob o aspecto de organização do processo de trabalho nas unidades básicas de saúde, a equipe da Secretaria decidiu manter duas formas de organização das equipes: Policlínicas e Programa de Saúde da Família (PSF). Na área urbana a maioria da rede foi organizada com base nas policlínicas, e na zona rural na totalidade das unidades foram criadas equipes de PSF.

A assistência à saúde nas policlínicas foi estabelecida por áreas: saúde da criança, saúde da mulher e saúde do adulto. No caso da saúde bucal, está estruturada mediante a integração com as escolas, e em algumas unidades de saúde, desde 1997, foi instituído o tratamento completado que consiste na oferta de tratamento dentário completo, com agendamento de retornos necessários até o seu término.

As unidades de PSF têm equipe constituída por um médico, uma enfermeira, um dentista, três auxiliares de enfermagem, uma atendente de consultório dentário, e três agentes comunitários de saúde. Os profissionais trabalham em jornada de 40 horas semanais.

O Programa de Saúde da Família, estabelecido parcialmente em quatro unidades da zona urbana e em uma unidade da zona rural, foi ampliado para todas as unidades rurais.

As policlínicas e unidades de PSF são responsáveis pela saúde das pessoas de determinada área de abrangência e constituem a base do Sistema Municipal de Saúde.

A rede básica no momento é formada por dezenove UBS, sendo nove policlínicas e dez unidades de PSF.

As policlínicas contam com equipe médica formada por pediatra, clínico geral e ginecologista, com jornada semanal de 20 horas de trabalho, totalizando no mínimo 60 horas semanais de atendimento médico; equipes com dentista e atendente de consultório dentário com atendimento odontológico de 40 horas semanais; uma ou duas enfermeiras por unidade, sendo uma para coordenar as atividades da unidade e também realizar atividades preventivas e curativas, e nas unidades maiores, uma enfermeira para as ações assistenciais; equipe de auxiliares de enfermagem cujo número varia dependendo da freqüência de atendimento; assistência farmacêutica com fornecimento de medicamentos básicos receitados nas unidades de saúde;

coleta descentralizada de amostras para exames laboratoriais; e espaço físico e equipamentos adequados para uma UBS.

Para tornar possível a constituição desta rede de policlínicas e do PSF a nova administração ampliou ano a ano o quadro de pessoal, de modo que o aumento da carga horária de médicos e enfermeiros de janeiro de 1997 a maio de 2000 atingiu 100%, a de dentistas alcançou 87% e de auxiliares de enfermagem foi de 60% em relação às cargas horárias existentes em 1996.

Nosso trabalho tem sido o de buscar nova dimensão para as ações de atendimento individual que já eram desenvolvidas na rede básica, tanto por médicos e enfermeiros como por cirurgiões-dentistas, e ao desenvolver novos enfoques do processo saúde/doença que se orientem para a construção de sujeitos, criatividade das equipes e autonomia dos usuários, incorporando a proposta de atendimento das necessidades de saúde da população no cotidiano das equipes.

Em 1999, a Secretaria incluiu os agentes comunitários de saúde nas unidades pela contratação de sessenta agentes de saúde.

Para dar retaguarda à rede básica fez-se reorganização no Laboratório Municipal com ampliação do quadro de pessoal, mudanças no processo de trabalho, capacitação de pessoal, ampliação e agendamento para a coleta descentralizada de exames, controle de qualidade, e informatização do atendimento.

Em 1997, iniciamos reestruturação da Atenção em Saúde Bucal e no fim do ano, a instituição do tratamento completado, forma de ampliar a assistência ao adulto, e obter resultados a médio e longo prazo. Cerca de 20.000 pessoas terminaram o atendimento odontológico no período 1998-1999.

Ademais, deu-se continuidade às ações preventivas relativas a Saúde Bucal em escolares. Em 1999 foi realizado o 2.º Levantamento Epidemiológico no município para avaliar a situação da cárie dentária em escolares e avaliar o índice CPO (dentes cariados, perdidos e obturados).

O primeiro Levantamento Epidemiológico foi realizado em 1996 e os dados comparativos indicaram redução da cárie dentária nos escolares, com diminuição do índice dentário CPO de 3,1 em 1996, para 2,4 em 1999.

Para complementar as ações preventivas voltadas aos escolares e desenvolvidas na rede básica de saúde a Secretaria adquiriu, em 1999, três unidades odontológicas móveis que atuam temporariamente nas escolas mais distantes das unidades de saúde, localizadas em bairros mais carentes e com maior número de estudantes.

A partir de 1998 iniciou-se a organização dos Conselhos Locais de Saúde nos bairros atendidos pela rede básica, com o objetivo de criar espaços de discussão a respeito do SUS e deliberar sobre o funcionamento das unidades básicas de saúde. Atualmente a Secretaria conta com 32 Conselhos Locais de Saúde que se reúnem mensalmente, buscando alternativas para melhorar a relação equipe de saúde e comunidade.

Em 1999 realizou-se o 1º Encontro de Conselheiros dos Conselhos Locais de Saúde com a participação de mais de cem representantes na discussão a respeito do SUS municipal.

Nestes três anos toda a Secretaria avançou no processo de incorporação da Epidemiologia no planejamento e avaliação, manutenção e aprimoramento das ações de saúde. Isto possibilitou à gerência das unidades trabalhar com informações epidemiológicas, qualificando o trabalho sanitário e desenvolvendo ações extramuros.

As áreas de abrangência foram estabelecidas incluindo sugestões dos usuários; cada unidade passou a conhecer sua população por faixa etária e sexo, o que permitiu a construção de indicadores de eficiência, eficácia e efetividade por região da cidade e no interior do município.

Há dados demográficos, de nascimentos, de mortalidade e morbidade. Além disso, trabalha-se com informações de cobertura dos programas de saúde e de concentração de atendimentos para os grupos de risco. Utilizam-se os seguintes sistemas de informação:

SINAN – Sistema Nacional sobre Agravos de Notificação, pelo qual se faz o acompanhamento sistemático das doenças de notificação compulsória;

SINASC – Sistema de Informações sobre Nascidos Vivos

SIM – Sistema de Informações sobre Mortalidade

SIA/SUS – Sistema de Informações Ambulatoriais

SIH/SUS – Sistema de Informações Hospitalares

Quanto a informação relativa a mortalidade existe o acompanhamento semanal dos óbitos de menores de um ano por área de abrangência, incluindo visitas domiciliares para todos os casos.

O planejamento estratégico iniciado em 1997 teve continuidade em 1998 e 1999, envolvendo a equipe do nível central e as diretoras das unidades de saúde. No ano 2000 o planejamento foi feito com o conjunto das equipes das policlínicas e unidades sanitárias, mediante processo participativo voltado para a discussão da humanização do atendimento e a integração das equipes.

Embora o tempo transcorrido seja curto para avaliar o alcance destas mudanças nos indicadores de saúde já é possível observar alguns resultados.

O primeiro deles é a satisfação dos usuários manifestada nas Assembléias do Orçamento Participativo, realizadas em todos os bairros e comunidades, para acompanhamento e prestação de contas da execução orçamentária e planejamento dos investimentos do ano seguinte. De maneira geral, a avaliação dos usuários é extremamente positiva.

Tanto é que nas Assembléias de 1997, quando se definiu as prioridades de investimento para o ano de 1998 a saúde foi considerada primeira prioridade em praticamente todas as regiões da cidade. Em 1998 as propostas de melhoria das policlínicas e do PSF foram efetivadas e em 1999 a saúde ficou como prioridade em poucos bairros, tendo passado para o terceiro lugar no município.

A cobertura de atendimento sanitário específico — menores de um ano, mulheres e portadores de hipertensão arterial —, evidencia que se está conseguindo fazer vigilância à saúde para a maioria dos usuários do SUS.

Finalmente, os indicadores de eficiência e eficácia demonstram qualidade nos serviços oferecidos à população.

MODELO DE GESTÃO

As mudanças desejadas no modelo assistencial exigiam modificações na gestão do sistema municipal de saúde. Desde o início do trabalho da equipe que assumiu a direção da Secretaria em 1997 esteve clara a necessidade de uma forma de gestão do sistema a serviço da construção da nova rede básica de saúde.

Tratava-se, portanto, de definir a gestão da Secretaria em função desta estratégia, subordinando a lógica das estruturas hierárquicas à lógica de fortalecimento de decisões e autonomia da rede básica.

Embora a ampliação do quadro de pessoal fosse condição necessária para melhorar a rede de saúde municipal, não era suficiente para imprimir todas as mudanças pretendidas. Para melhorar a qualidade da assistência seria fundamental reorganizar o processo de trabalho nas unidades de saúde, reestruturar a gestão do sistema municipal de saúde, e efetivar política de recursos humanos adequada à nova realidade do modelo assistencial, com base em trabalho permanente para motivar e capacitar os profissionais a prestar atendimento com qualidade aos usuários do SUS.

Compreendendo-se a produção de saúde como relação entre sujeitos — os profissionais e os usuários —, a busca de qualidade depende do estabelecimento de relações de compromisso dos técnicos com os usuários; o paciente deve ser acolhido e assumido pela equipe, de tal maneira que a finalidade principal do serviço seja a cura, a prevenção, o alívio do sofrimento, ou seja, a defesa da vida.

Nesta relação, que pressupõe o encontro de diferentes *subjetividades*, o trabalhador de saúde tem enorme poder e autonomia; se ele não estiver sensível para a possibilidade de diálogo existente na relação equipe de saúde/usuários, não haverá norma institucional capaz de garantir o acolhimento do usuário e a responsabilidade no atendimento.

Outro fator decisivo para melhorar a qualidade na saúde é o estabelecimento de *vínculos* dos profissionais com os usuários. Por ser uma relação entre *sujeitos* é fundamental que os profissionais estabeleçam vínculos com os usuários, única maneira de humanizar o atendimento e criar nova relação entre as equipes dos serviços públicos de saúde e os usuários. E é esta relação equipe/usuário que deve ser trabalhada com a busca permanente de qualidade na assistência à saúde, que está relacionada com a disponibilidade de "tecnologia leve", com a capacidade da equipe em lidar com as questões de acolhimento e de vínculo, ou seja, assumir como compromisso essencial de todo o serviço de saúde a defesa da vida daqueles que necessitam de atendimento.

Assim, a instalação de uma rede básica resolutiva e com qualidade exige a reorganização do modo como as unidades de saúde atendem a demanda, e isto depende em grande medida da formação de equipes interdisciplinares qualificadas e comprometidas com os usuários do SUS. Esta reorganização do processo de trabalho pressupõe uma política de recursos humanos, de médio e longo prazo, que inclua a admissão de profissionais em quantidade suficiente para atender as necessidades de saúde da população, condições de trabalho adequadas, salários compatíveis com o mercado de trabalho, programa de educação continuada, incentivo à criatividade e autonomia das equipes locais, e outras medidas que melhorem o atendimento dos serviços de saúde.

As mudanças no modelo de gestão em Chapecó foram desenvolvidas mediante propostas da equipe do Laboratório de Planejamento e Administração — LAPA/Campinas que tem contribuído de forma decisiva para um novo olhar sobre a gestão de serviços de saúde, uma vez que propõe como principal diretriz que as equipes e serviços organizem seu processo de trabalho subordinando as distintas lógicas e interesses existentes no campo da saúde aos interesses dos usuários.

O sistema de gestão da Secretaria passou a contar com dois níveis de decisão: uma equipe de direção, no nível central, e um colegiado de diretoras dos serviços de saúde.

A equipe central é formada por nove profissionais que ocupam os cargos de direção da Secretaria: Secretária, diretora-geral, diretora de controle, auditoria e avaliação, diretor administrativo-financeiro, diretor técnico, diretora de Vigilância Sanitária, Assessoria dos Conselhos Locais de Saúde, além da Coordenação Técnica de Odontologia e a de Enfermagem. A equipe é composta por três médicos, duas enfermeiras, uma bióloga, uma dentista, uma contadora e uma educadora.

Esta equipe reúne-se semanalmente para discutir e encaminhar as questões da Secretaria de Saúde. A coordenação do trabalho da rede básica é feita pela diretora-geral, pelo diretor técnico e pela Coordenação de Enfermagem e a de Saúde Bucal; a diretoria de Controle, Auditoria e Avaliação é responsável pelos contratos com setor privado assistencial contratado; a Diretoria Financeira é responsável pela gestão dos recursos do Fundo Municipal de Saúde.

A equipe central é muito reduzida para a consecução de suas finalidades, pois além de atender e resolver os numerosos imprevistos que surgem na coordenação do sistema municipal de saúde, cada integrante tem ainda outras responsabilidades na estratégia da Secretaria.

O diretor clínico praticamente elaborou todos os protocolos

de atendimento que foram instituídos nestes três anos, e foi responsável pela capacitação dos profissionais para efetivação dos protocolos, tais como Controle da Hipertensão Arterial, Assistência Pré-Natal, Saúde Ocular de escolares, Incentivo ao Aleitamento, Combate à Anemia Ferropriva, Suplementação Alimentar de Recém-Nascidos, e outros.

A diretora de Auditoria é responsável pela elaboração e atualização da Lista Básica de Medicamentos.

A diretora-geral é coordenadora do PSF/PACS, do Programa de Educação Continuada, e é gerente do Planejamento Estratégico.

A assessora dos Conselhos Locais participa da comissão que faz os processos de sindicância relacionados com a denominada "cobrança por fora" feita por médicos e serviços privados contratados.

As gerentes de unidades constituem um colegiado que discute, planeja e executa as diretrizes da Secretaria. No início da atual gestão as unidades não contavam com nenhuma forma de gerência local. Uma vez que os trabalhadores de nível universitário atuavam em tempo de trabalho parcial, apenas as auxiliares de enfermagem permaneciam todos os dias em período integral nas unidades.

Uma das primeiras medidas tomadas no início de 1997 foi o aumento do quadro de enfermeiras e a criação da função de diretora de unidade.

Durante três anos de gestão o quadro de enfermeiras ampliou-se ano a ano, ultrapassando 100% em relação ao quadro inicial (de 18 de enfermeiras, em 1996, para 38 enfermeiras, em 2000).

Uma das maiores dificuldades que se encontrou no início do processo de construção do colegiado de diretoras das unidades se deveu ao fato de a maioria das enfermeiras que assumiu a função de direção não ter formação em saúde pública, acarretando impedimento para a instituição de mudanças no processo de trabalho das unidades, incluindo a utilização sistemática de instrumentos da epidemiologia e da administração pública no trabalho do dia a dia.

Para superar estes obstáculos procurou-se , nos dois primeiros anos de governo, realizar capacitação em serviço, compatibilizando o atendimento com o aprimoramento, e utilizando profissionais do próprio nível central da Secretaria para este aperfeiçoamento, até porque não há, no município e na região, escola de Saúde Pública e faculdades do campo da saúde.

Além destes problemas de natureza técnico-administrativa, trabalhou-se sempre as questões de natureza política relacionadas com as relações de poder que dizem respeito aos diferentes papéis que médicos e enfermeiros desempenham na sociedade.

A construção do colegiado de diretoras se fez em etapas que incluiu a participação delas nas Oficinas de Planejamento Estratégico ocorridas em 1997, 1998 e 1999, e de Planejamento Local em 2000, capacitações relacionadas com os diversos protocolos de atendimento que foram instituídos, aprimoramento básico em saúde pública e manejo de dados epidemiológicos, e nas Oficinas de Integração e Humanização ocorridas em 1999, o que constituiu um marco no processo de formação do colegiado de diretoras da Secretaria, e que está apresentado no Capítulo 14.

A nosso ver dois fatores contribuíram decisivamente para que este processo de construção do SUS local obtivesse resultados tão positivos numa situação de escassez de recursos bastante acentuada e num tempo relativamente curto. Estes fatores foram a determinação e afinidade técnico-política da equipe central, que sempre trabalhou de modo solidário e responsável, e o fato de se ter conseguido criar condições para realizar pactuações com a maioria dos trabalhadores dos serviços municipais de saúde na busca da humanização da assistência. Neste sentido foi decisivo o compromisso e a responsabilidade das diretoras das unidades que aceitaram o desafio da mudança e se empenharam para que o processo atingisse seus objetivos.

O fato de a equipe central ter clareza quanto aos objetivos estratégicos para a construção do SUS no município possibilitou que se trabalhasse de maneira coesa e determinada, porém sem se prender a este ou aquele esquema restritivo.

Buscamos sempre integrar de forma criativa elementos da política, da saúde coletiva, do pensamento estratégico, da clínica, da pedagogia, tendo por rumo a construção de sujeitos.

BIBLIOGRAFIA

Berlinger G, Teixeira SF, Campos GWS. Reforma Sanitária — Itália e Brasil. São Paulo: Hucitec-Centro Brasileiro de Estudos de Saúde; 1988 (Coleção Saúde em Debate).

Campos F C B, Henriques C M P (orgs.). Contra a maré à beira-mar. A experiência do SUS em Santos. Segunda edição revista e ampliada. São Paulo: Hucitec: 1997 (Saúde em Debate 109).

Cecilio L C O (org.). Inventando a mudança na saúde. São Paulo: Hucitec; 1994 (Saúde em Debate 73).

Merhy E E, Onocko R (orgs.). Agir em sáude: um desafio para o público. São Paulo: Hucitec; 1997 (Saúde em Debate 108).

Testa M. Pensamento estratégico e lógica de programação. O caso da saúde. São Paulo: Hucitec; 1995 (Saúde em Debate 71).

Capítulo 4

PROGRAMA DE SAÚDE DA FAMÍLIA

APARECIDA LINHARES PIMENTA

UM POUCO DE HISTÓRIA

EM 1997 A SECRETARIA Municipal de Saúde (SMS) de Chapecó contava com cinco equipes do Programa de Saúde da Família (PSF), porém o atendimento prestado pelas equipes não seguia as diretrizes nacionais do Programa. Embora estivesse em desenvolvimento desde 1995 ainda não havia área de abrangência definida, nem famílias cadastradas e não se contava com o agente comunitário de saúde (ACS). Os profissionais do PSF eram contratados para jornada semanal de 40 horas, inicialmente por contratos temporários; posteriormente, em 1996, realizou-se concurso público e os profissionais passaram a fazer parte do quadro de servidores municipais. Os cinco médicos, então, tinham Residência Médica em Medicina Preventiva e Saúde Coletiva feita na Universidade Federal de Pelotas.

Estas equipes iniciaram seu trabalho em unidades básicas de saúde que já funcionavam com outros profissionais, médicos e de enfermagem. Das cinco equipes existentes, quatro atuavam na área urbana e uma na zona rural do município.

Chapecó já tinha vivido a experiência de programa similar ao PSF num projeto desenvolvido pela Cooperalfa, e também com agentes comunitários de saúde em outro projeto desenvolvido pela Pastoral da Saúde e Pastoral da Criança. Porém, pela primeira vez, o PSF era conduzido por iniciativa da administração municipal.

A partir de 1997, quando se constituiu a nova equipe de direção da Secretaria, houve um intenso processo interno de discussão a respeito da estratégia a ser adotada na organização da rede básica de saúde. Estava claro para a nova equipe gestora do SUS municipal que a construção da rede básica deveria ser prioridade da Secretaria, e após debates, ficou decidido que as unidades da área rural seriam organizadas com equipes do PSF, e na área urbana as unidades seriam estruturadas sob forma de policlínicas, e em regiões específicas da cidade seriam estabelecidas unidades com PSF.

A decisão de manter estas duas formas de organização tem por base avaliação de características epidemiológicas e a disponibilidade de médicos com formação para atuar em um ou outro dos dois modelos: em saúde da família, caso tivessem residência médica neste campo e dispostos a cumprir período integral no serviço público; em policlínica, se tivessem formação em residência médica nas áreas de pediatria, ginecologia e obstetrícia, e clínica geral, e pudessem cumprir pelo menos um período parcial de quatro horas diárias no serviço público.

A discussão com as comunidades do interior, que precedeu o desenvolvimento do PSF, foi extremamente interessante, pois teve a participação de lideranças no processo de cadastramento das famílias e a definição de formas bastante criativas para o agendamento de consultas.

A expansão do PSF na área urbana ocorreu nos bairros mais carentes da cidade uma vez que, segundo avaliação, as famílias que vivem em condições mais precárias têm necessidades de atenção à saúde que são mais compatíveis com os princípios e diretrizes de Saúde da Família.

A proposta de intervenção que vem orientando a tomada de decisão da Secretaria nos últimos três anos é a convicção de que o PSF, quando assumido de fato, pode garantir atenção básica de saúde com qualidade, humanizada e resolutiva para as famílias cadastradas.

Para isto trabalhou-se no sentido de incorporar os elementos essenciais da estratégia do PSF na organização do processo de trabalho das equipes, quais sejam: definição da área de abrangência; cadastramento de todas as famílias da área; incorporação dos ACS nas equipes; e criação de conselhos locais de saúde

Nestes três anos a SMS vem aperfeiçoando o processo de construção do PSF a fim de garantir atenção primária para as famílias residentes nas áreas de abrangência escolhidas para instalação do PSF.

A expansão de cobertura feita na zona rural exigiu ampliação das equipes, o que se realizou mediante contratação de profissionais por concurso público. No caso dos médicos o concurso foi específico para o PSF, e exigia jornada de trabalho de 40 horas semanais.

Atualmente todas as equipes contam com ACS sendo o número de agentes proporcional ao número de famílias cadastradas, variando de um a oito agentes por unidade de saúde.

PSF NA ZONA RURAL

Hoje a zona rural conta com seis unidades básicas, onde atuam exclusivamente as equipes de PSF, e para cada mil famílias tem-se uma equipe constituída por um médico, uma enfermeira, um dentista, três auxiliares de enfermagem, uma atendente de consultório dentário, e quatro agentes comunitários de saúde. Os profissionais trabalham com jornada de trabalho de 40 horas semanais. Os prédios em que funcionam as unidades foram reformados, alguns ampliados, e duas novas unidades foram construídas.

Nas comunidades menores, com poucas famílias, a oferta semanal de horário dos médicos, dentistas e enfermeiras é proporcional ao número de famílias. Apenas a auxiliar de enfermagem e os ACS são fixos nas unidades. Das seis unidades, quatro contam com atendimento odontológico.

Em uma das unidades que abrange o maior número de famílias criou-se referência especializada com um atendimento semanal de um pediatra e de uma ginecologista, ambos responsáveis pelos casos de maior complexidade triados pela médica do PSF.

Todas as equipes atuam, frise-se, em área de abrangência definida, com famílias cadastradas, por meio de ações na comunidade e na unidade.

Todas as unidades têm Conselho Local de Saúde, que se reúne mensalmente e discute as questões referentes a saúde de modo geral, e o atendimento da unidade em particular. As reuniões contam sempre com a participação da enfermeira da equipe, os ACS e eventualmente outros membros da equipe. Outras questões que determinam o processo saúde/doença são debatidas e encaminhadas pelos Conselhos Locais. Em algumas comunidades a coleta de lixo foi considerada prioritária, em outras a água usada para consumo humano, ainda em outras o problema dos agrotóxicos, em uma a depressão psicológica de diversas pessoas da comunidade em razão da gravidade da crise da agricultura familiar. Em cada lugar o Conselho busca alternativas criativas envolvendo a comunidade, os profissionais do PSF e outras áreas do governo.

PSF NA ÁREA URBANA

O PSF estava instalado em três unidades da área urbana, e em duas funcionava em conjunto com equipes de policlínica, e em uma funcionava exclusivamente como PSF. Nesta última houve ampliação do atendimento e agora a unidade tem seis agentes comunitários de saúde e duas equipes completas que garantem atenção primária para cerca de 1.700 famílias cadastradas da área de abrangência. Além de médicos, enfermeiras e auxiliares de enfermagem, a unidade possui atendimento odontológico em período integral. Funciona também nesta unidade atendimento pediátrico diário de referência para casos encaminhados pelas equipes de PSF da própria unidade.

Desde o final de 1999 decidiu-se transferir as equipes de PSF para unidades instaladas em imóveis alugados exclusivamente para o Programa, localizados nos bairros periféricos, mais carentes, da cidade.

PSF EM CHAPECÓ HOJE

As nove equipes de PSF são responsáveis pela atenção à saúde de todos os membros das famílias cadastradas de sua área de abrangência, o que inclui ações preventivas e curativas, individuais e coletivas, realizadas pelo conjunto da equipe.

O cadastramento e as visitas as famílias cadastradas são realizados especialmente por ACS, e eventualmente enfermeiras e auxiliares de enfermagem.

O atendimento domiciliar feito por médicos e enfermeiras

são definidos pela equipe e o critério utilizado se baseia na gravidade do caso e na dificuldade do paciente chegar à unidade de saúde. São reservados dias e, ou períodos para atendimentos domiciliares de enfermeiras e de médicos. Nestes dias um veículo da Secretaria transporta as equipes para os domicílios mais distantes, incluindo os de comunidades da zona rural.

As consultas médicas nas unidades são realizadas segundo agendamento automático de consultas destinadas a usuários que façam parte de grupos de risco e para atendimento da demanda espontânea de casos nas famílias cadastradas.

Os médicos de PSF fazem as consultas de todos os membros das famílias cadastradas, atendimento domiciliar aos pacientes que necessitam, e participam de atividades educativas e reuniões de equipe.

As enfermeiras são responsáveis pela coordenação do trabalho da equipe de PSF, além de realizarem atividades assistenciais, tanto curativas como preventivas e educativas.

As auxiliares de enfermagem fazem o atendimento na unidade, realizam visitas domiciliares, participam de grupos, de reuniões com a comunidade e reuniões de equipe.

A maioria dos casos é atendida e se resolve na própria unidade. Os casos que necessitam atendimento especializado são encaminhados aos serviços de referência municipal e para os especialistas do Consórcio Interinstitucional de Saúde (CIS)/ Associação de Municípios do Oeste de Santa Catarina (AMOSC).

As urgências e internações são encaminhadas para o Pronta Socorro do Hospital Regional, que atende pacientes do SUS.

Os medicamentos básicos, especialmente aqueles destinados ao tratamento de afecções que acometem os grupos de risco e os produtos farmacêuticos utilizados em doenças mais comuns, de tratamento ambulatorial, são fornecidos nos dispensários das unidades.

A Saúde Bucal desenvolve-se tanto por ações educativas e preventivas nas escolas localizadas na área de abrangência da unidade, quanto por ações curativas para estes escolares, e para os demais membros das famílias cadastradas atendidos segundo o sistema do Tratamento Completado.

O Programa de Imunização existe nas unidades com PSF.

Em todas as unidades há o Sistema de Informação em Atenção Básica (SIAB). Nas unidades da zona rural os dados são registrados mas não são digitados pois não existe terminal de computação nas unidades por causa de problemas de telefonia. Os dados são encaminhados para a Diretoria de Controle e Avaliação, digitados e se faz sua consolidação.

Nas unidades da área urbana os dados são digitados mas consolidados na Diretoria de Controle e Avaliação. Os relatórios são devolvidos às unidades para análise e discussão.

O Programa de Saúde da Família de Chapecó tem sido uma rica experiência de ações desenvolvidas de acordo com os princípios do SUS.

Busca-se garantir o acesso universal das famílias cadastradas, oferecer atenção integral, resolvendo o que é possível com a tecnologia disponível na unidade básica de saúde, encaminhando-se para referências especializadas os casos de maior complexidade. Temos conseguido especialmente estabelecer vínculos de confiança entre as equipes de PSF e as famílias e comunidades abrangidas pelo programa.

Desenvolve-se experiência bastante interessante ao se oferecer apoio relativo às principais especialidades na própria unidade, possibilitando que os casos de maior complexidade possam ser atendidos pelo especialista e discutidos com a equipe, o que representa maior resolubilidade para o paciente e permite ao médico do PSF examinar situações mais complexas com o pediatra ou com o ginecologista.

Há um alto grau de satisfação dos usuários com o atendimento prestado pelas equipes de PSF e participação muito significativa das comunidades nos Conselhos Locais de Saúde. Esta satisfação dos usuários pode ser percebida tanto nos Plenários do Orçamento Participativo, como nas reuniões dos Conselhos Locais de Saúde.

Acreditamos ser esta a maior marca do PSF: a responsabilidade das equipes com a atenção integral as famílias de sua área de abrangência e a confiança que a comunidade tem na equipe do programa. O vínculo equipe de PSF — Comunidade é o maior avanço da estratégia do PSF, como alternativa para se garantir atenção básica.

O maior obstáculo encontrado é conseguir médicos para atuar no programa. Em menos de três anos já se realizaram dois concursos públicos e ainda assim não foi suprida a necessidade. O número de equipes hoje é menor do que o planejado para os quatro anos da Administração pelo fato de não se conseguir a admissão de médicos.

Outras dificuldades do programa são comuns as demais unidades da rede básica, e relacionam-se com as limitações do SUS.

A principal delas refere-se à escassez de recursos financeiros, que se reflete em todo o sistema. Uma outra dificuldade é a impossibilidade de se prestar, no município, alguns atendimentos de maior complexidade. Os recursos utilizados para custeio e investimentos são oriundos do orçamento municipal e do repasse financeiro do Ministério da Saúde, tanto pelo Piso de Atenção Básica (PAB) quanto incentivos por equipe de PSF. Todos os profissionais do PSF, com exceção dos ACS, são efetivos e admitidos por concurso público. Trabalham com jornada de 40 horas semanais no programa, mas alguns médicos e enfermeiras trabalham em mais de uma equipe de PSF. As equipes de PSF participam de um Programa do Educação Continuada da Secretaria, e de capacitações específicas para o PSF.

Foram realizadas duas Oficinas específicas: uma, Planejamento do Programa, em 1997, envolvendo as vinte pessoas que na ocasião participavam das equipes de PSF, com objetivo de definir um Plano de Trabalho para o PSF no Município, e outra Oficina de Capacitação em 1998 para todas as equipes, mas com objetivo prioritário de capacitar os novos integrantes do PSF. Esta Oficina teve por roteiro básico a publicação da Coordenação de Saúde da Comunidade (COSAC) do Ministério da Saúde, de 1997: "Saúde da Família: Uma estratégia para reorientação do modelo assistencial". Foram introduzidos alguns outros temas, tais como: Qualidade na atenção integral às famílias; Acolhimento da demanda e vínculo da equipe de saúde com as famílias cadastradas; Abordagem da família como estratégia de atenção integral. A Oficina foi extremamente interessante e trouxe novos elementos para o aperfeiçoamento do PSF.

Em 1999 as equipes de PSF participaram das Oficinas de Integração e Humanização descritas no Capítulo 14.

Além do aperfeiçoamento dos recursos humanos, aplicou-se investimentos significativos em obras e equipamentos para prover as unidades de condições adequadas de funcionamento. A área física da rede de saúde passou por amplo processo de reformas, ampliações e novas construções.

Atualmente o PSF atende 7.073 famílias cadastradas que

abrangem 28.421 pessoas, o que representa 20% da população, ou 28% dos usuários do SUS. Outro importante resultado alcançado é a adesão e participação da comunidade. A organização dos Conselhos Locais de Saúde tem se constituído num espaço permanente de criação de alternativas para enfrentar os problemas da comunidade.

Um exemplo de busca de soluções criativas ocorreu na Unidade Linha Cachoeira. Uma vez que a equipe atende localidades distantes a agente comunitária de saúde tinha dificuldades para fazer visitas domiciliares, pois o tempo disponível de veículo cobria apenas a necessidade de visitas do médico e da enfermeira. A comunidade reuniu-se e decidiu realizar um churrasco para arrecadar fundos para comprar um cavalo para transportar a agente de saúde no seu trabalho. Toda a comunidade participou, os recursos arrecadados foram suficientes e resolveu-se o problema de transporte. A prestação de contas foi acompanhada pelo Conselho Local de Saúde.

Nesta mesma unidade a comunidade levantou o problema da falta de certidão de nascimento de crianças e adolescentes. O Conselho Local com a ajuda da enfermeira da unidade conseguiu levar a escrivã do Cartório na comunidade, e quarenta crianças e adolescentes foram registrados. Tudo isto ocorreu antes da decisão do governo federal de garantir o fornecimento gratuito de certidões.

Relatam-se estes exemplos com o objetivo de mostrar a existência de forças "desconhecidas" na comunidade que podem ser ativadas e conduzir soluções para seus problemas não só de saúde mas de vida.

A nosso ver há algumas limitações para a expansão do PSF que não podem ser enfrentadas no plano municipal.

A principal delas refere-se à escassez de recursos humanos, particularmente médicos, para trabalharem no programa. A região Oeste do estado de Santa Catarina tem municípios que distam de 600km a 800km de Florianópolis; assim não se está conseguindo expandir o PSF por falta de médicos dispostos a trabalhar quarenta horas no serviço público, mesmo quando o salário oferecido é atraente.

Outra dificuldade refere-se à falta de um modo mais estruturado de contratação de agentes comunitários de saúde, o que também repercute no desenvolvimento do programa.

Ambas as limitações prejudicam a expansão do PSF. Embora

exista vontade política dos gestores municipais em adotar o PSF, eles se deparam com problemas que não têm possibilidade de resolver.

Quanto a atuação das equipes de PSF, acreditamos que o estabelecimento de vínculos da equipe com as famílias é um dos aspectos mais importantes do que está sendo construído no dia a dia do atendimento.

A responsabilização da equipe pelas famílias e a participação da comunidade na discussão das questões de saúde são elementos presentes no cotidiano das equipes.

Um dos desafios enfrentados refere-se à necessidade do trabalho intersetorial, não só com órgãos da prefeitura mas com outros níveis governamentais e até mesmo não governamentais.

Para atender as necessidades básicas da população, que interferem no processo saúde/doença é necessário que diversas áreas trabalhem em conjunto visando promover a qualidade de vida e a saúde da população. As dificuldades do trabalho intersetorial são apresentados com muita intensidade pelas equipes de PSF que atuam na comunidade.

Algumas iniciativas tem ressaltado o valor do trabalho intersetorial. Uma delas é o trabalho conjunto da equipe de PSF da UBS Marechal Bormann, seu Conselho Local de Saúde, e o Departamento Municipal de Agricultura que vêm procurando alternativas para enfrentar o principal problema local que é o crescente empobrecimento da população, provocado pela crise de financiamento da agricultura familiar e da pequena agricultura. Outra iniciativa foi a formação de um colegiado para se discutir e propor soluções quanto a violência urbana em um dos bairros mais pobres do município, mediante participação inter-institucional e do Conselho Local de Saúde.

Também o trabalho de educação em saúde, visando desenvolver a consciência sanitária da população e estimular o autocuidado, é uma das características do Programa de Saúde da Família.

Os resultados alcançados até o momento demonstram a perspectiva de se dar continuidade ao processo de construção da rede básica, com as unidades de produção de saúde organizadas tanto em equipes de PSF como equipes de policlínicas. Isto porque consideramos que ambas são estratégias possíveis de mudança do modelo assistencial, tendo por objetivo garantir

Atenção Integral em Saúde, contribuindo efetivamente para a construção do Sistema Único de Saúde.

AGENTES COMUNITÁRIOS DE SAÚDE

No final de 1998 a equipe central da Secretaria iniciou a discussão sobre os benefícios que a rede básica teria com a incorporação do trabalho de agentes comunitários no desenvolvimento de ações de vigilância à saúde nas policlínicas. Esta questão foi apreciada também no colegiado de diretoras das unidades.

Elaborou-se, então, o projeto e que foi encaminhado para a Comissão Intergestores Bipartite do SUS, que o aprovou no início de 1999.

A primeira decisão a ser tomada referia-se à forma de seleção dos agentes; tratava-se de decidir se seriam indicados pela comunidade ou selecionados com base em um processo público de escolha que incluía prova de conhecimentos gerais.

Optou-se por abrir um processo seletivo simplificado considerando a importância de se contar com profissionais interessados em realizar as funções de agentes e com disponibilidade para este tipo de trabalho, evitando-se assim as indicações que nem sempre são feitas mediante critérios adequados. Entende-se que o processo seletivo é uma forma de superar o chamado clientelismo, tão comum e negativo em todo o país.

Os critérios utilizados para a seleção foram os seguintes: residir no bairro onde ia trabalhar, ter mais de dezoito anos e ter completado a quarta série do primeiro grau .

O número de agentes foi planejado levando em conta a população atendida pelas policlínicas, e no caso do PSF considerou-se o número de famílias cadastradas. Foram oferecidas sessenta vagas, e as inscrições eram por lugar de moradia.

Inscreveram-se para a seleção 360 candidatos, a maioria jovens desempregados e sem experiência com este tipo de trabalho.

Aplicou-se prova de conhecimentos gerais e os sessenta primeiros classificados foram contratados sob regime da Consolidação das Leis do Trabalho (CLT), mas no edital do concurso e no contrato de trabalho está explicitado que o contrato é por um ano, podendo ter renovação por mais um ano.

Embora a exigência de escolaridade fosse o primeiro grau

incompleto, apenas catorze agentes selecionados têm até a quarta série do primeiro grau; 29 agentes o primeiro grau completo; cinco, o segundo grau incompleto, e doze têm o segundo grau completo.

O fato de a maioria dos agentes ter um grau de escolaridade acima daquele exigido na seleção mostra o problema do desemprego na cidade; de outro lado, gera um problema em razão da baixa remuneração oferecida a um trabalhador com este grau de escolaridade. A remuneração de um salário mínimo é absolutamente insuficiente para qualquer trabalhador, mas os que têm apenas a quarta série do primeiro grau acabam sendo obrigados a aceitar este salário por causa da dificuldade de inserção no mercado de trabalho. Quando o grau de escolaridade é maior, esta insuficiência torna-se ainda mais evidente.

Antes de iniciarem o trabalho, os agentes receberam capacitação durante uma semana. Para este preparo elaborou-se um "Manual do Agente Comunitário de Saúde de Chapecó" com informações básicas sobre o funcionamento do SUS municipal, as atribuições dos agentes, a atuação junto dos Conselhos Locais de Saúde, e outros temas.

Utilizou-se também o vídeo "Programa de Formação dos Agentes Comunitários de Saúde" (PACS) da Coordenação de Saúde da Comunidade do Ministério da Saúde, material que muito ajudou na formação dos agentes.

Assim, com esta capacitação, foram encaminhados às unidades e durante quinze dias fizeram, embora fossem moradores dos bairros, o reconhecimento das áreas de abrangência das unidades de saúde e conheceram o trabalho desenvolvido pela policlínica e pelas equipes de PSF. Neste período acompanharam as visitas domiciliares realizadas por auxiliares de enfermagem e enfermeiras.

Daí retornaram para uma segunda etapa de capacitação com duração de vinte horas que completou a formação inicial.

Daí iniciaram efetivamente o trabalho de cadastramento das famílias na área de abrangência e a vigilância à saúde dos grupos prioritários, mediante visitas domiciliares.

Os agentes fazem parte do quadro de pessoal da policlínica e da unidade de PSF, e a coordenação de suas atividades está sob a responsabilidade da diretora da unidade de saúde.

As visitas domiciliares são realizadas de acordo com as ações prioritárias definidas para a rede básica; algumas coincidem com as propostas do PACS/ Ministério da Saúde e estão previstas no SIAB, outras são específicas de Chapecó.

Saúde da Criança. a) Incentivo ao Aleitamento por meio de visita no domicílio de puérperas logo que saem da maternidade, com ênfase nas famílias que têm recém-nascidos considerados de risco. A notificação do nascimento é feita pela auxiliar de enfermagem que desenvolve as ações de vigilância epidemiológica no Hospital Regional. Na visita aos recém-nascidos de risco o agente orienta a mãe sobre a importância de se dispensar cuidados especiais a seu filho, e se a mãe não levou o filho para a consulta médica agendada na unidade, orienta-a a fazê-lo no menor tempo possível; b) Vigilância Alimentar e Nutricional /SISVAN: visita ao domicílio de crianças desnutridas que estão sendo acompanhadas de acordo com os critérios estabelecidos do Programa.

Atenção Integral à Saúde da Mulher. a) Assistência ao Pré-Natal: no trabalho com a comunidade e nas visitas domiciliares o agente identifica gestantes, particularmente no primeiro trimestre de gestação, que não estejam fazendo pré-natal ou tenham faltado ao atendimento e orienta-as para a importância do acompanhamento; b) Prevenção do câncer cérvico-uterino e de mama: no trabalho com a comunidade e nas visitas domiciliares o ACS incentiva e orienta as mulheres em idade fértil quanto a importância de fazer o exame preventivo de câncer ginecológico, informando-as sobre o exame e o atendimento na unidade; c) Planejamento Familiar: nas visitas às famílias informa a respeito da disponibilidade de métodos anticonceptivos e a necessidade de se procurar a equipe de saúde para planejar quando e quantos filhos a mulher ou o casal quer ter, orientando quanto a possibilidade de evitar gravidez indesejada.

Além disso, a maioria dos agentes participa dos Conselhos Locais de Saúde, contribuindo para estreitar as relações da equipe com a comunidade.

Participam também das reuniões da equipe, e por meio do contato permanente com a diretora da unidade, trazem os problemas e as necessidades da comunidade.

Em relação ao Sistema de Informação em Atenção Básica (SIAB) os agentes são responsáveis pelo preenchimento do cadastro das famílias, o que contribui para o diagnóstico de saúde das áreas de abrangência, pois a análise dessas informações permite avaliar a repercussão das ações de saúde na comunidade.

Em relação ao Programa de Saúde Bucal os agentes realizam o trabalho de orientação básica quanto aos cuidados de higiene da boca e prevenção das principais doenças da cavidade bucal. Para isto receberam capacitação específica e têm-se grande expectativa em relação aos resultados do trabalho educativo que começaram a realizar no início de 2000.

Em um período pouco maior que um ano os agentes cadastraram 20.000 famílias e fazem o acompanhamento destas famílias por visitas domiciliares.

Embora a Secretaria tenha estabelecido as diretrizes gerais da atuação dos agentes, a realidade de cada bairro ou comunidade do interior é diferente e cada equipe tem sua singularidade e trabalha com autonomia no planejamento e encaminhamento do trabalho cotidiano, e assim é muito proveitoso observar-se, depois de um pouco mais de ano de trabalho dos agentes, os diferentes arranjos e formas de incorporação deles nos processos de trabalho das policlínicas e equipes de PSF.

Na maioria das unidades houve intensa integração dos agentes nas equipes, e as diretoras fazem, em geral, avaliação positiva do trabalho deles. A integração dos agentes às equipes de PSF além de muito positiva ampliou as possibilidades de atuação no campo da saúde. Em poucas policlínicas a diretora tem uma relação insatisfatória com os agentes e isto acaba limitando as potencialidades do trabalho extramuros.

Existem desde situações muito positivas em que o agente assiste a consulta médica feita pelo pediatra no atendimento aos desnutridos com a finalidade de informar-se e envolver-se mais com a mãe e a criança, até situações habituais em que o agente limita-se ao trabalho de cadastrar famílias e visitar os faltosos dos Programas. Um dos pontos mais relevantes é que em geral a população reconhece o trabalho dos agentes e eles são muito bem aceitos na maioria dos bairros e no interior.

Com entrada dos agentes nas equipes houve redução nas visitas domiciliares realizadas por enfermeiras e auxiliares de enfermagem, o que limita a visão destes profissionais no que diz respeito a um olhar abrangente do processo saúde/doença. Sob outro aspecto isso possibilitou a ampliação de ações de saúde oferecidas à população pela equipe de enfermagem.

53

De modo geral nossa avaliação é que a incorporação dos agentes comunitários de saúde às equipes de policlínicas e equipes de PSF foi uma decisão correta da Secretaria, pois neste processo de construção da rede básica os agentes podem cumprir, e o fazem em Chapecó, um papel importante no sentido de aproximar equipe de saúde e comunidade.

ALGUNS ELEMENTOS PARA O DEBATE

O Programa de Saúde da Família/Programa de Agentes Comunitários de Saúde produziu um consenso quanto a um projeto para a mudança do modelo de saúde vigente que nenhum outro projeto, na história do SUS, conseguiu.

Técnicos e gestores das mais diversas correntes político-ideológicas fazem a defesa do PSF como a mais relevante, e segundo alguns, a única estratégia possível para garantir a atenção básica em saúde.

O presidente da República Fernando Henrique Cardoso afirmou em discurso feito em Arapiraca em 1998 que o principal programa social de seu governo é o PACS.

A Revista do Incor, de março de 1998, informou que se previa naquele ano que 75 milhões de pessoas, ou seja 45% da população estaria coberta pelo PACS, e na mesma matéria o ex-ministro da Saúde, Adib Jatene, um dos maiores favorecedores do PSF/PACS, tece grandes elogios aos programas, e dá ênfase a que representa a solução para a saúde no país.

Também o médico sanitarista, ex-prefeito de Santos, David Capistrano da Costa Filho, até maio de 2000 coordenador do Programa QUALIS/PSF, da Secretaria de Estado da Saúde de São Paulo e da Fundação Zerbini, tornou-se um defensor incondicional do PSF e PACS, afirmando que o PSF "busca concretizar os sonhos da integração prevenção/cura, com prioridade à prevenção, e de humanização dos serviços de saúde".

Na qualidade de coordenadora do Programa de Saúde da Família do município de Chapecó tenho convivido diariamente com os avanços e as limitações do PSF, motivo pelo qual sinto-me instigada a registrar e partilhar minhas reflexões a respeito disso.

Inicialmente é importante lembrar que nas duas últimas décadas de história da Saúde Pública no país muitas experiências tiveram êxito na instalação de redes de unidades básicas de saúde que desenvolveram ações preventivas e curativas para suas populações. Várias foram as formas adotadas, particularmente por governos municipais, a fim de garantir atenção integral de saúde aos cidadãos, buscando concretizar mediante a ampliação de conceitos-chave as propostas de universalidade e integralidade, tais como os Distritos Sanitários, Sistemas Locais de Saúde, Policlínicas, Consórcios Intermunicipais, Cidade Saudável, Programas de Saúde da Família e outras modalidades de atenção à saúde.

O grande mérito desta diversidade de formas de organizar os serviços de saúde consiste, a meu ver, em terem sido construídas com base em realidades distintas e terem procurado responder a problemas concretos de centenas de municípios que ousaram chamar para si a responsabilidade de garantir atenção à saúde de seus cidadãos. E toda vez que tentou se impor um destes modelos como o ideal para todas as realidades do imenso e diverso Brasil acabaram fazendo um desserviço no processo de construção do SUS, cujo maior mérito é justamente assegurar, até sob o aspecto legal, autonomia para que os poderes locais construam redes de saúde de acordo com sua própria realidade.

Para lembrar apenas um exemplo: o governo Collor tentou obrigar os municípios a criar determinados tipos de serviços, por meio de remuneração quase exclusiva de ações essencialmente curativas, pagas segundo Tabela de Procedimentos do ainda existente e poderoso INAMPS, castigando financeiramente as prefeituras que insistiam em desenvolver ações de caráter preventivo. E, infelizmente, esta maneira autoritária de impor determinadas formas de organizar os serviços de acordo com repasses diferenciados de recursos financeiros para os municípios não foi exclusividade do governo Collor.

Neste sentido, considero que definir *a estratégia* de mudança do modelo assistencial para o país é temerário, tendo em vista a diversidade do país.

Penso contribuir muito mais para a construção do SUS a busca permanente da universalidade, integralidade, qualidade, resolubilidade e humanização da assistência nos diferentes modelos que estão sendo experimentados por toda a parte.

Mesmo que a definição se tenha estratégia única seja absolutamente bem intencionada e que se tenha excelentes experiências demonstrando a factibilidade da proposta, ainda assim defendo que o pacto federativo seja respeitado, que o Ministério da Saúde contribua para formação de profissionais para efetivar o SUS nos municípios, que os recursos repassados para o Piso de Atenção Básica sejam aumentados de maneira substancial de forma a permitir, somados aos recursos próprios dos orçamentos municipais, a garantia de fato da atenção básica de qualidade para todos os usuários do SUS, e que se o município decidir organizar seu sistema local de saúde de acordo com o PSF, esta decisão seja uma opção política consciente em razão das vantagens desta estratégia, e não para receber incentivos, ou verbas para pagar o salário de agentes comunitários de saúde, ou para ter oportunidade de aperfeiçoar seus profissionais mediante os Núcleos de Capacitação de PSF.

O Ministério da Saúde deve financiar e incentivar os municípios que estejam comprometidos com a organização de redes básicas, com a estratégia do PSF ou não, que sejam humanizadas, resolutivas, que incorporem o enfoque epidemiológico no dia a dia dos serviços, que estimulem a participação popular, que apontem para a construção de sujeitos, e de fato estejam de acordo com os princípios do SUS.

A experiência em Chapecó de se trabalhar com a rede básica constituída tanto de unidades organizadas em policlínicas como unidades sanitárias de PSF tem sido muito positiva.

A situação epidemiológica de Chapecó apresenta características que se assemelham mais às dos chamados países desenvolvidos do que a de regiões pobres do país.

O coeficiente de mortalidade infantil, nos últimos quatro anos, está em torno de 14 óbitos por mil nascidos vivos; as principais causas de morte são as causas externas, doenças cardiocirculatórias e neoplasias; o número de casos notificados de tuberculose e de SIDA/AIDS é relativamente reduzido e o município não apresenta mais casos autóctones de doença-de-chagas, malária e esquistossomose. Embora existam bolsões de pobreza na cidade onde as condições de saúde são extremamente precárias, o município apresenta condições relativamente favoráveis quando comparadas a de outras cidades brasileiras.

As ações para o enfrentamento de problemas característicos desta situação de saúde exigem serviços com tecnologias diferentes daquelas necessárias em situações com outras características epidemiológicas.

Neste sentido acreditamos que as equipes médicas formadas por pediatra, ginecologista e clínico geral apresentam condições, sob o aspecto tecnológico, de dar respostas às demandas da rede básica da maioria dos bairros de Chapecó.

Tanto as ações preventivas como curativas nas áreas da Saúde da Criança, da Mulher e do Adulto num quadro como o de Chapecó podem ser melhor desenvolvidas com equipes formadas por profissionais com residência médica em pediatria, ginecologia e clínica geral.

Com esta avaliação não se está desconhecendo as limitações da formação acadêmica e dos conhecimentos e experiência adquiridos nas Residências das Faculdades de Medicina. Reconhece-se a necessidade de programas permanentes de capacitação destes profissionais, da mesma maneira que se desenvolve a qualificação das equipes de PSF.

Achamos que o trabalho de equipe, a busca de uma abordagem menos fragmentada e mais integradora do indivíduo — o aprimoramento do raciocínio clínico, a medicina por evidência, o uso racional dos exames complementares e de medicamentos, a criação de vínculos equipe/usuários, a educação em saúde — não são prerrogativas do PSF e um trabalho com estas características deve ser objetivo permanente de toda unidade básica que pretenda comprometer-se com a defesa da vida e a garantia da atenção, com qualidade, aos usuários do SUS.

Além disso, o controle ou vigilância das condições de saúde das famílias de um município como Chapecó, que tem distribuição desigual de doenças no espaço urbano, pode prescindir de ações permanentes de vigilância e controle em determinadas regiões, onde grande parte da população apresenta condições de ela própria fazer o controle de suas condições de saúde, bem como desenvolver o autocuidado e as medidas preventivas; já em outras situações em que as condições de vida são precárias, o grau de instrução das famílias é menor, o trabalho permanente de vigilância é fundamental para que haja mudança nos indicadores de saúde.

Quanto a disponibilidade de profissionais, como se relatou anteriormente, a expansão do PSF em Chapecó está ocorrendo em ritmo mais lento, com relação ao que se planejou, por causa da dificuldade de conseguir médicos, e seria praticamente impossível expandir a cobertura da Atenção Básica, que se promoveu nos últimos três anos, se dependêssemos exclusivamente da contratação de médicos para o PSF.

Isto porque trabalhamos desde o início com a proposta do PSF como forma de organização da Atenção Básica, e não simplesmente como meio para receber os incentivos do Ministério da Saúde sem mudar a forma de atenção à saúde da população.

A experiência do PSF forneceu elementos para que se aprimorasse a qualidade da atenção nas policlínicas, incluindo a incorporação de elementos da estratégia do Programa no funcionamento das demais unidades da rede básica municipal.

A mais significativa delas é a incorporação dos ACS nas policlínicas e a possibilidade de um novo olhar da equipe de saúde para os problemas da comunidade com base nos problemas que o agente traz em decorrência de sua inserção na comunidade. Tem se verificado resistências de algumas equipes ou de integrantes de equipes em relação às atribuições do agente, refletindo um certo receio em trabalhar de forma diferente do modo tradicional.

Um dos resultados do trabalho dos ACS em todas unidades é o cadastramento das famílias e conseqüentemente o registro dos dados do SIAB. Com o SIAB estamos construindo um banco de dados no município por área de abrangência que permite a tomada de decisão da Secretaria de Saúde segundo a realidade concreta de cada bairro, comunidade, microárea, além de orientar as equipes das unidades no seu trabalho de planejamento local.

Recusamo-nos a ter como critério exclusivo para adoção deste ou daquele modelo a questão do custo, pois ela deve ser analisada em um contexto mais amplo de quanto o poder público investe em saúde no país.

Neste processo de "desfinanciamento" da saúde, com o governo federal e a maioria dos governos estaduais diminuindo recursos para a saúde, não podemos abraçar esta ou aquela proposta com a justificativa de que seus custos são menores. São tão pequenos os investimentos na construção de redes básicas no país, efetivamente resolutivas e que apresentam qualidade, que se está muito longe de pensar na concentração de esforços em alternativas que se justifiquem simplesmente pela redução de custos.

O Banco Mundial propõe no relatório "A organização, prestação e financiamento da saúde no Brasil: uma agenda para os anos 90", que o país deveria adotar um conjunto mínimo de medidas que "assegure o acesso a um núcleo básico de serviços, incluindo informação de saúde e medidas preventivas (ou seja saneamento ambiental, imunizações, saúde materna e infantil). Deveria ser financiado e oferecido a todos um pacote um mínimo de serviços." Se trabalharmos com a hipótese de que para o governo brasileiro a proposta de PSF e PACS possa representar estratégias de implantação deste "pacote mínimo", é importante perceber que mesmo para este conjunto mínimo de medidas os recursos estão sendo insuficientes. A redução nos valores do PAB, a demora na sua instituição, a insuficiência de recursos repassados para custeio do PSF são aspectos de uma política de financiamento do governo federal que não consegue sequer garantir recurso para o chamado núcleo básico de serviços. Este sim é o pior dos mundos: nem a universalidade e integralidade consagradas na Constituição de 1988 nem o "pacote mínimo" para os excluídos.

Neste sentido é fundamental que se reafirme o óbvio em relação ao PSF e ao PACS. O PSF constitui-se de fato numa interessante estratégia de organização da atenção básica. No entanto, o Programa de Agentes Comunitários de Saúde não se constitui forma de garantir atenção à saúde das pessoas como se ouve em vários discursos oficiais, que chegam ao disparate de afirmar que a solução para os problemas de saúde dos brasileiros está no PACS! Que tipo de atenção queremos oferecer aos usuários do SUS por meio de exclusiva atuação de agentes comunitários?

Os agentes, inseridos numa equipe de PSF, tem papel importante na saúde. Os agentes numa rede básica que desenvolve ações de vigilância à saúde para toda a população ou para os grupos de risco, também exercem papel importante no trabalho extramuros.

O que se questiona é a existência de agente contratado simplesmente porque é um trabalhador que tem seu salário custeado exclusivamente pelo Ministério da Saúde; um agente que vai cadastrar famílias, que poderá orientá-las sobre cuidados básicos com a saúde, mas que necessariamente vai precisar em determinados momentos encaminhá-las para os serviços de saúde. E se estes serviços não existirem ou estiverem totalmente desorganizados?

Felizmente várias experiências de PSF em municípios de diferentes regiões não trabalham com esta lógica, mas sim com o PSF sob a perspectiva de estratégia possível de organização da

Atenção Básica, que não elimina a necessidade de referências especializadas, de saúde bucal para as famílias cadastradas, de serviços de saúde mental integrados aos PSF, laboratórios com controle de qualidade, assistência farmacêutica, humanização da atenção e tudo aquilo que as Leis Orgânicas do SUS exprimem com clareza, e que refletem o sonho e a luta de tantos brasileiros comprometidos com a reforma sanitária e com a democratização e humanização da saúde.

Capítulo 5

DE MÉDICO PARA MÉDICOS: UM OLHAR ALÉM DA INSTITUIÇÃO

PLÍNIO AUGUSTO FREITAS SILVEIRA

Ao ASSUMIRMOS a Direção Técnica da Secretaria Municipal de Saúde (SMS) de Chapecó, a convite da Administração Popular, o fizemos no momento em que se vencera uma eleição disputadíssima e sobre a qual existia imensa expectativa, visto ser a primeira vez que partidos de esquerda governariam nos oitenta anos de história do município.

Nesta expectativa, entre outros componentes, havia o fato de que na direção da equipe central da SMS estaria uma enfermeira, até então crítica aguerrida da política de saúde daquele momento, e ardorosa defensora da idéia de que o Sistema Único de Saúde (SUS) tem os elementos capazes de proporcionar a *construção* de um serviço público de saúde com qualidade, desde que haja determinação política de realizá-lo.

Na nossa condição de *outsider*, pois não residíamos e nem exercíamos atividade profissional no município, desde o início estávamos muito à vontade para desenvolver um trabalho. Tal disposição baseava-se no fato de que, mesmo sendo de uma cidade vizinha, acreditávamos que situações, problemas e conflitos que teríamos de enfrentar não seriam muito diferentes daqueles que o sistema público de saúde tem em qualquer lugar do país.

Os anos subseqüentes mostraram que tínhamos razão. Grande demanda reprimida, assistência farmacêutica insuficiente, apoio de exames laboratoriais e de diagnóstico por imagem muito aquém do necessário, profissionais de saúde agindo aleatoriamente e com idéias sem clareza a respeito de seu papel e de suas responsabilidades diante do usuário do SUS, falta de nítida delimitação entre o espaço público e o privado e, acima de tudo, evidências de que até então não existia reconhecimento que ao poder público compete tomar as iniciativas de fazer valer os dispositivos constitucionais que asseguram ao cidadão o direito à saúde.

Ficamos, por conseguinte, muito à vontade para tratar, sobretudo com os colegas médicos, tais temas e quaisquer outros que fossem surgindo no cotidiano da instituição. E, com base nos problemas verificados e sempre após discutir a melhor forma de encaminhamento com a equipe dirigente da SMS, tomar as condutas consideradas necessárias.

Tínhamos a percepção de que num cenário em que todos se "conhecem" — como habitualmente acontece em comunidades relativamente pequenas como Chapecó — é muito fácil acontecer situações que, ao ter enfoque institucional, acabem recebendo um tratamento com alto grau de pessoalidade e nas quais as relações de amizade ou parentesco podem interferir no encaminhamento dessas situações. No nosso caso não se apresentou tal desvio, e arrisco a dizer que este fato de certo modo facilitou o trabalho.

Relatar a experiência como diretor técnico da Secretaria Municipal de Saúde e tentar contribuir para serena reflexão quanto aos desdobramentos de nossa atuação e em que medida ela pôde — ou não — ter contribuído para o aprimoramento do sistema público de saúde de Chapecó e de sua relação com a categoria médica, não é tarefa fácil.

Também não foi fácil, para quem não tinha nenhuma experiência prévia em gestão de saúde e cujo conhecimento acerca do tema se limitava à atuação como médico pediatra de posto de saúde, "equilibrar-se" na condição de mediar as relações entre a SMS de Chapecó e a categoria médica local, mais notadamente com os profissionais que atuavam com vínculos formais na instituição.

Vivemos o desafio constante de ora agir como interlocutor da categoria sem, contudo, nesse diálogo estar implícito uma representação de ordem corporativa ou "sindical" — como mencionado por Luiz Cecilio, no Capítulo 14 — e ora atuar como gestor e tomar para si a responsabilidade de "cobrar" dos colegas determinados comportamentos ou atitudes que, em nossa visão, poderiam contribuir para o incremento da qualidade da assistência prestada aos usuários do SUS.

Desafio à nossa capacidade e vontade de desenvolver instrumentos que pudessem coadunar o processo de construção do SUS no município com ingredientes tão diversos quanto o costume da categoria médica de não cumprir jornada de trabalho no serviço público — e, na defesa dessa habitualidade, não conseguir apresentar argumentos suficientemente fortes ou publicamente defensáveis — ou os conflitos gerados por ambivalências decorrentes do fato de os médicos, num mesmo dia, vivenciarem realidades muito diferentes, e freqüentemente antagônicas: muitos médicos tinham seus próprios consultórios, e assim num turno de trabalho exercitavam a prática liberal privativa por excelência e, noutro, eram servidores públicos. No primeiro caso, eram "donos" de seu espaço e do seu tempo, ditavam regras e protocolos, se empenhavam em manter a clientela do modo o mais fiel possível, receitavam os medicamentos que julgavam mais adequados, requisitavam os exames que melhor lhes aprouvesse e, talvez mais relevante que tudo isso, eram seus próprios "chefes".

No segundo momento, passavam à condição de "servidores" de uma instituição pública, com todas as suas peculiaridades: tinham jornada a cumprir, existiam normas e protocolos a serem observados, a clientela lhes era imposta, os medicamentos eram padronizados, os exames limitados àquilo que era considerado imprescindível e, especialmente, os exames de custo elevado eram submetidos a uma análise técnica antes de serem autorizados e, completamente diferente da realidade encontrada no "espaço privado", existia uma hierarquia a ser obedecida.

Os esforços no sentido de demonstrar a falta de ética quanto a tentativa que alguns colegas faziam de se utilizar dos serviços públicos para angariar clientela para o consultório privado, também foi um elemento presente. Alguns profissionais, especialistas de determinadas áreas, se negavam a atender ou manifestavam contrariedade quando eram procurados por pacientes com queixas relativas à sua especialidade, sob a argumentação de que foram contratados como clínicos gerais. E procuravam encaminhar tais pacientes para seus consultórios privados — evidente distorção de princípios éticos, particularmente aquele que obriga o profissional a utilizar todos os meios disponíveis de diagnóstico e tratamento a seu alcance em favor do paciente.

Outro ingrediente presente foi a dificuldade dos recém-egressos das faculdades de Medicina em entender que na prática médica desenvolvida no âmbito do serviço público de saúde — com seus sérios problemas de financiamento — não se pode fazer a transposição pura e simples daquilo que se pratica durante o processo de formação acadêmica, nos hospitais-escola. A solicitação de "testes de alergia a frutos do mar", para uma criança de um dos bairros mais pobres de uma cidade a 600km do litoral, é um exemplo desse tipo de exercício acrítico da medicina, especialmente no campo da saúde pública.

Busca-se, nas observações a seguir, retratar a realidade que se encontrou bem como se tenta expor resumidamente os tipos de situações vivenciadas e as reflexões eventualmente feitas, com base muito mais na experiência do que em referenciais teóricos que poderiam dar maior densidade ao texto.

Tão logo assumimos a função, procuramos conhecer os colegas que já trabalhavam nos postos de saúde e aqueles que prestavam assistência no ambulatório de especialidades. O caminho escolhido foi a da entrevista individualizada com cada um deles, quando procurou-se saber das suas expectativas com a nova direção, tomar conhecimento dos problemas vivenciados nos respectivos locais de trabalho e tentar identificar situações de possíveis conflitos. A um tempo, tornávamos explícita a intenção de realizar a construção do Sistema Único de Saúde no município, com ênfase no respeito ao usuário e no reconhecimento de que o acesso a serviços públicos de saúde com qualidade é um dos mais legítimos exercícios de cidadania. Igual sistemática utilizou-se com os médicos que eram admitidos por concursos públicos recém-acontecidos, momento em que também se explicava as rotinas de atendimento, os fluxos de encaminhamento de pacientes para o ambulatório de especialidades, as normas para a solicitação de exames de alto custo, a política de assistência farmacêutica e tudo o mais que estivesse relacionado com a assistência à saúde. Nessa oportunidade, também, registrava-se que, diferentemente do que acontece no consultório particular, a prática da medicina na instituição pública de saúde engloba o componente de "co-responsabilidade" do diretor técnico e que, em conseqüência disso, eventualmente poderiam surgir situações em que determinadas condutas poderiam ser objeto de análise.

A criação dos protocolos de atendimento era realizada mediante contribuições profissionais das diversas áreas de atendimento ou sugestões de profissionais ligados à produção do conhecimento nas universidades. Tal sistemática fazia com que os colegas envolvidos diretamente no atendimento pudessem participar de sua elaboração ou, nos casos em que razões operacionais impediam essa participação, os protocolos teriam o aval da academia. Se, eventualmente isso não considerasse a participação dos médicos da SMS, pelo menos também não caracterizaria os protocolos como "saídos da cabeça do Diretor Técnico".

Além das atribuições particularmente técnico-administrativas, havia também que desempenhar funções de "ouvidoria". Apesar de não existir no organograma da SMS essa concepção e nem ter sido formalmente destinado esse papel ao diretor técnico, percebemos que, com a criação do Disque-Saúde — sistema pelo qual a população tanto podia agendar consultas, como dar sugestões e, ou fazer reclamações — e com a instituição de vários Conselhos Locais de Saúde — meio pelo qual a população podia relatar livremente suas expectativas e vivências no processo da assistência à saúde realizado no município — criou-se uma demanda que tratava especificamente de aspectos relacionados à forma de atendimento nas unidades sanitárias e à relação que se estabelecia entre médicos e pacientes. Automaticamente estas questões eram trazidas à Direção Técnica que buscava formas de resolver as situações. Após tomar conhecimento de uma determinada reclamação a respeito da conduta de um colega, ele era instado a se manifestar, para que se pudesse ter elementos a fim de se estabelecer se aquela queixa tinha ou não algum sentido e, daí, tomar-se as medidas cabíveis.

Inicialmente, um dos aspectos que mais me impressionou nesse convívio com os médicos, a maioria com menos de dez anos de vida profissional, foi a dificuldade que muitos demonstravam em aceitar questionamentos acerca da sua prática diária, seja a respeito das condutas médicas adotadas, seja quanto a sua atitude perante os pacientes. Nem mesmo a observação de que podem existir várias formas corretas de se tratar uma mesma doença, argumento que a rigor poderia ser utilizado para justificar outra conduta, quando indagados a respeito, os profissionais expressavam, comumente de modo não verbalizado, o incômodo que isso lhes causava. O que nos levou a inferir que se tal desconforto fosse manifestado perante questionamento apresentado por um colega de profissão, certamente ocorreria diante dos pacientes nos casos em que estes também o fizessem.

Esse desconforto em relação aos questionamentos pode significar sério obstáculo ao desenvolvimento de maior interação entre o profissional e o paciente, particularmente no âmbito do serviço público de saúde, contribuindo para uma prática médica progressivamente mais impessoal, mecânica e distante do paciente e, como conseqüência disso, mais propensa ao erro.

É interessante observar que mesmo demandas simples dos usuários, por exemplo a solicitação para que o profissional fornecesse um atestado médico ou elaborasse um relatório acerca da natureza da sua doença ou da conduta diagnóstica e terapêutica tomada — direitos do paciente consignados pelo Código de Ética Médica há mais de uma década — tinham, com relativa freqüência, dificuldade para serem atendidas. Tais solicitações representavam muito mais um desafio ou um desrespeito à sua condição de médico, do que aquilo que realmente é: o exercício de um direito inalienável de qualquer pessoa que lhe assegura saber tudo sobre o que lhe diz respeito.

Observamos também ser crescente o número de colegas que justificam a solicitação de exames complementares, muitas vezes desnecessários, sob a alegação de que estariam se protegendo contra futuras ações de indenização por má prática médica. Nesse comportamento está evidente a forte influência que os adeptos da chamada "medicina defensiva" exercem sobre os médicos, particularmente os mais novos. Há nessa atitude, todavia, uma dissociação entre a dura realidade de penúria financeira na qual se encontra o setor de saúde pública do país e o grau de "requinte investigativo" que pretendem os "médicos defensivos". Nem nos países mais ricos e desenvolvidos tal conduta se justifica, pois foi graças a esse modelo de medicina que tais países nos dias de hoje estão repensando sua política de saúde e se viram, como os americanos, na necessidade de criar mecanismos como o *managed care*, que de certa forma tenta pôr nos ombros do profissional grande parte da responsabilidade sobre os custos gerados por essa assistência. Registro que não se trata aqui de defender esse mecanismo, mas sim de citá-lo como exemplo da situação que se cria quando o profissional de alguma maneira não demonstra responsabilidade sobre os custos da saúde, seja com o paciente ou a sociedade. Apenas esse argumento já seria suficientemente forte para forçar uma reflexão acerca do tema. Mas há outro, igualmente interessante. Num trabalho recente, em tese defendida por eminente médico catarinense, e após analisar numerosos processos ético-profissionais contra médicos, chegou à conclusão de que "*só processa médico o paciente que não tem a percepção de estar sendo cuidado*"[1]. Nesta afirmativa repousa, sem dúvida, o grande tema da "humanização do atendimento" e que foi um importante aspecto das reflexões realizadas com o grupo de médicos da rede básica da SMS, e que contou com a estimulante contribuição de Luiz Carlos de O. Cecilio, conforme se relata no Capítulo 14.

Um dos temas que mais tempo e argumentos demandou foi a questão do cumprimento da jornada de trabalho. Já se disse, existe arraigado costume de o médico não cumprir a jornada para a qual foi contratado. Nos casos em que há grande discrepância salarial entre o que é pago no setor público e no setor privado, até uma frase pronta é dita: "o poder público finge que paga e o médico que trabalha". No caso específico de Chapecó, o município paga bem acima do piso salarial reivindicado pelo sindicato da categoria o que, em tese, derruba o primeiro argumento. O fato de a SMS ter se proposto a combater aquela habitualidade, obrigou-nos a estabelecer uma estratégia de convencimento no sentido de mostrar aos médicos que o não cumprimento de horário configurava atitude desarrazoada com relação aos demais profissionais que o cumpriam, representava ilegalidade administrativa, era comportamento anético do profissional e, finalmente, algo publicamente indefensável. Apesar do conflito que se estabelecia toda vez que se exigia o

---

[1] D'Ávila R L. O comportamento ético-profissional dos médicos de Santa Catarina. Uma análise dos processos disciplinares no período de 1958 a 1996 [Dissertação de Mestrado em Neurociências e Comportamento]. Florianópolis: Universidade Federal de Santa Catarina; 1998.

cumprimento de horário, o tema não podia ser tratado como mero expediente administrativo.

Haviam outros componentes a serem considerados, por exemplo, as peculiaridades do exercício da medicina que não comporta soluções estanques no que diz respeito ao tempo necessário para uma consultação médica satisfatória: a disponibilidade de médicos no mercado de trabalho; a capacidade de atuação do profissional; a intensidade do vínculo deste com a população por ele atendida; a solicitude, a dedicação, o empenho do profissional na realização de atividades educativas fora da instituição e o compromisso do médico com o serviço público e com os princípios do Sistema Único de Saúde, que incorpora no dia a dia a noção de que é dever do médico, e de cidadão, zelar pela prática da "boa medicina".

Quando indagado sobre qual o número de consultas a serem atendidas, além de responder aquilo que a instituição espera sob o aspecto quantitativo mínimo para determinada jornada de trabalho, dizíamos que, respeitadas as características de cada profissional e preservada a qualidade do atendimento, o número de consultas seria o quanto fosse possível atender numa jornada de trabalho. Do contrário, a SMS faria contratações com base em número de consultas e não em jornada de trabalho!

Percebemos que os maiores conflitos aconteciam exatamente com os profissionais que, em menor número e apesar dos nossos esforços de convencimento, não conseguiam entender a extensão e a importância do seu papel de médico e o quão vulgar e desnecessário se torna esse conflito quando o profissional assume como igualmente sua a responsabilidade de prestar um atendimento com qualidade à população.

Tivemos todos a grande oportunidade de, mediante encontros periódicos, poder criar um espaço de reflexão a respeito do trabalho na SMS, na condição de dirigente ou de médico diretamente envolvido na assistência à saúde da população. Isso foi um inestimável passo no sentido de se procurar agir e interagir de um modo mais "humanizado".

Dar maior relevo à importância da relação médico/paciente que, de um lado, satisfaça às indagações clínicas do profissional que "cuida" e que pretende culminar com o incomparável sentimento de realização decorrente do poder de curar ou aliviar a dor e, de outro lado, acabe com as dúvidas, ansiedades e sofrimento do paciente que busca o "ato cuidador" foi, indubi-

tavelmente, o ponto alto dos encontros. Temos a convicção de
que, ainda que não seja possível dimensionar qual a extensão
do envolvimento de cada um dos profissionais naquele processo reflexivo, todos saímos dos encontros com a sensação de
que havia sido agregado qualidade ao nosso trabalho.

O fato de os médicos terem verificado que seu trabalho no
ambulatório público depende do trabalho de toda uma equipe
que lhes dá apoio, auxiliou no processo de aproximação com as
demais categorias profissionais, especialmente a das enfermeiras. Isto fez com que as relações destas categorias, no posto de
saúde, passassem a acontecer num cenário de maior respeito e
ajuda mútua, com os médicos percebendo a importância do trabalho em equipe, compreendendo de forma mais democrática
as atribuições de cada um e, assim, praticando um "compartilhamento do poder" nas unidades de saúde.

Percebemos que, no decorrer desses três anos e meio de interação com os médicos da SMS, diversos temas foram objeto de
reflexão, com distintos graus de profundidade e em diferentes
momentos ou cenários. Evidentemente que, dada às grandes
carências de recursos humanos de que ainda padece o sistema
público de saúde e ao grande crescimento da demanda por
esses serviços, criar amplos espaços de reflexão com "pacientes batendo à nossa porta" pode parecer algo despropositado.
Entretanto, foi graças a isso que ficamos convencidos de que
outra forma não há para se tentar corrigir algumas preocupantes distorções da prática médica atual. A sensação que se tem é
a de que, ou a universidade brasileira continua tentando, ainda
sem conseguir, formar profissionais "com os pés na realidade
do país" e que tenham clareza sobre a importância de uma medicina praticada segundo preceitos humanísticos, ou alguma
coisa de muito grave está acontecendo na formação do médico.

O fato é que os pacientes continuam centrando suas "reclamações" em quatro importantes frases, oportunamente lembradas em recente simpósio[2] sobre humanismo na medicina:
"— *O doutor sequer me examinou..!*" (ou, o doutor sequer quis

---

[2] 1.º Simpósio Catarinense de Iátrica e Humanismo na Medicina, 25 a 27 de novembro de 1999, Florianópolis-SC, realizado pela Cooperativa Unimed.

saber o que meu corpo tinha a dizer). "— *O doutor sequer me ouviu..!"* (ou, o doutor sequer quis saber o que minha alma tinha a falar). "— *O doutor me pediu um monte de exames..!"* (ou, será que o doutor sabe quanto isso vai me custar?!). "— *O doutor me encheu de remédios..!"* (ou, será que o doutor sabe de todos os efeitos colaterais que eles poderão me causar?!). Tais "reclamações" refletem, de algum modo, aquele grau de impessoalidade do médico, seu distanciamento do paciente e a consulta como ato mecânico anteriormente referido.

Ao se analisar a repercussão que tais práticas têm na qualidade da assistência prestada poder-se-ia dizer que, apesar de evidentes avanços conseguidos, ainda se está praticando algo que na essência nada tem a ver com a medicina. Porque a arte clínica, que tem na consultação seu momento mais belo e sublime, descortina-se como a mais aguda e sensível manifestação da capacidade do médico em reconhecer a fragilidade do ser humano no momento da doença. É o momento "quase divino" de colocar à disposição do semelhante, além de seu conhecimento científico, a afeição, o respeito e a solidariedade, consubstanciados nos atos de ouvir e de tocar.

Capítulo 6

ATENÇÃO INTEGRAL A SAÚDE DA CRIANÇA

APARECIDA LINHARES PIMENTA

INTRODUÇÃO

As ações de promoção, prevenção e atendimento às necessidades de saúde infantil constituem uma das prioridades da Secretaria Municipal de Saúde (SMS) de Chapecó. Estas ações são executadas por equipes de médicos, enfermeiras, cirurgiões-dentistas, auxiliares de enfermagem, psicólogos, fonoaudiólogos e demais profissionais que trabalham no campo da saúde.

A Atenção Integral à Saúde da Criança é feita em Policlínicas, nas Unidades Sanitárias, no Serviço de Atenção Psicossocial (SAPS) e nos serviços de referência especializada.

O Programa de Imunização está efetivado em todas as policlínicas e unidades sanitárias, tanto na área urbana como rural, uma vez que a imunização é a forma mais eficaz de prevenir doenças transmissíveis e assim garantir a saúde das crianças.

A cobertura vacinal tem se mantido alta nos últimos anos; em 1999 atingiu 100% com relação aos seguintes imunizantes: contra poliomielite, tríplice, anti-sarampo, contra hepatite B e BCG intradérmico. Isto significa que praticamente todas as crianças do município receberam vacinação recomendada para o primeiro ano de vida.

Os recém-nascidos e crianças menores de um ano são mais vulneráveis às doenças, ou seja apresentam maior risco de adoecerem, e por isso devem receber cuidados especiais dos serviços de saúde.

A mortalidade atinge muito mais crianças menores de um ano do que as demais faixas etárias, assim orientam-se recursos para ações de prevenção e de acompanhamento de menores de um ano, com o objetivo de reduzir a mortalidade infantil, o que contribui para a redução da mortalidade geral. Além da redução dos óbitos, considera-se fundamental garantir ações de prevenção e recuperação da saúde que elevem a qualidade de vida da infância no município.

Observe-se a seguinte distribuição:

Óbitos de menores de dez anos, Chapecó, 1998	
Menores de 1 ano	44
1 ano	1
2 anos	2
3 anos	2
4 anos	0
5-9 anos	4
Fonte: Secretaria Municipal de Saúde.	

Os dados mostram que morreram 44 crianças menores de um ano, e dessas faleceram 12 entre um ano e nove anos, média de 1,5 óbitos por faixa etária-ano, contrastando com 44 óbitos até um ano, ou seja, se crianças conseguem sobreviver no primeiro ano de vida, há enorme chance quanto a elevação da esperança de vida.

Para fazer vigilância à saúde das crianças a SMS desenvolve as seguintes ações prioritárias:
— Vigilância de Recém-Nascidos de Risco
— Incentivo ao Aleitamento
— Vigilância Alimentar e Nutricional/ SISVAN (Sistema de Vigilância Alimentar e Nutricional do Ministério da Saúde).

VIGILÂNCIA DE RECÉM-NASCIDOS DE RISCO

Em 1997 criou-se a Vigilância de Recém-Nascido de Risco com os seguintes objetivos:
— Contribuir para a redução da mortalidade infantil no

município com ações preventivas e curativas dirigidas para a mãe e o filho, especialmente ações de assistência pré-natal e atenção integral ao recém-nascido de risco;
— Identificar precocemente recém-nascidos em situação de risco mediante o levantamento de dados ainda no período neonatal, na maternidade;
— Desenvolver ações de vigilância à saúde de recém-nascidos de risco na rede básica que possam contribuir para suas condições adequadas de vida e de saúde;
— Melhorar a assistência ao parto e ao recém-nascido pelo controle e avaliação da atenção prestada às parturientes e aos recém-nascidos no Hospital Regional de Chapecó;
— Instalar um Sistema de Informações quanto a assistência pré-natal e aos recém-nascidos do município que permita à Secretaria planejar as ações prioritárias de promoção da saúde e prevenção de doenças materno-infantis.
— Desenvolver ações de Educação em Saúde para orientar as mães sobre cuidados com sua própria saúde e a do recém-nascido.

Os critérios adotados para inclusão no grupo de risco foram:
— baixo peso;
— prematuridade;
— mães analfabetas e mães com escolaridade inferior à quarta série do primeiro grau.

As ações de vigilância ao recém-nascido de risco têm início no Hospital e consistem na identificação precoce de recém-nascidos de risco e o desenvolvimento de ações preventivas e curativas na rede básica para garantir atenção especial a estas crianças com o objetivo de prevenir doenças potencialmente fatais.
O instrumento de coleta de dados para classificar os recém-nascido no grupo de risco é a declaração de nascido vivo, cujo desenvolvimento pelo Ministério da Saúde teve início em 1991, sendo o instrumento principal do Sistema de Informações sobre Nascidos Vivos (SINASC). A declaração de nascido vivo é preenchida nos hospitais, em outras instituições que realizam partos e nos cartórios de Registro Civil para os partos ocorridos em domicílios.
A análise sistemática dos dados do SINASC permite conhe-

cer as condições dos recém-nascidos do município, subsidiando as ações de vigilância à saúde.

No caso de Chapecó, 99,5% dos nascimentos ocorrem no Hospital Regional, motivo pelo qual nosso trabalho de levantamento de recém-nascidos de risco está aí concentrado.

A equipe de Vigilância Epidemiológica semanalmente faz o levantamento no Hospital Regional dos recém-nascidos de risco e encaminha a declaração de nascido vivo à unidade de saúde na qual a mãe está cadastrada; se não for o caso, o encaminhamento deverá ser feito para a unidade mais próxima do lugar de moradia da mãe.

O trabalho integrado da Vigilância Epidemiológica e da rede básica é que permite o acompanhamento dos recém-nascidos de risco.

No caso específico de vacinas contra a hepatite B, BCG em recém-nascidos e contra a rubéola para puérperas, os imunizantes são aplicados no Hospital Regional pela auxiliar de enfermagem da Vigilância.

Instalada no Hospital Regional em maio de 1998, a vigilância dos recém-nascidos de risco teve início em todas as unidades a partir de junho de 1998. A primeira avaliação foi realizada em novembro de 1998, com dados coletados pelas unidades referentes ao período de junho a outubro de 1998.

Para a primeira avaliação elaborou-se uma ficha de acompanhamento do programa e um roteiro de orientação, encaminhado às diretoras das policlínicas e unidades sanitárias, que procederam à coleta dos dados, enviando-os à Diretoria-Geral da Secretaria, onde os dados foram processados e analisados, resultando no relatório de avaliação do funcionamento do programa, posteriormente remetido para as unidades.

A avaliação que se segue é referente a treze meses: de junho de 1998 a julho de 1999. Foi elaborada com dados coletados pelo Setor de Vigilância Epidemiológica segundo cópias das fichas de declaração de nascido vivo encaminhadas para as unidades.

Para avaliar o acompanhamento realizado na rede básica as equipes das unidades de saúde receberam a lista dos recém-nascidos de risco com o número da declaração de nascido vivo, peso ao nascer, idade gestacional da mãe no parto e escolaridade da mãe.

Na mesma ficha existem mais quatro campos para serem preenchidos nas unidades com as seguintes informações:
— Data de início de atendimento no programa
— Peso no primeiro atendimento
— Data de alta no programa
— Peso do recém-nascido na alta

Análise dos dados

Nascem cerca de 3.000 crianças por ano em Chapecó; uma vez que o período estudado foi de treze meses, foram contadas 3.261 crianças.

Identificaram-se 1.332 recém-nascidos de risco; o porcentual de lactentes classificados como de risco, segundo os critérios do nosso programa, representou 40,8% do total de nascidos vivos do município.

A rede básica municipal conta com 2.191 menores de um ano cadastrados, portanto 60,8% destes menores de um ano, ao nascerem, foram classificados como de risco, segundo critérios do Programa. O porcentual mais elevado de recém-nascidos de risco entre os cadastrados era esperado pois as famílias que são usuárias do SUS apresentam maior probabilidade de terem filhos com riscos para a saúde do que a população em geral.

O critério responsável pela inclusão de maior número de recém-nascidos no grupo de risco foi a baixa escolaridade da mãe. A variável caracterizada por escolaridade da mãe abaixo da quarta série do primeiro grau esteve presente em 1.118 nascimentos, o que representa 34,76% no total de nascimentos.

Segundo dados do Sistema de Informação de Nascidos Vivos os porcentuais de mulheres que deram à luz no município em 1996, 1997 e 1998, e que tinham primeiro grau incompleto foram 67,5%, 67,5% e 59,1% respectivamente. A utilização de outro critério, a quarta série incompleta do primeiro grau, resultou um número menor de mulheres.

Registraram-se 296 recém-nascidos com baixo peso no total de 3.261 nascidos vivos, isto é 9,2%, porcentual um pouco acima do índice nacional que está em torno de 8,5% de recém-nascidos com baixo peso.

Os recém-nascidos de baixo peso representaram 13,5% do total de cadastrados, provavelmente pelos motivos expostos.

Em Chapecó, segundo dados do SINASC, os porcentuais de

recém-nascidos com baixo peso em 1996, 1997 e 1998 foram de 8,9%, 8,0% e 8,5% respectivamente.

A condição de prematuridade foi identificada em 122 casos com um porcentual de 3,8% em relação ao total de nascidos vivos. Também em relação a este parâmetro, Chapecó está próximo da proporção verificada no país que está em torno de 3,5%.

Em Chapecó, segundo dados do SINASC, os porcentuais de recém-nascidos prematuros em 1996, 1997 e 1998 foram de 4,0%, 3,6% e 3,1% respectivamente.

A baixa escolaridade da mãe é um critério que permite avaliar a determinação social do processo saúde/doença, ou seja, em que medida as condições de vida interferem no risco da criança menor de um ano vir a falecer, e assim foi adotado justamente com a finalidade de dar atendimento especial para as crianças de famílias mais carentes.

ANÁLISE DOS CRITÉRIOS NA INCLUSÃO DOS RECÉM-NASCIDOS NO GRUPO DE RISCO

Baixo peso

O baixo peso foi responsável pela inclusão de 296 crianças, ou seja 22,2% do total, no grupo de recém-nascidos considerados portadores de condição de risco.

Segundo a Organização Mundial da Saúde (OMS) o baixo peso é o fator isolado mais importante quanto a sobrevivência infantil, e está fortemente associado com o risco aumentado de mortalidade infantil, particularmente a neonatal.

Vários estudos epidemiológicos demonstram a importância da assistência pré-natal para o desenvolvimento adequado do feto, sendo mais freqüente o baixo peso em lactentes de mães que não receberam nenhuma consulta pré-natal do que em filhos de mães que receberam um número de consultas adequadas de pré-natal.

Outro fator que tem muita influência no baixo peso é a gravidez múltipla, pois em geral mais da metade dos gêmeos apresenta baixo peso ao nascer.

Outros fatores que interferem no baixo peso são a escolaridade materna, o tabagismo durante a gravidez, a prematuridade, além do peso e altura maternos, a ocorrência de filhos com baixo peso ao nascer ou de abortos, a reduzida paridade, os intervalos interpartais curtos e a falta de atenção pré-natal.

Em Chapecó apenas 127 crianças que nasceram com baixo peso eram filhos de mães com baixa escolaridade, ou seja, 11,35% das mães com baixa escolaridade tiveram filhos com baixo peso.

Os estudos sobre prematuridade e baixo peso demonstram que se fosse possível prevenir todos os casos de prematuridade, seria redutível em até 40% o baixo peso ao nascer.

Em Chapecó, dos 296 recém-nascidos com baixo peso, 89 eram prematuros, ou seja, se a prematuridade tivesse sido prevenida, possivelmente seria reduzido em 30% o porcentual dos recém-nascidos com baixo peso.

Prematuridade

Há relação muito estreita entre peso ao nascer e idade gestacional, sendo a prematuridade causa importante de baixo peso.

Existem estudos epidemiológicos demonstrando que cada semana a mais de idade gestacional está associada com ganho de peso de cerca de 85 gramas para o recém-nascido.

Em Chapecó a maioria dos casos de prematuridade esteve associada ao baixo peso: dos 122 prematuros, 89 deles apresentaram baixo peso ao nascer, ou seja 73% dos prematuros tinham peso abaixo de 2.500 gramas ao nascer.

Entre os 1.332 recém-nascidos de risco de Chapecó no período estudado – junho de 1998 a julho de 1999 – encontraram-se 122 crianças prematuras, o que foi responsável pela inclusão de 9,15% dessas crianças no grupo de risco.

Escolaridade Materna

Em geral as mulheres de menor renda familiar são também as de menor nível de escolaridade. Daí este critério ser utilizado para acompanhar crianças que vivem em condições econômicas adversas.

Este critério foi responsável pela inclusão de 1.118 crianças no grupo de risco, o que resultou em 83,9% dos casos classificados como de risco.

O analfabetismo da mãe foi responsável pela inclusão de 91 recém-nascidos no grupo de risco, o que representa 6,8% no total de 1.332 recém-nascidos de risco.

Com relação aos menores de um ano cadastrados na rede

básica, a escolaridade da mãe, abaixo da quarta série do primeiro grau, representou 60,7% dos 2.191 cadastrados.

O dado de grau de instrução da mãe que consta na declaração de nascidos vivos é "1.º grau incompleto". Esta classificação abrange grande número de recém-nascidos e como não permite identificar as famílias de risco, decidiu-se que a auxiliar de enfermagem da Vigilância Epidemiológica que visita todas as puérperas na Maternidade, para prover vacinação aos bebês e orientações referentes ao acompanhamento dos recém-nascidos de risco, iria anotar na declaração de nascido vivo o grau de instrução da mãe como "4.ª série do primeiro grau incompleta". É provável que o preenchimento deste dado, no período inicial da coleta, tivesse erros, uma vez que não havia atendimento para 100% das puérperas.

Ademais, decidiu-se, após a primeira avaliação feita em novembro de 1998, manter o grau de instrução da mãe como critério social para inclusão do recém-nascido no grupo de risco, porém a unidade devia fazer a primeira entrevista com a mãe no domicílio ou no serviço, e dependendo das condições socioeconômicas da família a própria unidade tem autonomia para incluir ou excluir o recém-nascido do programa. Isto permite fazer um rastreamento inicial na maternidade, o que possibilita delimitar as crianças a serem atendidas na unidade ou visitadas, e, segundo este rastreamento, classificar se a criança está na condição de risco ou não.

O critério isolado responsável pelo maior número de casos é o grau de instrução da mãe. Interessante observar que a prematuridade e o baixo peso associados com esse critério não representam porcentuais significativos, sugerindo que a situação socioeconômica não seja fator determinante quanto ao baixo peso e a prematuridade.

O número e porcentual de recém-nascidos incluídos no grupo de risco segundo critérios estabelecidos no programa encontram-se nas Tabelas 1 e 2.

Analisando-se os dados de recém-nascidos de risco em relação ao total dos nascidos vivos no período, o critério grau de instrução da mãe foi responsável pela inclusão de 34,76% de recém-nascidos no grupo de risco. Mais uma vez chama atenção o pequeno porcentual de prematuros filhos de mães com baixo grau de instrução.

Na normatização do Programa de Chapecó citamos que:

"Outros critérios socioeconômicos utilizados em programas semelhantes a estes foram: mãe sem companheiro, desemprego da pessoa que garante o sustento da família, criança manifestamente indesejada, renda familiar *per capita* menor que 50% do salário mínimo. Entre os critérios biológicos alguns municípios incluíram: mãe com teste positivo para o vírus da imunodeficiência humana (HIV), malformação congênita, idade materna inferior a 16 anos ou superior a 35 anos e intervalo partal menor que dois anos". Neste sentido é importante que, no primeiro atendimento para incluir a criança no grupo de risco, sejam levantados estes dados e, se estes fatores de risco estiverem presentes, faz-se a inclusão do recém-nascido.

Tabela 1. Número e porcentual de recém-nascidos segundo critérios de risco em relação aos recém-nascidos de risco (RNR), Chapecó, 1998-1999

Recém-nascidos de risco	Número	Porcentual
RNR com baixo peso	296	22,22%
RNR prematuros	122	9,15%
RNR de mães com baixa escolaridade	1.118	84,0%
RNR com baixo peso e prematuros	89	6,7%
RNR com baixo peso e mãe com baixa escolaridade	44	3,3%
RNR prematuros e mãe com baixa escolaridade	127	9,6%

Fonte: SMS de Chapecó
Nota: Os porcentuais referem-se ao número total de 1.332 recém-nascidos considerados de risco; os números não podem ser somados em razão de a classificação incluir mais de um critério.

Tabela 2. Número e porcentual de recém-nascido em relação aos recém-nascidos segundo critérios de risco, Chapecó, 1998-1999

Recém-nascidos	Número	Porcentual
RNR com baixo peso	296	9,2%
RNR prematuros	122	3,7%
RNR de mães com baixa escolaridade	1.118	34,76%
RNR com baixo peso e prematuros	89	2,76%
RNR com baixo peso e mãe com baixa escolaridade	44	1,36%
RNR prematuros e mãe com baixa escolaridade	127	3,94%
Total de recém-nascidos	3.216	100%

Fonte: SMS de Chapecó

Acompanhamento de recém-nascidos de risco na rede básica

Do total de 1.332 crianças encaminhadas, 720 foram acompanhadas nas unidades, 69 foram visitadas e excluídas do programa por não apresentarem condição socioeconômica considerada de risco, e também 43 crianças cujas mães preferiram fazer o acompanhamento em serviços privados de saúde, somando 832 casos, o que representa 62,5% do total.

Dos 1.332 recém-nascidos encaminhados para atendimento na rede básica, houve 431 que não foram acompanhados nas unidades por motivos diversos, entre eles porque o endereço anotado na declaração de nascido vivo não foi encontrado ou a declaração não estava na unidade para onde tinha sido remetida.

Em 1998, as áreas de abrangência estavam sendo definidas e era freqüente as declarações serem remetidas para unidade que não correspondia ao lugar de moradia da mãe; com isso muitas declarações acabaram se perdendo. Em 1999, com a delimitação das áreas de abrangência, o problema foi corrigido.

Vigilância à saúde de menores de um ano

Tendo em vista a importância da atenção integral à saúde para menores de um ano, começou-se a trabalhar em 1999 com indicadores de eficiência e eficácia, discutidos e construídos nas Oficinas de Humanização e Integração, com o objetivo de avaliar a assistência que estava sendo oferecida na rede básica a este grupo prioritário.

Trabalhou-se a perspectiva da puericultura para menores de um ano, mediante avaliação mensal na unidade de saúde, o que representa no mínimo quatro consultas médicas e oito atendimentos de enfermagem no primeiro ano de vida.

Esta recomendação de atendimentos deve ser entendida como orientação geral, uma vez que as unidades têm autonomia para organizá-los de outra forma, mesmo porque são diferentes as áreas de abrangência, as características da mortalidade infantil, a desnutrição, o grau de instrução das famílias que residem nos diferentes bairros da cidade, e estes elementos interferem e determinam as necessidades de saúde das pessoas.

A definição de parâmetros de atendimento, seja para grupos de uma determinada faixa etária ou para um grupo de risco, deve considerar que o atendimento sempre ocorre entre sujeitos, com histórias de vida singulares, com disponibilidades diferenciadas de realizar diálogos, e assim os parâmetros devem ser apenas instrumento para planejar o trabalho, e nunca uma camisa-de-força para impedir a criatividade das equipes na relação com os usuários.

Um dos aspectos mais importantes da saúde infantil é o acompanhamento do crescimento e desenvolvimento das crianças. Por esse acompanhamento é possível identificar alterações que poderão indicar se determinada criança está ou não na trajetória para se transformar num adulto saudável.

Na avaliação do crescimento, o peso e a altura são as duas variáveis mais importantes. Daí a importância de pesar e medir mensalmente os menores de um ano e oferecer as consultas pediátricas não só para casos de crianças doentes, mas também nas situações em que a equipe de enfermagem observar problemas no crescimento e desenvolvimento que exigiriam avaliação clínica.

É importante dar ênfase à necessidade das equipes estabelecerem vínculos com as mães, com objetivo de ajudá-las a cuidarem da melhor maneira possível de seus filhos e de si próprias, contribuindo para o fortalecimento da relação de afeto e proteção entre mães e filhos.

Em 1999 foram definidos os indicadores de eficiência e eficácia para acompanhar a Saúde da Criança:
1. Cobertura vacinal
2. Concentração de consultas médicas em menores de um ano
3. Concentração de atendimentos de enfermagem em menores de um ano
4. Concentração de atendimentos em menores de um ano
5. Taxa de Aleitamento Exclusivo no 4.º mês de vida e Taxa de Aleitamento Predominante no 6.º mês.

Foram criados métodos de coleta de dados no sentido de se construir um Sistema de Informação capaz de orientar as ações da Secretaria.

Os dados são coletados por unidade, o que possibilita conhecer o atendimento às crianças da área de abrangência e definir no microespaço dos bairros e comunidades as prioridades de atendimento. Os dados são consolidados e tem-se o quadro de atendimento da cidade.

Em relação à imunização, a rede básica está estruturada para realizar vacinações, ademais de uma auxiliar de enfermagem da SMS atuar no Hospital Regional aplicando vacina contra hepatite B e o BCG intradérmico para os recém-nascidos, e vacina contra rubéola para as mães. Os resultados do município encontram-se no Quadro a seguir:

Cobertura vacinal de menores de um ano, Chapecó, 1999

Vacinas	Cobertura Vacinal
Contra poliomielite – 3.ª dose	98,53%
Tríplice – 3.ª dose	97,81%
Anti-sarampo	92,82%
Contra hepatite B – 3.ª dose	96,75%
BCG intradérmico	107,30%

Fonte: Mapa mensal de vacinas aplicadas nas unidades de saúde, Programa de Imunizações da SMS.

Em relação ao acompanhamento das crianças avaliou-se o número de consultas médicas e de atendimento de enfermagem oferecidos aos menores de um ano, utilizando como fonte os dados o Boletim Diário do Médico e o Boletim do SISVAN.

Como todo parâmetro, o número de atendimentos é uma média, o que significa que um lactente pode receber mais consultas médicas que atendimentos de enfermagem, enquanto outro pode receber mais atendimentos de enfermagem. A situação de cada lactente é que vai determinar o tipo de acompanhamento necessário para se garantir vigilância à sua saúde.

Quanto ao atendimento na rede básica os resultados foram, em geral, muito bons, pois se prestou assistência aos menores de um ano segundo a expectativa.

Concentração de consultas médicas em menores de um ano, Chapecó, 1999

Município de Chapecó	N.º de consultas médicas em menores de um ano	N.º de crianças menores de um ano cadastradas	Concentração
Subtotal rural	628	174	3,61
Subtotal urbano	10.520	2.015	5,22
Total	11.148	2.189	5,09

Concentração de atendimentos de enfermagem em menores de um ano, Chapecó, 1999

Município de Chapecó	N.º de atendimentos de enfermagem de menores de um ano	N.º de crianças menores de um ano cadastradas	Concentração
Subtotal rural	2.284	174	13,12
Subtotal urbano	11.112	2.015	5,52
Total	13.436	2.189	6,13

Concentração de atendimentos (CM e AE) em menores de um ano, Chapecó, 1999

Município de Chapecó	N.º total de atendimentos (CM e AE)	N.º de crianças menores de um ano cadastradas	Concentração
Subtotal rural	2.912	174	16,73
Subtotal urbano	21.632	2015	10,74
Total	24.544	2.189	11,21

Fonte: Boletim diário de atendimento; Relatório de atendimentos por grupo e faixa etária (DGCAA/SMS); Relatório de atendimentos de enfermagem do SISVAN; Relatório de pacientes cadastrados por faixa etária, exceto CAIC que é o número de crianças menores de um ano cadastradas no SISVAN.
Obs.: CM – Consulta Médica; AE – Atendimento de Enfermagem.

Em relação à amamentação todas as unidades desenvolvem atividades de incentivo ao aleitamento e as taxas encontradas estão em torno de 40%.

O índice de aleitamento exclusivo no 4.º mês de vida indica 39% de cobertura; e 40% o de aleitamento predominante no 6.º mês de vida.

Quanto ao aleitamento exclusivo no 4.º mês de vida é importante registrar que quando as mães referiam o fornecimento de chás e água aos lactentes, elas não eram classificadas no grupo de aleitamento exclusivo, e segundo os profissionais de enfermagem que fazem o levantamento destes dados, a cobertura aumentaria muito se fosse desconsiderado o fornecimento de chás e água.

Para fazer a vigilância à saúde em menores de um ano a Secretaria tem trabalhado com o método de enfoque de risco, dando prioridade para as crianças desnutridas e aos recém-nascidos de risco. Estes grupos são acompanhados de acordo com normas estabelecidas na Vigilância Alimentar e Nutricional/SISVAN e Vigilância do Recém-Nascido de Risco, respectivamente.

Em 1999, foram pesadas 10.730 crianças que tinham menos de cinco anos, o que representa uma cobertura de 70% das crianças nesta faixa etária, o que coincide com o número estimado de população usuária do SUS.

Foram diagnosticados 419 casos de desnutrição na faixa etária até 5 meses, e 420 casos de desnutrição entre 6 meses e 11 meses. Chapecó tem 3.107 crianças menores de um ano, assim a desnutrição atingiu 27% destas crianças.

É possível que haja certo sobre-registro neste porcentual, tendo em vista a forma como era anotado o peso das crianças, o que possibilitava o erro de uma mesma criança constar mais de uma vez no registro pelo fato de ter sido atendida várias vezes. Do total de 839 crianças desnutridas tivemos apenas 44 recuperadas, o que dá cinco por cento de recuperação.

Estes desnutridos menores de um ano, mediante o Programa de Combate às Carências Nutricionais (PCCN), recebem mensalmente nove pacotes de leite em pó integral de 400 gramas, e um litro de óleo de soja.

Em 1999, 5.826 crianças de um ano até cinco anos de idade foram incluídas no SISVAN. Destas, 1.558 crianças foram classificadas como desnutridas, o que representa 26,7% do total de crianças em vigilância nutricional. Igual sobre-registro já comentado pode ter ocorrido também nesta faixa etária.

Do total de 1.558 crianças desnutridas apenas 117 se recuperaram: 7,5% de recuperação.

O Ministério da Saúde fornece recursos financeiros para aquisição de leite com prioridade para menores de dois anos, obrigando o município a utilizar 75% dos recursos para esta faixa etária, e os 25% restantes são aplicados para as crianças maiores de dois anos e para as gestantes.

O Ministério da Saúde estimou que o município de Chapecó teria 382 crianças desnutridas na faixa etária de menores de dois anos, o que representa 45,53% do que foi encontrado no trabalho de vigilância nutricional.

Por este motivo e pelo fato de a Secretaria ter decidido fazer suplementação até os cinco anos de idade, os recursos financeiros repassados pelo Ministério representaram 59% dos gastos com a suplementação alimentar em 1999, e os 41% restantes decorreram de recursos próprios da Secretaria Municipal de Saúde.

O total de dispêndios do PCCN em 1999 foi de R$ 158.150,38; desse gasto R$ 94.545,30 foram repassados pelo Ministério da Saúde, e o restante custeado pela Secretaria.

A decisão de fazer suplementação alimentar e adquirir alimentos com recursos próprios para dar cobertura a todos os desnutridos com menos de cinco anos baseou-se na avaliação feita pela Secretaria quanto a importância de se combater a desnutrição infantil em razão dos riscos que representa para o crescimento e desenvolvimento da criança.

Além disso, a desnutrição atinge em geral toda a família, sendo freqüente os desnutridos com menos de dois anos fazerem parte de famílias de desnutridos. As mães desses desnutridos ao receberem leite para os filhos menores de dois anos obviamente irá dividi-lo com outros irmãos desnutridos.

Um dado extremamente preocupante é o baixíssimo porcentual de recuperação dos desnutridos — em torno de 7,5% —, o que requer discussão sobre os limites e a eficácia do SISVAN e do próprio PCCN.

EM BUSCA DA ATENÇÃO INTEGRAL

A partir de 2000 foram introduzidas mudanças na Atenção à Saúde da Criança na rede básica, fundamentada na avaliação feita nas Oficinas de Humanização e Integração.

Em primeiro lugar decidiu-se integrar as ações de Vigilância do Recém-Nascido de Risco e de Vigilância Nutricional dos menores de um ano.

Em segundo, considerou-se que as mães deveriam contar com a ajuda de um profissional que pudesse ser procurado na unidade para atender os problemas de saúde de seus filhos, que ao passar a conhecer as crianças e suas mães, se estabelecessem vínculos de confiança com ele; avaliou-se que o profissional com perfil mais adequado para este trabalho seria a enfermeira.

Atualmente as policlínicas e unidades do Programa de Saúde da Família conhecem as crianças de sua área de abrangência e logo que nascem são identificadas pela Vigilância Epidemiológica; seu atendimento é realizado por pediatra e auxiliar de enfermagem.

A proposta é que a enfermeira da unidade conheça estas crianças e seja conhecida pelas mães, de tal forma que estejam doentes ou sadias, o profissional responsável para fazer o acolhimento será sempre a enfermeira.

Para que as enfermeiras pudessem assumir mais esta responsabilidade, foi necessário fazer novas contratações, o que tornou possível destinar um determinado número de horas semanais exclusivamente para atender os menores de um ano, de acordo com o seu número na área de abrangência.

Ademais foi necessário organizar capacitação dirigida para este tema, uma vez que a maioria das enfermeiras da rede básica de saúde de Chapecó estava voltada para o atendimento de mulheres e de portadores de hipertensão.

Em maio de 2000 realizou-se um Curso de Puericultura para Enfermeiras e a normatização do atendimento, ficando as enfermeiras responsáveis pelas consultas de pediatria no 2.º mês, 4.º, 5.º, 7.º, 8.º, 10.º e no 11.º mês de vida. Os pediatras são responsáveis pelas consultas no 1.º mês de vida, 3.º, 6.º, 9.º mês e quando a criança completa um ano de vida.

Embora apenas no início do trabalho, há expectativa de que a nova forma de organizar a atenção a saúde da criança possa contribuir com avanços no processo de construção de sujeitos.

Com esse trabalho em relação à Saúde da Criança, acredita-se que a principal conquista é sair da lógica de atendimento de "queixa e conduta", da demanda espontânea, para uma atenção mais humanizada, por meio da qual os profissionais se responsabilizam pelo cuidado das crianças possibilitando assim maior vínculo da mãe com a equipe.

Um problema que tem preocupado é o fato de não se estar conseguindo reduzir a mortalidade infantil.

A mortalidade infantil é resultado de complexa rede de relações, que abrange as condições de vida da criança, as questões culturais da família, o acesso aos serviços e a qualidade da atenção à saúde.

Apesar de todos os investimentos na expansão de cobertura e de melhoria da qualidade das ações de prevenção e recuperação da Saúde da Criança, os óbitos em menores de um ano aumentaram discretamente de 1997 para 1998, tanto aqueles em menores de um mês como os óbitos de um mês a um ano.

No caso do aumento da mortalidade neonatal supõe-se, considerando os aspectos do acesso aos serviços, que a qualidade da assistência ao parto e os cuidados hospitalares para os neonatos não estão adequados.

Outro fator que influencia a mortalidade neonatal é a assistência pré-natal. Embora ainda tenha muito a ser melhorada, a avaliação da Secretaria é que a cobertura e a qualidade da assistência pré-natal na rede pública municipal é bastante razoável. Esta consideração tem por base não só a avaliação feita por meio de indicadores discutidos no Capítulo 8, mas o próprio desempenho dos profissionais que fazem o atendimento à saúde da mulher.

O aumento da mortalidade infantil tardia ocorreu nos bairros mais pobres da cidade, onde se concentram as famílias migrantes de outros municípios, em busca de emprego e melhores condições de vida. Estamos atentos e desenvolvendo novas estratégias para reduzir os óbitos infantis em Chapecó.

BIBLIOGRAFIA

Victora CG, Barros FC, Vaughan JP. Epidemiologia da desigualdade: um estudo longitudinal de 6000 crianças brasileiras. 2.ª edição. São Paulo: Hucitec; 1989 (Coleção Saúde em Debate).

Capítulo 7
SERVIÇO DE ATENÇÃO PSICOSSOCIAL À CRIANÇA E AO ADOLESCENTE

APARECIDA LINHARES PIMENTA

O município de Chapecó não contava, em 1996, com Programa de Saúde Mental para adultos nem para crianças e adolescentes. O serviço público tinha apenas dois profissionais para atender toda a população: um psiquiatra do estado e uma psicóloga da prefeitura.

Desde a promulgação da Lei n. 8.069, de 13 de julho de 1990 (Estatuto da Criança e do Adolescente) iniciou-se em vários municípios a discussão quanto a necessidade de se criar serviços de atenção psicossocial para o atendimento das crianças e adolescentes, *sujeitos* portadores de direitos.

Os especialistas apontam como fundamentais o trabalho com famílias, professores e comunidade no sentido de construir nova atitude da sociedade em relação às crianças e aos adolescentes, única maneira de alterar o atual processo de degradação a que estão submetidos as crianças e adolescentes das camadas mais desfavorecidas da população.

Estes serviços de atenção psicossocial teriam como atribuição, além do atendimento individual de crianças e adolescentes, o trabalho interinstitucional com escolas, conselhos tutelares e de defesa dos direitos da criança e adolescente, Ministério Público mediante a Promotoria da Infância e Juventude, e organizações não-governamentais que atuam em favor de crianças e adolescentes.

Buscando cumprir uma das atribuições do município prevista no Estatuto da Criança e do Adolescente, a Secretaria instituiu, em 1997, o Serviço de Atenção Psicossocial (SAPS) à criança e ao adolescente.

O SAPS foi criado com o objetivo principal de prestar atendimento interdisciplinar nas áreas de psicologia, fonoaudiologia e assistência social às crianças em situação de risco psicológico e social.

As crianças e adolescentes são encaminhadas por policlínicas e unidades sanitárias, pela rede escolar pública, pelo Conselho Tutelar, e o Departamento da Criança e Adolescente da Secretaria Municipal de Desenvolvimento Comunitário. Este Departamento atende crianças e adolescentes em "situação de rua" ou institucionalizados — crianças do Abrigo Municipal, adolescentes do Lar das Meninas e da Casa Lar Meninos e adolescentes dos programas sociais da Secretaria Municipal de Desenvolvimento Comunitário.

O Serviço funciona da seguinte maneira: o primeiro atendimento é realizado por um dos profissionais da equipe, que faz o psicodiagnóstico preliminar, registrando-o em ficha clínica. Esta ficha contém roteiro padronizado para facilitar o trabalho de diferentes profissionais. Daí, a criança ou adolescente é encaminhado para atendimento já definido com um dos membros da equipe. Quando necessário, após a primeira entrevista, o caso é discutido na equipe e decidido o profissional mais adequado para a continuação do atendimento.

As reuniões da equipe ocorrem duas vezes por semana para discussão dos casos, permitindo a construção de uma conduta partilhada no Serviço.

Em relação às escolas o maior desafio é apresentar a dificuldade escolar como problema institucional, mediante trabalho com educadores no sentido de contribuir para nova visão da Escola em relação às crianças e aos adolescentes em situação de risco psicológico e social.

Para superar este problema propôs-se um trabalho conjunto das secretarias da Educação e da Saúde que se desenvolve por meio de reuniões, que acontecem no início ou fim do semestre, quando se passam orientações e se discutem os casos das crianças encaminhadas pelas escolas e atendidas pelo SAPS. Estas reuniões chamadas "devolutivas" permitem que sejam examinados com as diretoras e/ou orientadoras das escolas os problemas individuais identificados pelo SAPS. Quando necessário, os técnicos do SAPS realizam visitas às escolas.

Para garantir atendimento de qualidade às crianças e adolescentes que realmente necessitam de atenção psicossocial é indispensável que efetivamente o professor assuma a interação com o aluno e empenhe-se para assegurar que ele tenha todas as condições de evoluir no processo de aprendizagem, encaminhando para o SAPS apenas os casos que requeriam intervenção clínica.

Nestes três anos conseguiu-se estreitar relações com as escolas municipais e estender o atendimento para as escolas estaduais. No caso das escolas municipais houve reuniões periódicas entre a direção das secretarias da Saúde e da Educação e o SAPS para avaliar o trabalho conjunto. Já em relação às escolas estaduais não foi possível estabelecer esta parceria, e a relação se faz somente com a escola.

Uma das propostas por ocasião da instituição do SAPS era a educação continuada de orientadores pedagógicos, com o objetivo de capacitá-los para que auxiliassem os professores no enfrentamento dos obstáculos à aprendizagem, bem como desenvolver atividades de apoio pedagógico aos alunos estimulando-os para a descoberta do próprio potencial, partindo da situação em que a criança está e não do momento de aprendizagem em que deveria estar. Infelizmente não foi possível efetivar esta sistemática, tendo em vista a agenda própria de educação continuada dos professores da rede pública municipal.

Também é fundamental a participação da família em todo o processo de acompanhamento das crianças e adolescentes, o que é feito tanto por entrevistas com o profissional que atende a criança como de atendimentos em grupos. Quando necessário são feitas visitas domiciliares às famílias, com o objetivo de analisar de forma direta as condições de vida das crianças e adolescentes e discutir com as famílias na própria casa o que fazer para ajudar no desenvolvimento dos filhos.

Os casos encaminhados pelo Conselho Tutelar são os mais difíceis, justamente por serem as crianças e adolescentes que vivem em condições de maior risco psicológico e social. Com objetivo de facilitar o atendimento destas crianças e adolescentes, a partir deste ano, a equipe do SAPS está se reunindo mensalmente com os membros do Conselho Tutelar para examinar os casos, incluindo o problema da falta de comparecimento aos atendimentos, que é muito alta nas situações encaminhadas pelo Conselho Tutelar.

O Serviço faz por mês, em média, 800 atendimentos. Além destes, de natureza individual, o SAPS atende em grupos e se relaciona com as famílias das crianças e adolescentes com problemas que exigem um enfoque extensivo à família.

Os atendimentos em grupos são parte da rotina do serviço. Realizados todas as semanas, são formados por crianças ou por adolescentes e existem ainda grupos de crianças e seus familiares. A atividade de grupo é sempre acompanhada por dois profissionais, e em média dez grupos são atendidos por mês.

Algumas crianças e adolescentes são acompanhadas individualmente por dois profissionais de categorias diferentes e isto ocorre quando se faz necessário enfoque interdisciplinar para a assistência.

O atendimento familiar, em geral, também é realizado por mais de um profissional e em média vinte famílias, por mês, são orientadas.

A equipe do SAPS é constituída por cinco psicólogas, duas fonoaudiólogas, uma psicopedagoga e uma auxiliar de enfermagem, sendo uma das psicólogas a diretora do Serviço.

A equipe está construindo nova metodologia de trabalho para atenção às crianças e adolescentes, inovadora não só quanto ao trabalho interdisciplinar mas também para o enfoque integral da criança e do adolescente, visto como cidadão na família, na escola e na comunidade. Esta construção é um desafio que se apresenta individualmente para cada profissional e para toda a equipe.

O balanço desse primeiro período indica um avanço consistente. No entanto são enormes as dificuldades para que um serviço dessa natureza atinja seus objetivos.

Um dos desafios refere-se à motivação e ao envolvimento das famílias mais carentes, tendo em vista as dificuldades que elas têm para lidar com suas próprias crianças, e a quantidade enorme de problemas a serem enfrentados para garantir a sobrevivência em situação tão adversa, que inclui o desemprego, as péssimas condições de moradia e outras.

Outro obstáculo relaciona-se ao trabalho com os professores, visto que grande parte dos educadores não consegue lidar com crianças e adolescentes que não apresentam o desempenho esperado. Durante a atuação do SAPS, a Educação Municipal vem passando por uma série de mudanças com o objetivo de alterar esta visão e contribuir para a formação de educadores efetivamente compromissados com todos os alunos.

O maior óbice a ser superado, que não é somente do SAPS, refere-se às crianças em "situação de rua" e aquelas de famílias que vivem em condições de miséria absoluta, as quais retratam toda a falência do modelo econômico e social de desenvolvimento adotado, lamentavelmente, por maioria de governantes, pois uma sociedade que não consegue cuidar de modo integral de suas crianças não merece ser considerada civilizada.

Capítulo 8

CONSTRUINDO NOVAS RELAÇÕES COM OS MÉDICOS: O DELICADO EXERCÍCIO DA NEGOCIAÇÃO

LUIZ CARLOS DE OLIVEIRA CECILIO

INTRODUÇÃO

EM 1997, RECEBI instigante convite da direção da Secretaria Municipal de Saúde (SMS) de Chapecó — inicialmente formulado de forma algo imprecisa — para realizar uma consultoria visando "melhorar o diálogo entre a Secretaria e os médicos da rede básica". Tal demanda partia da verificação de pelo menos duas coisas: a relevância de se obter a adesão de médicos para um projeto de governo comprometido com a qualificação da rede básica e, a um só tempo, a percepção de que havia "ruídos" — atuais ou potenciais — na relação do nível central da Secretaria com a categoria médica. O convite continha, explicitamente, a convicção de que "alguém de fora" poderia atuar como facilitador deste diálogo ou aproximação. Assim entendi a solicitação, que me pareceu oportunidade singular de testar determinados dispositivos institucionais com base no agir comunicativo, voltados para a negociação e a criação de consensos, concebidos como o melhor caminho para se obter a adesão de médicos e demais trabalhadores a um projeto de mudanças nas organizações de saúde.

O que se relata, neste capítulo, é como se deu a construção, "em ato", destes dispositivos de facilitação da conversação entre vários atores institucionais, a um tempo em que se tenta apresentar, de forma sucinta, algumas das contribuições teóricas que foram importantes na condução do trabalho. Ademais, quando for possível, são apresentados alguns resultados ou mudanças que poderiam ser atribuídos a este processo conduzido no decorrer de quatro meses e que contou com a presença de praticamente *todos* os médicos que atendem na rede básica de saúde do município de Chapecó. Cada encontro mensal tinha a duração de quatro horas, com um grupo que sempre se reunia de manhã e outro à tarde, de forma a respeitar os horários normais de trabalho e não prejudicar atividades exercidas em outros serviços. Participavam dos encontros pediatras, clínicos, tocoginecologistas e os médicos que atuam no Programa de Saúde da Família (PSF). Os médicos, é bom que se esclareça, eram convidados e não convocados para as reuniões. As oficinas foram realizadas de julho a outubro de 1997, e em novembro realizou-se um encontro entre os médicos e a equipe central da SMS para leitura e discussão de um relatório final utilizado, em parte, para organizar a descrição deste capítulo.

Os encontros foram coordenados pelo consultor externo, mas contaram com a presença do diretor técnico da SMS, que tinha o papel de assinalar o caráter "institucional" dos encontros. Caracterizados como iniciativa formal da direção da Secretaria, os encontros tinham como principais objetivos: 1) criar um espaço de reflexão para os médicos de modo que, com algum tempo e tranquilidade, pudessem considerar suas práticas no serviço público; 2) conceber algumas possibilidades de aprimoramento das relações entre a categoria e a Secretaria, seja diretamente com as equipes locais seja com as gerentes das unidades de saúde e mesmo com a direção central. Vale ressaltar que o princípio ou a "filosofia" que orientou todos os encontros foi o de que ninguém ou nenhum participante é portador de verdades absolutas e assim é necessário, no contexto de relações civilizadas e democráticas, que aprendamos a *escutar* o outro e que o outro nos escute também, para que se possa construir novas relações no cotidiano. Na verdade, os quatro encontros foram momentos de escuta, nos quais o consultor, atuando como coordenador do grupo, tinha apenas a função de apresentar algumas questões que facilitassem a livre expressão do grupo, buscando captar, de forma incompleta, o que os médicos que estão lá na "linha de frente" da Secretaria pensam do seu trabalho, dos pacientes, da gestão das unidades e de suas próprias condições de trabalho.

Para concluir esta introdução, é interessante ressaltar dois aspectos singulares da SMS de Chapecó, não observável com freqüência em outras experiências de que tenho conhecimento. O primeiro deles é a alta produtividade dos médicos da rede, ou seja, os médicos realizavam, integralmente, as consultas previstas na carga horária contratada. O outro aspecto é o fato de o diretor técnico representar, de fato, os interesses da direção superior junto dos médicos, e não o contrário, como normalmente acontece, particularmente nas organizações de saúde complexas, nas quais o diretor clínico, amiúde é muito mais um representante "sindical" dos interesses da corporação junto da direção. Estes dois fatos, embora esperados ou até óbvios, tiveram peso especial em toda a configuração da experiência.

UM POUCO DE TEORIA PARA PENSAR O PROGRAMA

Alguns conceitos apresentados na Introdução já apontam boas indicações sobre o campo de debate teórico em que se inscreve a experiência que ora se relata: o da prática médica, o da adesão de trabalhadores aos "objetivos organizacionais", o da ação humana intencional e dotada de significado para os sujeitos em ação e, por último, mas não menos importante, o do privilégio do "agir comunicativo" e da "engenharia do consenso" em oposição às práticas mais "instrumentais" ou estratégicas na gestão das organizações humanas. Não seria exagero dizer que os conceitos apresentados acima, de certa forma, e sem muita pretensão, abarcam parte considerável dos temas trabalhados pelos autores que se ocupam da criação de uma teoria das organizações. Uma vez que esta discussão, em toda a sua extensão e complexidade, fugiria aos objetivos deste Capítulo, optei por fazer alguns apontamentos com a pretensão de cumprir dois objetivos. Primeiro, mostrar que um programa desta natureza é devedor de enfoques teóricos muito distintos, às vezes até mesmo opostos nas suas ênfases e na forma de construção dos seus "objetos" (ou seja, quem trabalha com "teoria das organizações" quase sempre tem de ser eclético, o que não significa adotar uma "geléia metodológica"). Segundo, deixar algumas indicações de leituras para que um eventual leitor se interesse em conhecer um pouco mais o tema. Feito isto, a idéia é apresentar, ainda neste Capítulo, e de forma mais cuidadosa, as contribuições dos estudiosos que se filiam ao que se denomina "teoria acional" e o conceito de agir comunicativo tal qual desenvolvido pelo filósofo alemão Jürgen Habermas, em virtude da importância dessas contribuições.

A prática dos médicos nas organizações de saúde tem sido problematizada, investigada e analisada por muitos autores e sob vários aspectos. O tema do poder médico, especificamente na forma de poder disciplinar, foi tratado nos estudos inauguradores de Foucault (1994, 1996). Tais reflexões nos ajudam a compreender que o poder/saber dos médicos só pode ser entendido aquém das organizações de saúde, isto é, os médicos são investidos do poder que "trazem" para os serviços de saúde sob contexto de relações históricas e sociais dadas e que são "anteriores" à sua prática em cada organização de saúde concreta. Daí ser tão difícil, por exemplo, para os gerentes "enfrentarem" este poder durante a governação. Autores como Campos (1988) e Schraiber (1993) analisam especificamente o componente de autonomia da prática médica, o que nos ajuda a compreender porque estes profissionais são tão resistentes aos mecanismos de coordenação dos gestores dos serviços de saúde, quer públicos ou privados. As contribuições destes estudiosos são pertinentes em relação ao programa que está sendo analisado, em particular para que se tenha clareza quanto a especial inserção dos médicos nos centros de saúde. No entanto, cogitar sobre a adesão de médicos aos "objetivos organizacionais" impõe a necessidade de se buscar novas reflexões. Aliás, o tema da adesão de trabalhadores aos objetivos organizacionais é outro tema muito discutido na teoria das organizações por diversos autores. Perrow, em estudo já clássico, de 1978, contrapõe aos objetivos formais, declarados das organizações, os objetivos operacionais dos vários atores organizacionais. Ele alerta para a necessidade de não nos enganarmos em supor que, quando se fala dos "objetivos da organização" (em nosso caso, o programa de governo da SMS de Chapecó) estes objetivos possam ser considerados, automaticamente, como objetivos da maioria dos trabalhadores.

Há ainda outras contribuições teóricas que tiveram muito peso na concepção do programa desenvolvido com os médicos, em particular de autores que trabalham com a teoria da ação, em especial Silverman (1975) e as formulações de Habermas, sistematizadas e postas à disposição da crítica brasileira no campo da saúde graças a Uribe Rivera (1995).

A principal contribuição da "teoria acional" é no sentido de fazer um contraponto à visão estrutural—funcionalista das organizações. Esta vê a "conduta" humana nas organizações como que totalmente determinada pelas expectativas de papéis institucionais. A sociedade, por esta visão, seria considerada como uma prisão ou um teatro de marionetes. No primeiro caso, a sociedade seria externa aos homens e os coagiria a realizar fatos sociais impessoais. No segundo, a sociedade entraria na mente dos homens mediante um processo de socialização que lhes imporia papéis sociais e determinaria como eles responderiam no futuro (Silverman, 1975: 177). A teoria acional ou da ação, ao contrário, vai salientar exatamente o elemento de opção sempre presente na ação humana. A sociedade, por esta visão que adotamos, deve ser considerada como que povoada por atores vivos, e suas instituições são como convenções dramáticas que dependem da cooperação dos atores para a conservação da definição da situação. A conduta humana, então, nunca estaria completamente determinada por expectativas de um papel a ser desempenhado. A realidade do mundo social é sustentada socialmente e sempre modificada com a interação dos homens (Silverman, 1975: 171). Então, se a realidade humana é construção dos homens, resultado da interação deles, modificações desejadas nesta realidade terão que ser construídas com base em dispositivos que facilitem esta interação visando uma redefinição da situação, na qual os homens—atores possam redefinir seus papéis e não apenas serem manipulados por forças impessoais ou pelo "sistema".

O novo paradigma da comunicação proposto por Habermas refere-se à relação intersubjetiva que assumem sujeitos capazes de linguagem e de ação quando se entendem entre si a respeito de algo no mundo. A palavra-chave deste novo paradigma é o entendimento, significando, preliminarmente, aquele processo de convicção intersubjetiva que coordena as ações dos participantes de uma interação com base em uma motivação por razões (Rivera, 1995: 22). Este seria o agir comunicativo de Habermas, em contraposição ao conceito de agir estratégico, ou seja, aquela forma de ação humana em que atores exclusivamente orientados para o sucesso, isto é, para as conseqüências do seu agir, tentam influir externamente por meio de armas ou bens, ameaças ou seduções sobre a definição da situação ou sobre as decisões ou motivos de seus adversários. A isto corresponderia uma coordenação da ação por meio de um cálculo de ganhos egocêntricos. A cooperação e a estabilidade resultam, então, de faixas de interesses dos participantes. No agir comunicativo, pelo contrário, os atores tratam de harmonizar internamente seus planos de ação e se dispõem a perseguir suas metas sob a condição obrigatória de um acordo existente ou de uma negociação sobre a situação e as conseqüências esperadas (Rivera, 1995: 23-24).

Creio que é possível afirmar que estes encontros entre os médicos da rede básica e o nível central foram orientados, intencionalmente, para o agir comunicativo, mesmo sem desconsiderar uma estrutura teleológica da ação, uma vez que os atores estavam agindo em razão de seus objetivos. Eram encontros voltados para o entendimento, qual seja, o processo de obtenção de um acordo entre sujeitos lingüística e interativamente competentes. Esse acordo se apoiaria em convicções comuns, atingidas por um desempenho discursivo. Desse modo o acordo é racional, isto é, quando não puder ser arrancado mediante uma ação instrumental sobre a situação da ação ou um influxo calculado sobre as decisões de um oponente (Rivera, 1995: 24).

Creio que no correr da apresentação dos encontros, feita no próximo tópico, ficará mais claro como os dispositivos utilizados eram voltados explicitamente para facilitar a conversação, a escuta do outro, a interação intersubjetiva. Nos encontros não havia "palestras", "preleções" ou "aulas". Conversava-se. Apresentavam-se razões, modos de ver. Construía-se novo entendimento da realidade institucional. Aqui, emprega-se o conceito de dispositivo como o faz Baremblitt (1996: 151), ou seja, o dispositivo é uma montagem ou artifício produtor de inovações que gera acontecimentos e atualiza virtualidades.

Como resumo e conclusão desta brevíssima síntese das teorias que orientaram o programa, pode-se dizer que o que esteve em jogo foi um enorme esforço de buscar a adesão dos médicos (considerando a singularidade de suas práticas e inserção institucionais) para determinado projeto de construção da rede básica e qualificação da assistência à saúde. Para tanto, foram utilizados dispositivos propiciadores do entendimento intermediado pela linguagem, orientado para o agir comunicativo, com a compreensão, desde o início, de que estes acordos intersubjetivos são sempre precários, provisórios, socialmente construídos e reconstruídos, o que implica a adoção de modelos de gestão facilitadores do permanente diálogo entre os atores institucionais.

UMA SÍNTESE DOS RESULTADOS DOS ENCONTROS: APRENDENDO A ESCUTAR "O OUTRO"

O que se faz, na seqüência, é um esforço de sistematizar os temas principais que foram debatidos durante os quatro meses que durou o programa.

Reconhecendo as características do grupo (julho de 1997)
Os dois grupos de médicos da rede básica da SMS de Chapecó apresentam características muito semelhantes mostrando o seguinte perfil: a maior parte é jovem, formada na década de 1980, mas um número razoável graduou-se nos anos 90; o número de homens é ligeiramente maior; predominantemente de origem gaúcha, formaram-se em universidades públicas, particularmente em Santa Maria e em Pelotas, a maioria tem consultório particular (apenas seis dos participantes afirmaram não ter clínica privada); também a maior exerce as chamadas especialidades básicas (pediatria, clínica médica e tocoginecologia) — cinco deles fizeram residência em Medicina Preventiva — e tem um tempo de trabalho na Secretaria que vai de quinze dias a seis anos no máximo. Avalio como significativa estas características do grupo, uma vez que é um grupo bastante homogêneo que apresenta o perfil do jovem médico brasileiro para o qual a inserção no serviço público tem maior importância do que para aqueles formados há mais tempo. Esta forma de inserção do médico nos serviços públicos, embora cada vez mais freqüente em razão das profundas transformações que estão acontecendo na prática médica, não significa o automático "abandono" de uma atitude tipo liberal clássica que reproduz práticas de consultório privado. Pelo contrário, o estudo já citado de Campos (1988) mostra como a ideologia liberal permanece muito arraigada entre os médicos, mesmo quando vivem condições de assalariamento. Então, os dados desta nova realidade "objetiva" precisam ser trabalhados no plano mais

"subjetivo", na forma como os médicos dão significados às suas práticas em novos contextos organizacionais. Isto foi o que se propôs a fazer o programa.

Os médicos e sua opção pelo serviço público (julho de 1997)
Instados a expressar, com uma palavra ou um desenho, o que significa trabalhar no serviço público, foi possível identificar, nos dois grupos, aspectos bem agrupáveis em "nuvens", embora tenha havido pequenas diferenças entre o da manhã e o da tarde.

No grupo da manhã ficam evidentes dois "significados" mais expressivos: o serviço público como forma de "compromisso social", ou certa "missão", e o serviço público sob o aspecto de opção econômica na qual a estabilidade tem peso muito grande. Apenas uma pessoa comunicou a idéia de "satisfação".

O grupo da tarde foi muito mais expressivo no que se refere à uma adesão ao serviço público, usando palavras como "gratificante", "felicidade", "empatia", "perspectiva", "trabalho", e apenas um participante fez referência à idéia do serviço público como "emprego". Este grupo salientou muitos aspectos — "impotência", "repetição", "inseguranças" (foi desenhada uma casinha sem teto...), "quantidade" — como idéias que se associam ao trabalho no serviço público. *Chama a atenção o fato de a motivação financeira e/ou por estabilidade aparecer tão pouco no segundo grupo quando comparado ao primeiro. O grupo da tarde aparentemente teria uma adesão mais "consciente" ao projeto do Sistema Único de Saúde (SUS), pois no grupo da manhã as motivações financeiras se expressam de forma mais direta. De qualquer maneira será interessante explorar melhor este aspecto, pois não ficou bem claro o quanto este grupo vê o SUS como um direito de cidadania plena ou se trabalhar no setor público é apenas um meio de "ajudar os mais necessitados", certa forma de "fazer caridade". Este tipo de diferenciação é importante uma vez que as representações que os médicos trazem para os serviços influenciam muito suas práticas e o grau em que estarão abertos para adquirir nova atitude. Parece-me também que a aparente maior "adesão" do grupo da tarde vem acompanhada de atitude muito crítica em relação às condições de trabalho, em particular a quantidade de atendimento que realizam.*

A diferença entre trabalhar no consultório particular e no serviço público (julho de 1997)
Na comparação entre o consultório e o centro de saúde, os dois grupos apresentaram respostas comparáveis. As principais características realçadas no trabalho de consultório foram a liberdade e autonomia ("faço minhas próprias regras"), melhores condições de trabalho, em particular *tempo* para atender, a existência de clientela "diferenciada", mais educada e "que valoriza o profissional" e "mais retorno financeiro". No setor público foram salientados o pouco tempo para atendimento, a perda de autonomia ("cumpro regras que eu não fiz"), a clientela pobre, ignorante mas "menos exigente", e como único ponto positivo a estabilidade no emprego e a segurança de um salário todo mês. *O grupo da manhã valorizou, com clareza, a existência da equipe como um fator positivo no setor público se comparado ao consultório. No grupo da tarde, apenas uma pessoa fez referência ao grupo. Aqui há aparente contradição a ser explorada: o grupo da tarde, que parece declarar maior adesão ao serviço público, parece não perceber ou não consegue expressar em que o serviço público poderia ser considerado, de fato, superior, ou seja, pela possibilidade de trabalho em equipe, garantidora da integralidade do atendimento ao paciente. Nenhuma referência também foi feita à questão tecnológica, o saber coletivo que o serviço público acumulou em décadas e que, sob o aspecto coletivo, é muito superior ao trabalho isolado, "clínico", realizado no consultório. Ou seja, o grupo, embora jovem, é bastante homogêneo ao considerar as vantagens do consultório, um discurso tipicamente liberal, não reconhecendo, efetivamente, o centro de saúde como lugar que pode representar prática gratificante e positiva, pois só problemas foram apontados ao se falar do serviço público. Também poderia ser dito que o grupo tem, de fato, visão idealizada ou "romântica" de um serviço de rede básica que precisa ser melhor lapidada nos próximos encontros.*

Como os médicos vêem a missão da unidade básica de saúde (agosto de 1997)
A missão real do posto de saúde: A maioria dos presentes acha que os postos de saúde são apenas assistencialistas, de natureza curativa. Alguns reconhecem que há certa integralidade no atendimento, à medida que sejam desenvolvidas ativi-

dades de prevenção além da assistência médica. O grupo da tarde salientou o papel do posto de saúde como espaço para acolher todo tipo de problema, a maioria decorrente das condições de vida da população, ou seja, não "estritamente problemas médicos ou de saúde". Esta missão real, quase que imposta pelos usuários, é fonte de mal-estar e sensação de impotência para parte dos médicos. Haveria uma espécie de "falta de educação" dos usuários que, com base na gratuidade dos serviços públicos, de alguma forma "abusariam" do atendimento oferecido (por exemplo, as reconsultas freqüentes, a utilização inadequada de medicamentos etc.).

A *missão ideal do posto de saúde:* Instados a falar sobre a missão "ideal" do posto de saúde (o que deveria ser mas não é...) a maioria destaca que deveria ser "preventiva", de educação e promoção da saúde, embora alguns apontem a integralidade do atendimento (clínica mais "ações programáticas") como um ideal a ser alcançado. Esta última opinião foi apontada, pelo consultor, como a mais desejada, dando-se importância para o trabalho diferenciado com os grupos de risco e os mais vulneráveis da população.

Aqui já há claras indicações, que serão confirmadas no exercício seguinte, de que o médico não vê o serviço inteiro, não se sente parte de uma equipe e acaba ficando centrado na prática clínica, individual e autônoma, dentro do consultório. Assim, quando fala da missão real, atual, que é assistencialista/curativa está referenciado à sua prática e não à da equipe. Os que falam da integralidade do atendimento são aqueles que têm uma referência melhor na equipe de enfermagem, quando esta já está atuando de forma mais autônoma e resolutiva, em particular nas ações programáticas bem definidas.

O médico e a enfermagem (agosto de 1997)
Existem opiniões variadas entre os médicos sobre o papel da enfermagem que vão do simples "não sei" (qual o papel da enfermagem...) ao reconhecimento do valor do trabalho em equipe resumida na frase "eu não sei o que faria sem o pessoal de enfermagem me apoiando". Parece não ser claro, para boa parte dos participantes, que "pessoal de enfermagem" implica um grupo heterogêneo, com hierarquia bem estabelecida, papéis

bem diferenciados. O trabalho de consultação das enfermeiras é quase desconhecido e houve, até, certo espanto diante dos dados de produção da enfermagem que lhes foram apresentados.

No conjunto, fica a sensação de que há forte "cegueira" dos médicos em relação ao trabalho de enfermagem, apesar de, com o debate, ter havido reconhecimento geral de que existe uma parceria médico/enfermagem, mesmo não reconhecida, essencial para o funcionamento adequado do posto de saúde. Parte expressiva dos médicos considera o pessoal de enfermagem despreparado, sem autonomia, ocioso, sem criatividade e "hiper-sensível" a qualquer tipo de crítica da parte deles. A gerência feita pela enfermagem não é reconhecida como tal, "não tem nenhuma importância no meu cotidiano" e é lembrada, quando o é, apenas nos aspectos de controle já referidos. Vale a pena chamar a atenção para o fato de que nestes encontros de agosto, a introdução do tema *enfermagem* representou um esforço para atrair a atenção dos médicos para o "outro", para os membros da equipe. Paralelamente à esta discussão com os médicos, foi realizado um encontro com as enfermeiras, no qual elas falaram muito dos médicos (e, de uma maneira geral, bem...). O consultor teve o papel de fazer chegar ao conhecimento dos médicos esta opinião do "outro" e era surpreendente a reação dos médicos ao fazer esta nova escuta da fala dos demais membros da equipe, "tão próximos mas tão distantes".

Os médicos e a qualidade do serviço público (setembro de 1997): O que é qualidade para os médicos
O Quadro da página seguinte é uma síntese das opiniões dos médicos a respeito do que seria qualidade no atendimento em uma unidade básica de saúde.

Este quadro foi montado integralmente com as contribuições dos participantes do grupo da tarde, com exceção da "satisfação do usuário" que não foi lembrada por ninguém. O quadro da manhã foi bem mais "incompleto", pois ninguém, por exemplo, fez referências a aspectos da estrutura e, no que diz respeito aos processos, o aspecto mais lembrado foi "tempo para consulta". De qualquer forma, o grupo deu ênfase a aspectos dos resultados como a resolubilidade, a satisfação e o atendimento de expectativas de clientes. Tomando como referência o quadro montado segundo o trabalho do grupo da tarde, é inte-

Estrutura	Processos	Resultados
instalações físicas compatíveis	controle de atendimento e retornos	atendimento eficaz/resolubilidade
exames complementares rápidos	educação da população	redução da morbimortalidade
medicamentos adequados	diagnóstico e terapêutica corretos	satisfação do usuário (lembrado pelo coordenador do encontro pois ninguém falou disso)
limpeza	boas relações de trabalho	
organização	existência de protocolos e rotinas	não se estressar (nem funcionários nem usuários)
educação dos funcionários	integração	
material esterilizado (luvas)	educação continuada dos servidores	
bom ambiente de trabalho	tempo para atendimento	
material adequado para atendimento	receber bem a família	
	fluxos de referência adequados	
	livre escolha do obstetra para o parto	

ressante notar que se conseguiu formular um conceito de qualidade do atendimento bastante amplo, uma vez que houve valorização de questões da estrutura, dos processos e dos resultados finais. A qualidade do atendimento se constrói sob um processo complexo que envolve outras pessoas, múltiplos saberes, integração de práticas, além do saber apenas do médico. Vale ressaltar que, no correr dos encontros, a aparente pouca valorização do trabalho de equipe e das condições de trabalho que são propiciadas por muitos "outros", foi sendo explicitamente assumida pelo grupo.

Como os médicos avaliam a qualidade da atenção prestada na rede tendo em vista os aspectos de estrutura, processos e resultados

Solicitados a dar nota de zero a dez para os serviços em que trabalham, os médicos da tarde fizeram a pontuação mostrada no Quadro ao lado.

É possível "arriscar" algumas análises dos dados apresentados. Por exemplo, os pediatras dão uma nota média 4,75 para a estrutura, 6,25 para os processos e 7,0 para os resultados. Na minha opinião, estes dados, que se repetem quanto aos clínicos de forma bastante (e curiosamente) regular (4,3 para estrutura, 6,25 para processos e 6,5 para resultados!) podem signifi-

Especialidade	Estrutura	Processo	Resultados
tocoginecologia	5	7	5
pediatria	7	7	8
pediatria	3	5	7
pediatria	5	6	7
pediatria	4	7	6
clínica	6	5	5
clínica	2	8	8
clínica	5	8	9
clínica	5	5	5
clínica	4	5	7
clínica	7	7	6
clinica	3	7	6
clínica	3	5	6

car que os médicos estão dizendo o seguinte: *apesar* das condições precárias de trabalho no setor público (a nota média para estrutura não alcança 5,0 em nenhum dos dois grupos...), o resultado do atendimento prestado à população pode ser considerado de razoável para bom (médias de 6,5 e 7,0). Boa parte dos médicos até reconhece que, justamente graças a processos criativos e solidários dentro da equipe, é que se consegue superar as dificuldades das condições de trabalho. De qualquer forma, é positivo que os médicos tenham feito avaliação do resultado final do atendimento como razoavelmente boa, sempre superior às condições de trabalho e dos processos, indicando, assim, que há boa "autoestima", uma visão positiva quanto a "trabalhar no setor público", não obstante dificuldades vividas. Sob outro aspecto, estas notas podem ainda refletir uma avaliação muito "autocentrada" no trabalho médico, que "se basta", que se pode qualificar o atendimento "apesar" de todas as condições desfavoráveis. Dito de outra maneira, o médico está "acima" da equipe e das condições concretas de trabalho, o que dificulta sua integração ao serviço, como pretendido neste programa que se está efetivando.

Os médicos e a qualidade do serviço público (outubro de 1997)
Para a discussão da qualidade da assistência, tomei como indicador as notas médias que o grupo da tarde havia dado, no mês anterior, para os itens estrutura, processos e resultados. Como pode ser lembrado, as notas mais baixas eram dadas para

a estrutura (inferior a 5,0) e as mais altas para os resultados. Foi solicitado que se respondesse, em pequenos grupos, as seguintes questões: Quais são os três pontos mais problemáticos na estrutura? Quais são os três processos mais qualificados? Quais os três pontos mais positivos nos resultados? Os resultados do grupo da manhã e da tarde são apresentados nos Quadros abaixo:

Turma da manhã

OS TRÊS PONTOS MAIS PROBLEMÁTICOS NA ESTRUTURA	OS TRÊS PROCESSOS MAIS QUALIFICADOS	OS TRÊS PONTOS MAIS POSITIVOS DOS RESULTADOS
Dificuldades com exames complementares, exceto bioquímica Falta de medicamentos Estrutura física inadequada Enfermagem	Educação continuada do pessoal de enfermagem Atuação da enfermagem nos programas de saúde Atendimento médico adequado Cadastro informatizado	Cobertura vacinal Acesso aos serviços básicos Boa resolubilidade das ações básicas Satisfação dos clientes Estatísticas melhores (repercussão positiva sobre indicadores) Resolubilidade

Turma da tarde

OS TRÊS PONTOS MAIS PROBLEMÁTICOS DA ESTRUTURA	OS TRÊS PROCESSOS MAIS QUALIFICADOS	OS TRÊS PONTOS MAIS POSITIVOS DOS RESULTADOS
Atraso salarial Falta de médicos/excesso de agendamentos Limitação e demora nos exames especializados Baixa qualificação dos profissionais de nível médio Área física (tamanho, iluminação, ventilação, higiene e limpeza)	Programas em andamento (prevenção de câncer ginecológico, pré-natal, diabéticos, hipertensos, desnutridos) Volume de atendimento médico Procedimentos preventivos Exames especializados, exceto os relativos a toxoplasmose e os marcadores sorológicos para hepatites Parceria com a enfermagem, mas não em todos os postos Programa de prevenção de câncer ginecológico funcionando bem	Diminuição da internação de pacientes com doenças crônicas (diabéticos, hipertensos) Diminuição da mortalidade perinatal e da materna Redução da desnutrição Boa cobertura vacinal

Algumas indicações que os dois quadros oferecem:

A. *Em relação à estrutura*
— É necessário considerar que os vários tipos de profissionais vivem situações muito diferentes no que diz respeito à estrutura física, não existindo um conjunto único de problemas, embora para alguns deles a área física signifique uma situação penosa.

— Instados a selecionar o problema de estrutura mais difícil, foram unânimes em apontar o "atraso dos salários".

— Os recursos para a prática clínica cotidiana (exames laboratoriais e radiológicos, acesso aos especialistas etc.) parecem não constituir problema em que o grupo considere a existência de falhas, com exceção talvez de exames radiológicos e medicamentos para tratamento de doenças sexualmente transmissíveis. Aponta-se que às vezes a quantidade de medicamentos é insuficiente.

— É interessante ver como os médicos avaliam a baixa qualificação do pessoal de enfermagem como um problema da estrutura de serviços, fazendo uma valorização, pelo menos implícita, da importância do trabalho em equipe.

— A baixa relação médico/demanda surge, como nos encontros anteriores, sempre vista como uma sensação de sufoco a ser enfrentado no dia a dia. Eu ousaria afirmar que o grupo, apesar da média para o quesito estrutura ter sido um pouco inferior a 5,0 no encontro anterior, não vê as condições de trabalho atuais como muito desfavoráveis, ou, pelo menos, como impeditiva da qualidade da atenção. A eleição do "atraso de salários" como o problema mais grave, embora real e importante para os médicos, por seu caráter conjuntural confirma isto.

B. *Em relação aos processos mais qualificados*
— Há reconhecimento explícito, nos dois grupos, que o trabalho de enfermagem qualifica o atendimento, em particular no que se refere às ações programáticas voltadas para os grupos de risco.

— O grupo da manhã reconhece a qualidade do atendimento prestado pelos médicos como um processo que qualifica o atendimento. O grupo da tarde, na discussão, afirmou que não havia salientado este aspecto "por modéstia". Vale ressaltar que

109

a qualidade final do atendimento depende de dois processos qualificados que correm paralelo, pelo menos para boa parte dos médicos: o atendimento de enfermagem e o atendimento médico. Não há ainda reconhecimento, pelo menos explícito, do *trabalho da equipe*.

— O grupo da manhã reconhece que a qualidade do trabalho médico pode ser avaliada de forma objetiva pelo serviço, mediante os seguintes indicadores: o porcentual de encaminhamentos para o especialista, auditoria de prontuários segundo protocolos, a avaliação do usuário, o tempo gasto na consulta, o porcentual de exames solicitados com resultados negativos etc. Esta mesma discussão foi muito mais difícil no grupo da tarde, que teve dificuldade de reconhecer que o ato médico tem uma especificidade e um grau de responsabilidade *em si* que pode ser avaliada, insistindo na idéia de que os problemas no atendimento estariam sempre em outros níveis, em outros "degraus" do sistema, em problemas de estrutura e vai por aí.

C. *Em relação aos resultados alcançados*
— O grupo reconheceu, na discussão, que os resultados positivos são fruto da intervenção de todo o serviço, superando a idéia de que a qualidade possa depender apenas do trabalho médico, apesar de o "trabalho em equipe" ainda não ser percebido com clareza, pelo menos pela maioria, e haver certo "orgulho" e autovalorização de que, na rede municipal, o trabalho médico é de boa qualidade.
— O acesso é valorizado como uma qualidade.
— A repercussão sobre indicadores é avaliada como qualidade final, embora não haja conhecimento, pelo grupo, de dados concretos.

Em resumo: 1) *as condições de trabalho (a "estrutura") não são consideradas tão ruins pelos médicos, com exceção do excesso de demanda e a dificuldade de acesso a um ou outro procedimento diagnóstico;* 2) *os médicos reconhecem que as atividades programáticas desenvolvidas pela enfermagem qualificam o atendimento;* 3) *os médicos auto-avaliam seu desempenho como bom e, pelo menos o grupo da manhã, apóia a idéia de que mecanismos objetivos de avaliação do trabalho médico podem ser adotados;* 4) *os aspectos que os médicos apontam como "resultados positivos" são, em grande medida, indicadores construídos com base na Epidemiologia e apontam para repercussões nos níveis de saúde da população de modo mais amplo do que permitiria apenas a "visão clínica".*

UMA DISCUSSÃO DOS RESULTADOS DO PROGRAMA

Segundo foi delineado no referencial teórico, toda a lógica de condução dos encontros com os médicos se dava "em ato" e estava dirigida para a criação de espaços de escuta e conversação. Espaço para trocas intersubjetivas, de ressignificação da "realidade" organizacional. A teoria acional alerta para o fato de que, embora a sociedade seja criação dos homens, acaba sendo "naturalizada" (reificada), vista como não problemática, imutável, independente dos homens. O que se buscou, durante todo o processo, foi permitir que os médicos se escutassem, que os médicos percebessem as razões e opiniões da equipe do nível central representada pelo diretor técnico, que o nível central sentisse os médicos, suas visões e suas razões, e que estes ouvissem as enfermeiras. Talvez não seja possível apontar "resultados" concretos, atribuíveis aos encontros. Como já se disse antes, a organização pode ser vista como ordem precária, continuamente reconstruída por atores reais que nela atuam. O programa teve duração limitada e não teve, nunca, a intenção de "treinar", "capacitar", "fazer cabeças". O programa foi resultado de convicção nas possibilidades do diálogo, na busca de entendimento comprometido com um projeto de mudança organizacional. Assim, o que pode ser apresentado para apreciação são os novos dispositivos acertados para o desdobramento do trabalho. O que talvez se possa dizer, no máximo, é que os dispositivos acertados, construídos por múltiplos atores institucionais, de alguma forma deixam entrever um esforço para a criação de dispositivos e arranjos instititucionais propiciadores de discussão e para o diálogo.

EM RELAÇÃO À EQUIPE DE SAÚDE

Ficou estabelecida a necessidade de melhorar a "parceria" dos médicos com a enfermagem, e também a utilização de informação confiável e regular de modo a avaliar as repercussões do serviço quanto a saúde da população e maior participação

dos médicos nas decisões que afetam seu trabalho cotidiano nos postos de saúde. Os encaminhamentos concretos foram:
a) *Criar reuniões regulares da equipe para avaliação conjunta do trabalho.* Muitos médicos se queixam de que encontram o pessoal de enfermagem muito rapidamente (quando encontram) no cafezinho e que não há espaços formais para o encontro da equipe.

b) *Criar rotinas de atendimento que podem ser delegadas para o pessoal de enfermagem* (seria apenas "radicalizar" o trabalho que já vem sendo feito em algumas áreas como na orientação para contracepção, consultas de enfermagem para hipertensos e com relação a outras doenças crônicas degenerativas). Este poderia ser um modo concreto de estimular a parceria médicos/enfermagem se a equipe partilhasse de forma mais organizada e explícita o cuidado com os pacientes. Sob condição ideal, poderia ser introduzida a prática de elaboração conjunta de "protocolos de atendimento" para os pacientes que necessitam de seguimento regular no posto de saúde (em particular aqueles considerados como de risco ou mais vulneráveis), com a especificação dos cuidados que seriam de responsabilidade dos médicos, da enfermagem e demais profissionais. A avaliação da evolução de casos selecionados poderia ser feita em conjunto pela equipe.

c) *Criar e divulgar para a equipe de saúde alguns indicadores que avaliam os resultados do trabalho do posto de saúde.* Estes indicadores podem ser, inicialmente, as coberturas de atividades para os grupos de risco na área de abrangência da unidade, a produtividade médica e dos demais profissionais, os dados de morbimortalidade mais expressivos, entre outros. No encontro de setembro de 1997, vários indicadores tinham sido propostos pelos médicos.

d) *Realização de encontros, treinamentos e oficinas de sensibilização, de caráter multiprofissional, com o objetivo de trabalhar a equipe e a importância de sua articulação para a garantia da integralidade da atenção.*

e) *Planejamento, com a participação da equipe, do trabalho da unidade: suas metas, a definição de solução para seus problemas etc.*

Apesar das "barreiras" interprofissionais identificadas, o debate e a reflexão abrem possibilidades de construção de relações solidárias no interior da equipe. Os médicos, de maneira geral, dizem se sentir sem força para, num movimento próprio, buscar estabelecer uma relação mais próxima, orgânica, com o pessoal de enfermagem. Como justificativa para esta dificuldade apontam, além da falta de tempo, a resistência do pessoal de enfermagem à aproximação dos médicos com vistas em atitude mais pedagógica, orientadora ou até de exigências. Restaria, então, como estratégia para esta aproximação (organização de reuniões conjuntas, criação de protocolos comuns de atendimentos etc.) o desempenho das gerências das unidades. Mas, este é um ponto que merece, por sua importância, ser comentado no item seguinte.

EM RELAÇÃO À GERÊNCIA

Equacionar a atuação da gerência na unidade aparece como ponto central para um redesenho da equipe do posto de saúde, uma vez que as atuais gerências não têm o reconhecimento dos médicos quanto a sua função de integração técnica e funcional do posto de saúde, sendo-lhes atribuído um papel burocrático e de controle. No encontro que o consultor realizou com as gerentes em outubro de 1997 pôde observar outro aspecto do desempenho delas, que se vêem assoberbadas com questões cotidianas, com pouco tempo para "funções gerenciais", mas com visão bastante positiva do papel dos médicos. Como foi dito, na Introdução, é necessário que façamos a *escuta* dos vários atores para que se possa redesenhar relações sem tensões, solidárias e produtivas. Uma sugestão de encaminhamento foi no sentido de que se promovessem encontros sistematizados entre os gerentes e os médicos, intermediados pela direção da Secretaria, para que pudessem ficar nítidas as atribuições das gerentes e o relacionamento com os médicos no cotidiano das unidades.

EM RELAÇÃO À DIREÇÃO DA SECRETARIA

Os médicos reivindicam a melhoria dos canais de comunicação com o nível central da Secretaria, serem mais ouvidos nas decisões que dizem respeito à sua prática profissional, serem mais informados sobre os resultados do trabalho das unidades de saúde e terem garantidas as condições mínimas para o bom exercício profissional.

No Capítulo 14 poderá ser visto que a Secretaria desenvolveu, no correr de 1999, novo programa de encontros, agora entre os médicos e as gerentes enfermeiras, para o aprofundamento dos temas assinalados nesta primeira etapa. Tomando como mote o tema da "integração e humanização" dos serviços, este novo programa significou, de fato, uma radicalização dos propósitos e concepções do programa que acaba de se relatar: a convicção na capacidade de entendimento para a ação, construída no encontro intersubjetivo dos que atuam e (se) constroem (n)as organizações humanas.

BIBLIOGRAFIA

Baremblitt G. Compêndio de análise institucional e outras correntes. Rio de Janeiro: Rosa dos Tempos; 1996.
Campos GWS. Os médicos e a política de saúde. Entre a estatização e o empresariamento. A defesa da prática liberal da Medicina. São Paulo: Hucitec; 1988 (Coleção Saúde em Debate).
Foucault M. O nascimento da clínica. 4ª edição. Rio de Janeiro: Forense-Universitária; 1994.
Foucault M. Microfísica do poder. 12.ª edição. Rio de Janeiro: Graal; 1996.
Perrow C. The analysis of goals in complex organizations. In: Hasenfeld Y, English RA, editors. Human Service Organization. Ann Arbor: The University of Michigan Press; 1978.
Rivera FJU. Agir comunicativo e planejamento social (uma crítica ao enfoque estratégico). Rio de Janeiro: Editora Fiocruz; 1995.
Schraiber LB. O médico e seu trabalho. Limites da liberdade. São Paulo: Hucitec; 1993 (Coleção Saúde em Debate 61).
Silverman D. Teoría de las organizaciones. Buenos Aires: Nueva Visión; 1975.

Capítulo 9

PROGRAMA DE ATENÇÃO INTEGRAL À SAÚDE DA MULHER (PAISM)

APARECIDA LINHARES PIMENTA

A SECRETARIA DE SAÚDE de Chapecó tem dado prioridade para as ações que buscam concretizar a proposta de atenção integral à saúde da mulher, tais como Assistência Pré-Natal, Planejamento Familiar e Prevenção do Câncer Ginecológico, além de garantir o atendimento ambulatorial para as doenças mais comuns das mulheres, mediante consultas com especialista e fornecimento de medicamentos básicos.

Nestes três anos trabalhou-se para organizar a Atenção à Saúde da Mulher na rede básica, aprimorando a formação de equipe de referência formada por enfermeira e médico — o ginecologista nas Policlínicas e o médico de família nas unidades com PSF —, sempre buscando construir vínculos que facilitassem o acolhimento dos pacientes e seus familiares.

Além de capacitações para instituir protocolos de atendimento específicos, foram realizadas oficinas e debates sobre vários temas relacionados com a Saúde da Mulher, entre eles: Abordagem sindrômica das doenças sexualmente transmissíveis, Atendimento aos portadores do vírus da imunodeficiência humana (HIV), Prevenção do Câncer Ginecológico, Aleitamento, Como trabalhar com Grupos, Oficina sobre Sexualidade Feminina, e outros. A nosso ver foram nas Oficinas de Humanização e Integração que a temática feminina pôde ser enfocada de forma mais completa.

Mas, apesar de se ter promovido vários espaços de discussão, considerou-se fundamental aprofundar a discussão sobre a questão de gênero, sem o que a atenção à saúde da mulher não consegue ser integral.

No caso da Assistência Pré-Natal, além de ser um direito da mulher previsto até no Estatuto da Criança e Adolescente, em Chapecó esta assistência se reveste de grande importância tendo em vista os dados epidemiológicos do município, que indicam uma concentração de óbitos infantis no primeiro mês, especialmente na primeira semana de vida, o que indica problemas relacionados ao acompanhamento no período gestacional e na assistência ao parto e ao recém-nascido.

Também as ações de planejamento familiar são direitos constitucionais baseados no princípio da paternidade responsável e no direito de livre escolha dos indivíduos e, ou casais. A efetividade das ações de planejamento familiar depende da possibilidade dos serviços indicarem e fornecerem todos os métodos contraceptivos disponíveis no país, amparados por normas éticas e legais. É fundamental ainda a continuidade no atendimento, com acompanhamento dos efeitos que os métodos utilizados possam provocar na saúde da mulher.

Ademais há em Chapecó um porcentual relativamente alto de gestações na adolescência, muitas delas indesejadas, além de mulheres com número relativamente alto de filhos que procuram a Secretaria para laqueadura de trompas, o que indica que as ações de Planejamento Familiar requerem melhoria.

Em relação à prevenção do câncer ginecológico, a prioridade se justifica pelo número de óbitos femininos que se consegue evitar por meio de exame relativamente simples e de baixo custo.

ASSISTÊNCIA À GESTANTE

As ações de assistência à gestante foram padronizadas no início de 1998, com definição de critérios de risco gestacional, principais aspectos do exame físico e os exames laboratoriais de rotina.

Em abril de 1998 foi realizada capacitação de ginecologistas, médicos do Programa de Saúde da Família (PSF), enfermeiros e auxiliares de enfermagem atingindo 46 servidores da rede básica.

Em 1999 foram elaborados os indicadores de eficiência e de

eficácia para se avaliar as ações da rede básica, entre elas a assistência pré-natal.

Em relação a assistência pré-natal foram padronizados os seguintes indicadores:
— Cobertura do Programa no município e por área de abrangência;
— Concentração de consultas por gestante no município e por área de abrangência;
— Porcentual de início de pré-natal com relação à idade gestacional no município e por área de abrangência.

Em 1999, a rede básica de Chapecó realizou pré-natal de 2007 gestantes. Uma vez que nasceram 3.066 crianças, a cobertura da assistência pré-natal no município foi de 64,45%. Considerando que 70% destas mulheres são usuárias do Sistema Único de Saúde a cobertura sobe para 93,5%.
Foram realizadas 13.358 consultas para gestantes, o que dá uma concentração de 6,65 consultas por gestantes. A Secretaria Municipal de Saúde (SMS) recomenda na normatização do Programa de Assistência Pré-Natal seis consultas por gestante.
Em relação ao início do pré-natal 40,3% foi realizado no 1.º trimestre, 43,7% no 2º trimestre e 15,9% ocorreu no 3.º trimestre da gestação.
De acordo com o Programa de Assistência Pré-Natal da SMS os exames laboratoriais que devem ser solicitados de rotina são: urina tipo I, dosagem de hemoglobina, glicemia de jejum, teste para identificação anticorpos contra o vírus da imunodeficiência humana (HIV), parasitológico de fezes, Hb_SAg, e teste relativo a toxoplasmose.
Em 1999 realizaram-se 2.114 exames relativos ao HIV para todas as gestantes atendidas na rede básica, e mais 107 exames provenientes de outros serviços de pré-natal.

PREVENÇÃO DE CÂNCER GINECOLÓGICO

Uma das medidas mais importantes para reduzir a mortalidade feminina é a prevenção do câncer cérvico-uterino e de mama, responsáveis por elevado número de mortes de mulheres que estão na faixa etária produtiva.
Para ampliar a cobertura do Programa a Secretaria tomou várias medidas, tais como ampliação do quadro de enfermeiras

na rede básica, extensção de horários de atendimento para o exame preventivo e resultados expedidos sem demora.

Para tornar possível o aperfeiçoamento do atendimento a Secretaria celebrou Contrato de Prestação de Serviços com a Rede Feminina de Combate ao Câncer para a realização de exames citopatológicos das pacientes atendidas na rede básica em 1998. Isto porque, na época, o Laboratório da Secretaria de Estado da Saúde estava demorando de 60 a 80 dias para comunicar o resultado da leitura de lâminas citológicas, tempo inaceitável quanto ao diagnóstico de doença com as características do câncer ginecológico.

Com a leitura de lâminas sendo feita em Chapecó o tempo transcorrido entre o envio da amostra e o comunicado do resultado do exame está entre uma semana e duas semanas.

Esta mudança foi fundamental para se garantir maior resolubilidade ao Programa de Saúde da Mulher no município.

Toda a rede básica de Chapecó realiza a prevenção do câncer ginecológico, com coleta de material feita tanto por médicos como enfermeiras.

Além disso, a Secretaria cede um médico e uma auxiliar de enfermagem para a Rede Feminina de Combate ao Câncer, que faz aproximadamente metade dos exames citopatológicos preventivos do município.

Em 1999 foram realizados 18.325 exames preventivos em Chapecó, sendo 10.621 na rede básica municipal (58%) e 7.704 exames pela Rede Feminina (42%), o que representa uma cobertura de 65% em relação às mulheres na faixa etária de 15 anos a 49 anos que usam o Sistema Único de Saúde (SUS) que se estima em 70% de 40.215 mulheres entre 15 anos e 49 anos.

Em 1997 foram feitos 12.951 exames, ou seja, de 1997 para 1999 a Secretaria aumentou cerca de 30% o porcentual de exames para prevenção do câncer ginecológico.

Planejamento Familiar

As ações de planejamento familiar já eram desenvolvidas antes de 1997 e continua-se seguindo o Manual de Normas Técnicas em Assistência ao Planejamento Familiar do Ministério da Saúde, 3.ª edição de 1996.

Estas ações são desenvolvidas por ginecologistas, médicos do PSF e pelas enfermeiras da rede básica.

Este Programa oferece aos usuários do SUS vários métodos de anticoncepção. Para receber estes métodos a mulher ou o casal deve passar por consulta médica com ginecologista da Policlínica ou com médico do Programa de Saúde da Família, que avalia o método mais aconselhável para recomendar.

Os métodos oferecidos são: condom (camisinha), pílulas anticoncepcionais, dispositivo intra-uterino (DIU), e em casos específicos a cirurgia para contracconcepção definitiva, realizada mediante laqueadura de trompas ou vasectomia.

Após a consulta médica, a maioria dos casos tem o acompanhamento de uma enfermeira, que o realiza mediante trabalho educativo.

A laqueadura de trompas ou vasectomia, método definitivo, só pode ser adotado se cumprir certos parâmetros, por exemplo, ter recomendação médica em razão de problema de saúde da mulher, ou a mulher ter mais de 25 anos de idade, haver consentimento por escrito do casal e outros.

A Secretaria Municipal de Saúde de Chapecó, em 1999, realizou no Hospital Regional, 76 cirurgias para esterilização, sendo 62 laqueaduras de trompas e 14 vasectomias, todas em casos enquadrados nos critérios estabelecidos pelo Ministério da Saúde e custeados com verbas do SUS.

As mulheres são atendidas nas Policlínicas e no PSF e se houver indicação de laqueadura de trompas passam pela avaliação técnica de ginecologista, para confirmar a indicação da esterilização. Após esta avaliação a mulher ou o casal passam por atendimento psicossocial, quando é explicado minuciosamente o que significa este tipo de cirurgia e se o casal quer realmente tomar esta decisão. Após este atendimento marca-se a cirurgia – a laqueadura de trompas ou a vasectomia —, com ginecologista ou cirurgião da Prefeitura, que a realiza no Hospital Regional sob os auspícios do SUS.

A decisão sobre o número de filhos é responsabilidade do casal, mas a oferta do método contraconceptivo mais adequado aos usuários do SUS é uma responsabilidade da Saúde Pública.

O objetivo do planejamento familiar é abranger todas as mulheres com vida sexual ativa que não tenham interesse de engravidar, ajudando-as a escolher e adotar a anticoncepção mais recomendável, pois a gravidez indesejada, particularmente entre adolescentes tornou-se grande problema da atualidade, não só no país mas em todo o mundo.

Em 1998, em Chapecó, 637 mulheres deram à luz com menos de dezenove anos de idade, e 18 meninas com menos de quinze anos foram mães em 1998. Estes números representam 23% das mulheres que pariram naquele ano no município. Não existem estatísticas para avaliar quantas destas 655 adolescentes engravidaram por opção e quantas engravidaram sem o desejarem. Os dados nacionais revelam que cerca de 49% dos filhos de adolescentes são indesejados; e é provável que este porcentual seja também o de Chapecó.

No caso do planejamento familiar é difícil calcular a cobertura assistencial pois não é possível estimar o número de mulheres que desejariam fazer anticoncepção.

Os dados referentes ao número de mulheres que desejam e tem indicação para laqueadura de trompas e o número de mães adolescentes indica a necessidade de melhorar a eficácia das ações de planejamento familiar.

CLIMATÉRIO

Uma das prioridades que a Secretaria estabeleceu para o ano 2000 refere-se à atenção à saúde das mulheres no climatério, período da vida feminina que marca a transição do período reprodutivo ao não reprodutivo, e que no país ocorre em torno dos 48 anos de idade.

Tanto o número relativamente alto de mulheres nesta faixa etária como o aumento dos fatores de risco para várias doenças e o desconforto que muitas mulheres apresentam nesta fase da vida justificam a decisão quanto a assistência ao climatério entre as prioridades da Secretaria.

Nas Oficinas e capacitações os profissionais já perceberam a necessidade de normatizar o atendimento de mulheres no climatério, especialmente no que diz respeito a exames laboratoriais e a terapêutica de reposição hormonal.

A discussão que se apresenta é a referente à realização de mamografia e aos hormônios que deveriam ser incluídos na Lista Básica de Medicamentos da Secretaria, problemas ainda não resolvidos por falta de recursos financeiros.

Atualmente o atendimento às mulheres no climatério é feito pelos médicos da rede básica, e as mamografias são realizadas apenas em pacientes considerados de risco, utilizando-se os serviços privados contratados.

No caso do tratamento hormonal a proposta dos profissionais é que se estendam as opções oferecidas pela Secretaria. Programou-se para este ano uma capacitação exclusivamente voltada para este tema, e que inclui o enfoque de aspectos emocionais e psicológicos das mulheres no climatério.

CONCLUSÕES

Apesar de se ter conseguido ampliar as ações da rede básica, ainda se enfrenta uma série de dificuldades para se oferecer atenção integral à saúde da mulher.

Há dificuldades para manter e seria desejável aumentar o quadro de ginecologistas nas Policlínicas, não obstante a realização de dois concursos públicos, e isso dificulta a melhoria da qualidade do atendimento às mulheres.

Outra dificuldade refere-se a assistência ao parto prestada no Hospital Regional. As gestantes fazem o pré-natal na rede básica e no final são encaminhadas para o Hospital. Uma das queixas das unidades refere-se ao fato de as mulheres que já se encontram com mais de 37 semanas de gestação procurarem o Hospital já em trabalho de parto e serem mandadas de volta para casa. Esta queixa das equipes das unidades, associada ao fato da natimortalidade no município estar aumentando ano a ano, faz pensar que realmente a assistência hospitalar está deixando muito a desejar.

A Secretaria Municipal de Saúde já tentou de várias formas examinar a questão com o Hospital, mas até agora não há resolução.

Outro problema que se enfrenta refere-se às cirurgias ginecológicas eletivas, que demoram meses para serem realizados no Hospital Regional, acarretando grande desconforto para as mulheres. Situação semelhante ocorre em relação a assistência à gravidez de alto risco que muitas vezes exige internação hospitalar.

Quanto ao atendimento da rede básica pode-se afirmar que o desempenho das equipes varia de unidade para unidade, mas na maioria das unidades o trabalho desenvolvido é bom, ao se considerar a responsabilidade dos profissionais e o vínculo das equipes com as mulheres.

Capítulo 10
OS ENFERMEIROS COMO SUJEITOS NO PROCESSO DE CONSTRUÇÃO DA REDE BÁSICA

RITA MARIA REBONATTO OLTRAMARI

O objetivo deste capítulo é relatar o trabalho dos enfermeiros na experiência de reorganização dos processos de trabalho nas unidades de saúde e o papel que tiveram na construção de novo modelo assistencial. Desde o início entendeu-se que a construção de outra forma de organizar o trabalho dependeria da construção de novos sujeitos e que os enfermeiros teriam papel preponderante neste processo.

O processo requereu a necessidade imperativa de direção nas Unidades Básicas de Saúde (UBS) de um profissional que fosse capaz de a um tempo que exercesse sua atividade assistencial pudesse "enxergar" o *todo*, tendo a responsabilidade em integrar equipe—serviços—usuários, direcionando-os para aumentar a capacidade de produzir saúde, curar e reabilitar pessoas.

O outro papel desempenhado pelos enfermeiros foi o de prestar assistência a população que busca os serviços do Sistema Único de Saúde (SUS), realizando ações de prevenção e de recuperação da saúde, tanto nos limites das unidades como na atuação direta na comunidade por meio de visitação domiciliar, trabalhos de grupos, ademais de contato com escolas, nos fóruns de discussão dos conselhos locais de saúde e do orçamento participativo.

Mediante capacitações, reuniões a respeito da organização do trabalho, avaliação de indicadores de saúde, oficinas de integração e humanização, e das alterações que foram sendo desenvolvidas no cotidiano dos serviços, se construiu os papéis do enfermeiro, e um dos elementos teóricos norteadores deste processo foi a concepção de que o valor de uso do trabalho em saúde deve ser sempre a defesa incondicional da vida. Acreditamos que a defesa da vida é o que deve assegurar o valor de uso ao trabalho em saúde, o resto vem depois: interesse econômico, normas institucionais, conveniências políticas etc., pois o mais importante é a prática da ética no serviço de saúde.

A estruturação de serviços com diretrizes em prol da valorização da vida exige trabalhadores de saúde que se constroem como sujeitos integrais ao passo que exercem seu ofício.

A construção de nova rede básica exigiu aplicação de recursos para a qualificação e aumento do número de enfermeiros. Em dezembro de 1996, havia dezenove profissionais com jornadas de trabalho entre 6 horas e 8 horas, e destes apenas quatorze exerciam suas atividades junto das UBS. Foi indispensável que se crescesse o número destes profissionais para que o trabalho transcorresse do modo planejado. Em três anos o aumento foi de 100 % e agora conta-se com trinta e oito enfermeiros trabalhando na Secretaria.

O Quadro a seguir mostra a distribuição da carga horária de trabalho que os enfermeiros têm nos diversos serviços da Secretaria Municipal de Saúde (SMS), em maio de 2000, cotejando-a com a situação em dezembro de 1996.

Em dezembro de 1996 a SMS de Chapecó contava com apenas 650 horas de trabalho de enfermeiros, e alguns se desdobravam para atender até seis unidades na mesma semana.

Atualmente todas as unidades urbanas, com exceção do SAIC que atende reduzida população, contam com mais de um enfermeiro. E também na zona rural houve aumento substancial de horas semanais de trabalho desse profissional.

Além da ampliação numérica era importante definir sua responsabilidade como diretor de unidade básica de saúde, uma vez que por trabalhar também com situações imprevisíveis, exigiria autonomia e responsabilidade diretiva. Foi necessário conceber arranjos que permitissem contar com trabalhadores que ao se envolverem com certa tarefa, tivessem capacidade de improvisação, responsabilidade, criatividade e iniciativa.

Unidades	Dezembro de 1996 N.º de horas semanais	Maio de 2000 N.º de horas semanais
Policlínica Norte	100	100
Policlínica Sul	30	70
Policlínica Leste	40	40
Policlínica Oeste	30	82
EFAPI	70	120
Cristo Rei	30	80
Santo Antônio	32	48
Santa Maria	12	40
Chico Mendes	08	68
Marechal Bormann	30	42
SAIC	08	12
CAIC	40	64
Goio-Ên	02	12
Sede Figueira	04	20
Alto da Serra	02	20
Linha Cachoeira	02	12
Vigilância Epidemiológica	30	70
CERES	100	130
Nível Central	80	40
Subtotal	*650*	*1.070*
CEREST	0	40
NAPS	0	40
Pronto-Atendimento	0	30
Seminário	0	30
Eldorado	0	16
Colônia Cella	0	28
Rede Feminina de Combate ao Câncer	0	30
Controle e Avaliação	0	80
Subtotal	*0*	*1.360*
Total	650 horas semanais	1.400 horas semanais

Fonte: SMS

Na qualidade de coordenadora de enfermagem buscamos sempre proporcionar um ambiente e ainda uma coordenação que ao facilitar a autonomia profissional, contribuísse para que o enfermeiro assumisse de fato a responsabilidade pelo outro.

UM POUCO DA TEORIA
QUE ORIENTOU NOSSO TRABALHO

Segundo Gastão Campos (1997) o trabalho em Saúde deve ser orientado pelo compromisso do trabalhador com a vida. No entanto, alguns profissionais se sentem compromissados com a saúde, com a humanidade em geral, mas não necessariamente com um paciente, um ser humano em particular.Em saúde pública mais facilmente isso pode ocorrer, pois o seu objeto de trabalho é a "população", ou a "coletividade", pessoas sem nome ou história. Em Saúde Pública o caminho que poderia salvar-nos da alienação seria o apego incondicional à missão de curar, reabilitar, prevenir e promover a saúde.

Para isto é fundamental repensar e refazer nossa prática cotidiana, no sentido de resgatar ao máximo a humanização do contato físico, de sentir o cheiro, perceber o suor, o medo e a dor do outro, enfin, perceber sua condição humana e frágil, e ao recuperar assim o sujeito em nós mesmos e no outro, quebrar os barreiras impostas pelos paradigmas mecanicistas deformadores das escolas, da burocratização dos serviços ou da dinâmica individualista da sociedade.

As possíveis soluções para o problema de recursos humanos exige que se enfrente estas características das atuais práticas de saúde nas quais nem sempre o compromisso com a defesa da vida aparece como componente obrigatório da responsabilidade e da caracterização de qualquer profissional de saúde.

Os diretores das unidades ou a coordenação de Enfermagem devem ter o direito e o dever de exigir de qualquer instituição de saúde, um compromisso com a defesa da vida, o traço que distingue estabelecimentos de saúde de outros como os de comércio, de educação ou até de natureza política.

Ainda segundo Campos, atuação autônoma pode esbarrar em alguns entraves, como a alienação, o descompromisso com a cura e a promoção da saúde. Encontram-se igualmente entraves na organização de algumas instituições públicas e até privadas, por exemplo a ganância financeira, a burocratização, as intermináveis disputas de poder e também a acomodação inercial de alguns trabalhadores.Estes empecilhos podem levar a uma diminuição da capacidade dos serviços de saúde contribuírem para a qualidade de vida.

Assim, o desafio consiste em combinar liberdade e controle, trabalho autônomo com atribuição de responsabilidades.

Os especialistas em administração de recursos humanos de saúde têm dificuldades de articular novas propostas. Para alguns os problemas de ineficiência e baixa produtividade em organizações públicas se resolveriam apenas estimulando a competitividade, propondo-se, por exemplo, pagamento por produtividade.

A nosso ver o compromisso com a saúde e recuperação dos

doentes, com a cidadania e a vida das pessoas pode ser elemento decisivo na realização profissional. Além disso, os próprios técnicos no assunto verificaram que pagamento por produtividade costuma habitualmente gerar produção de atos desnecessários e revelam a um tempo, subprodução de atos necessários porém mal remunerados.

Os tayloristas modernos e antigos costumam "entupir" as instituições e as equipes de trabalho com normas administrativas e padronizações técnicas, com o intuito de controlar qualquer vestígio de trabalho criativo, e assim acabam por roubar do trabalhador a responsabilidade pela criação autônoma de sua obra.

Segundo Guattari e Deleuze *apud* Campos (1997:232), organizações que proporcionam mais liberdade no trabalho dependem de esquemas horizontais de distribuição de poder. Guattari aponta que existem múltiplos arranjos possíveis para os diversos graus de verticalidade e horizontalidade das organizações. A este item acrescente-se a necessidade de se descobrir múltiplas combinações de graus de autonomia e de responsabilidade atribuíveis aos profissionais.

Para a realização satisfatória destes arranjos, este autor sugere buscar, em cada contexto, arranjos singulares que possam assegurar o cumprimento de pelo menos três critérios, que seriam os "balizadores" desta situação:

1.º) um critério para se avaliar um dado arranjo institucional seria a capacidade de produzir saúde de determinado serviço ou equipe em questão ;

2.º) outro critério não menos essencial, seria a exiquibilidade técnica, financeira e política dos projetos e arranjos acordados ;

3.º) por último, dever-se-ia considerar a realização profissional e financeira dos trabalhadores da saúde.

As dificuldade para se integrar autonomia e responsabilidade não será resolvida apenas mediante a pura aplicação destes três critérios.eles serviriam para lançar um pouco mais de luz sobre o assunto, para qualificá-lo melhor, tornado-o mais explícito.

Esta busca permanente de consenso entre autonomia e responsabilidade, diretrizes verticais e criatividade horizontal permeia nosso trabalho na coordenação de Enfermagem da Secretaria Municipal de Saúde.

A DIREÇÃO DAS UNIDADES

Até 1996 as unidades de saúde da rede básica não possuíam nenhum tipo de direção, não existia profissional quer médico, enfermeira ou dentista que se responsabilizasse pela unidade inteira.

A partir de janeiro de 1997 a equipe central da Secretaria entendeu que as unidades deveriam ter um profissional universitário com jornada de trabalho de quarenta horas semanais que coordenasse toda a unidade. Foi criada a função de diretor com remuneração adicional paga como função gratificada. As unidades passaram a ser dirigidas por uma enfermeira, com exceção de uma unidade do Programa de Saúde da Família (PSF) com direção exercida por uma médica.

Com o objetivo de informar a todos os profissionais da rede foi enviado, em fevereiro de 1997, um comunicado no qual constavam as atribuições das diretoras:

— Coordenar as atividades de toda a equipe de profissionais que atuam na unidade, buscando integrar as atividades da área médica, de enfermagem e odontológica;
— Responsabilizar-se pela supervisão das ações dos Programas de Saúde da Mulher, da Criança, do Adulto e de Saúde Bucal, realizando também as atividades específicas de enfermeira;
— Realizar o controle administrativo do pessoal da unidade, que inclui:
1. A elaboração da escala de férias de todos os funcionários para o ano em curso;
2. Controle de freqüência de pessoal;
3. Controle do cumprimento da jornada diária de trabalho de todos os funcionários incluindo médicos e dentistas;
— Zelar pela manutenção do prédio e dos equipamentos, encaminhando à Secretaria os casos que necessitarem de consertos e,ou revisão.
— Responsabilizar-se pelo controle de medicamentos dispensados e materiais de consumo utilizados na unidade, garantindo estoques mínimos, mediante encaminhamento de pedidos em tempo hábil;
— Atender as reclamações e sugestões dos usuários, buscan-

do resolver o que for possível no âmbito local, e encaminhando para a Secretaria o que não puder ser atendido na unidade.

Com o passar do tempo a função de diretora foi se alterando à medida que a própria unidade modificou-se e outras atribuições se agregaram.

Um novo campo de atuação das diretoras foi a participação na organização e funcionamento regular dos Conselhos Locais de Saúde. Hoje em dia a Secretaria de Saúde de Chapecó conta com 32 Conselhos Locais de Saúde em todos os bairros e ligados a cada uma das dezenove unidades básicas de saúde. Este processo de mobilização popular se iniciou em 1998 e houve até uma oficina com os enfermeiros a respeito de participação popular.

A partir de 1998 o Departamento de Recursos Humanos da Prefeitura Municipal de Chapecó adotou avaliação de desempenho bimestral.

A avaliação é feita por comissão formada pela diretora e outro profissional da Secretaria; no caso de médicos, dentistas e enfermeiros, além do funcionário avaliado, participam o diretor técnico, e a coordenadora de Saúde Bucal e a de Enfermagem respectivamente.

Os profissionais de nível médio, técnico e auxiliar de enfermagem, assistente administrativo e auxiliar de consultório dentário são avaliados pela diretora com outro profissional da unidade.

O trabalho dos agentes comunitários de saúde nas policlínicas e unidades do PSF é coordenado pelas diretoras. Elas assumiram esta atribuição desde o início de 1999.

Nestes três anos as diretoras foram se qualificando para aplicarem o raciocínio epidemiológico na estruturação do trabalho da rede básica.

Com o uso deste instrumento é possível fazer diagnóstico das necessidades e dos riscos de saúde de uma população, o que facilita a definição de prioridades.

Após a realização das Oficinas de Integração e Humanização foram construídos indicadores de eficiência e eficácia, e as diretoras durante este processo se familiarizaram com estes indicadores. Houve a oportunidade de agregar outros participantes a esta discussão pois estes dados estão sendo levados aos Conselhos Locais de Saúde, contribuindo para ampla participação na avaliação e discussão de assuntos referentes a saúde.

A Atenção à Saúde Bucal realizada nas unidades é acompanhada pelas diretoras, desde a questão do agendamento de consultas até a discussão e a difusão na comunidade do tratamento dentário completado como política de Saúde Bucal.

OS ENFERMEIROS NO PROCESSO DE PRODUÇÃO DE SAÚDE

Os enfermeiros realizam ações preventivas e curativas em todas as áreas da policlínica e nas equipes de PSF: saúde da criança, saúde do adulto e ações de saúde da mulher.

Quanto a organização do trabalho, os enfermeiros exercem atividades de assistência individual e coletiva, sendo o profissional mais diretamente responsável pela vigilância à saúde da população.

Os enfermeiros fazem o acompanhamento de hipertensos, diabéticos, recém-nascidos de risco, gestantes e outros. E também para este trabalho realizou-se capacitação não só para instituir os protocolos necessários ao atendimento da população, mas também se teve como objetivo a humanização da atenção, pois a maior preocupação sempre foi a de trabalhar a questão do vínculo equipe/usuários e do acolhimento do paciente e seus familiares.

Segundo Campos (1997) a criação de vínculo entre profissional e usuário recupera a maneira correta de se combinar autonomia e responsabilidade profissional. Recuperar o vínculo significa acima de tudo resgatar a humanização, o contato mais íntimo entre dois sujeitos importantes no processo saúde/doença: o trabalhador de saúde e o usuário, tornando assim ambos mais inteiros, propiciando maior cidadania e autodeterminação. Este conceito está relacionado diretamente ao modo pelo qual o trabalhador percebe sua Obra.

Entende-se por Obra todo o processo de trabalho, reconhecido pelo trabalhador ou a comunidade como o produto final ou o resultado deste trabalho. Em Saúde, normalmente na organização parcelada do trabalho, cada um dos profissionais de equipe se responsabiliza por uma etapa do processo terapêutico, o que leva a uma fragmentação e conseqüente alienação do trabalhador.

Gastão Campos (1997:234) afirma: *"Na verdade, se o profissional não se sente sujeito ativo no processo de reabilitação ou na trajetória de invenção de programas para debelar um problema sanitário mais coletivo, ele não somente perderá con-*

tato com elementos potencialmente estimuladores da criatividade, como tenderá a não se responsabilizar pelo objeto final da própria intervenção, ou seja, pela recuperação do paciente ou pela promoção da saúde de uma comunidade".

Esta fragmentação do trabalho traz um duplo problema, pois afeta ambas as partes, tanto o paciente como o trabalhador de saúde, causando uma "dessintonia" entre as partes, produzindo pacientes não abordados em sua integralidade e profissionais embrutecidos e aborrecidos.

Importante se faz aproximar cada vez mais o trabalhador de sua Obra, valorizando-se assim o profissional e também o orgulho profissional em todos nós, criando um mecanismo que permita o envolvimento de todos os profissionais da equipe, com a elaboração de novas maneiras de se fazer a instituição trabalhar melhor e mais eficazmente.

Restaurar a ligação dos trabalhadores com sua Obra implica estimular a um só tempo a liberdade criadora e a delegação de responsabilidade profissional.

Saúde da Criança

Na Atenção à Saúde das Crianças o incentivo ao aleitamento é realizado nas unidades de saúde, com o acompanhamento e a orientação das mães por ocasião do grupo de gestantes e posteriormente com a acompanhamento da amamentação pela anotação na ficha de controle de amamentação nas unidades. Em 1999 obteve-se um porcentual de 39% de mulheres amamentando exclusivamente até o 4.º mês e de 40 % de mulheres com o aleitamento predominante até o 6.º mês.

As enfermeiras são responsáveis pela vigilância dos recém-nascidos de risco, crianças que ao nascer se enquadravam em um destes três critérios: baixo peso, prematuridade e baixa escolaridade da mãe. Estas crianças são acompanhadas desde os primeiros dias de vida até os seis meses. No período de junho de 1998 a julho de 1999 foram acompanhadas 720 recém-nascidos de risco na rede básica.

Toda criança ao chegar na unidade passa por uma avaliação de crescimento e desenvolvimento, que habitualmente se realiza por auxiliares de enfermagem. Em algumas unidades as enfermeiras também fazem estas tarefas.

A Secretaria Municipal de Saúde, com o apoio do Colégio

Brasileiro de Oftalmologia, instituiu, em 1998, as ações de Prevenção da Deficiência Visual em Escolares que, além de capacitar os professores das escolas municipais e enfermeiros das policlínicas e unidades sanitárias, também entregou a estes um estojo contendo todo o material necessário para que desenvolvam o seu trabalho: Escala de Snellen emoldurada com vidro anti-reflexo, fita métrica, cartão oclusor, manual contendo noções de anatomia e fisiologia do aparelho visual e instruções sobre a realização do teste de triagem visual.

Os escolares são triados nas unidade pelas enfermeiras e atendidos no Centro de Referência de Saúde (CERES) por oftalmologista designado para estas ações.No caso de aluno carente, a SMS fornece óculos pelo Fundo Municipal de Saúde.

De todas as ações realizadas com as crianças a que provocou maior adesão da parte das enfermeiras foi o SISVAN/PCCN.

O Sistema de Vigilância Alimentar e Nutricional (SISVAN) se propõe a pesar e acompanhar crianças, na faixa etária até 59 meses, bem como as gestantes. Nesse sistema as crianças consideradas desnutridas são cadastradas no Plano de Combate as Carências Nutricionais (PCCN) pelo qual recebem suplementação alimentar e acompanhamento direto na unidade, com atendimentos mensais de orientação nutricional.

O trabalho com as crianças foi iniciado em dezembro de 1998 e após um ano tinha cobertura de 70 % de aproximadamente quinze mil crianças esperadas nesta faixa etária. O que tem preocupado são as baixas taxas de recuperação de desnutrição, conforme a tabela abaixo:

Crianças desnutridas e com recuperação nutricional em Chapecó. Relatório anual do SISVAN, 1999.

	0 a 5 meses	6 a 11 meses	12 a 23 meses	24 a 59 meses
Crianças atendidas	3.211	1.693	2.162	3.664
Crianças de baixo peso	419	420	666	892
Crianças recuperadas	17	27	66	51
Prevalência de baixo peso em porcentagem	13%	24%	30%	24%
Prevalência de recuperados	0,4%	0,6%	10%	5,7%

Fontes: Relatório Anual da Coordenação Regional de Alimentação e Nutrição; SMS de Chapecó

Nossa convicção é que a solução para o problema da desnutrição depende de intervenções no âmbito de políticas socioeconômicas mediante emprego, alfabetização, cuidados sanitários como disponibilidade de água, luz e esgoto, sendo a suplementação alimentar apenas uma política compensatória quando várias necessidades das crianças deixaram de ser atendidas.

Sob outro ângulo, o SISVAN contribuiu para uma visão mais integral de atenção a saúde da criança.

SAÚDE DA MULHER

As enfermeiras desenvolvem ações voltadas para a prevenção e controle do câncer cérvico-uterino e de mama. Nos lugares com grande demanda para a realização do exame clínico e citopatológico o agendamento é diário.

As taxas de cobertura na faixa etária 15 anos a 49 anos são consideradas boas. Em 1999, foram coletados 10.621 amostras, a maioria por enfermeiros. A realização do exame das mamas também é feita, bem como a orientação para o auto-exame. Estes procedimentos são completados com o atendimento das pacientes por ocasião da entrega do resultado do exame citopatológico, quando são orientadas e encaminhadas ao médico se necessário.

As enfermeiras desenvolvem na rede básica também ações de planejamento familiar. Inicialmente realiza-se a consulta médica para a indicação do método. Então as pacientes são encaminhadas pela enfermeira que faz a dispensação do método indicado, seja anticoncepcional oral ou injetável, preservativo (condom), ou mesmo o encaminhamento para um método definitivo — laqueadura de trompas ou vasectomia — após avaliação realizada conforme exigência legal.

No caso de planejamento familiar é difícil calcular a cobertura assistencial pois não é possível estimar o número de mulheres que deveriam fazer contracepção.

SAÚDE DO ADULTO

As enfermeiras são responsáveis pelo acompanhamento de pacientes hipertensos. Neste trabalho as enfermeiras realizam a consulta de enfermagem, controle da pressão arterial, orientações e dispensação de medicações.

A Tabela a seguir mostra a produtividade das enfermeiras nestas ações:

Concentração de consulta de emfermagem do Programa de Controle de Hipertensão Arterial, Chapecó, 1999	
N.º de consultas de enfermagem	41.188
N.º hipertensos cadastrados	6.495
Concentração de consulta de enfermagem	6,3

Fontes: SMS de Chapecó
Censo demográfico e estimativas do IBGE

Além do atendimento individual, os enfermeiros são responsáveis pela organização e coordenação do trabalho com grupos nas unidades.Atualmente as unidades contam com grupos de gestantes, de mães de crianças desnutridas e de portadores de hipertensão arterial.

CONCLUSÕES

A equipe central da Secretaria Municipal de Saúde considera que os trabalhadores da saúde são atores fundamentais no processo de construção do SUS no âmbito local, e esse texto se refere especialmente aos enfermeiros.

O êxito do trabalho em Saúde depende, entre outras coisas, do valor dado à vida e ao ser humano. Nos sentimos compromissados em transformar a Unidade Básica de Saúde, não apenas em lugar para se atender doentes, mas também onde se faz a prevenção de doenças e a promoção da saúde. Nunca esquecendo qual deve ser nossa missão: também trabalhar para a construção de sujeitos, sejam trabalhadores de saúde ou pessoas que buscam ajuda nas unidades.

Mas quem é este sujeito que se querer construir? Sabemos que não é possível definir um sujeito somente a partir dele mesmo, pois tanto os indivíduos quanto as classes sociais ou grupamentos se definem por meio de sua rede de relações, de constrangimentos e de conflitos. "Os trabalhadores de saúde são produtos do sistema de relações em que estão mergulhados mas são, ao mesmo tempo, produtores deste mesmo sistema. Sujeito e objeto, no mesmo momento e em todo o tempo" (Campos, 1997:242).

São estes trabalhadores que constroem seu saber, influenciam políticas de saúde e participam da estruturação do mercado da doença. Os conceitos que se tem hoje em dia na sociedade a respeito de vida e saúde foram influenciados também por estes trabalhadores. Neste agir e interagir dos trabalhadores há momentos de intensa construção em relação à saúde. Em contrapartida, a alienação dos trabalhadores de saúde está ligada à falta de relação deste trabalhador com sua missão, ou seja o movimento em defesa da vida. Esta é a marca identificadora de ser ou não ser trabalhador de saúde.

Com esta construção de sujeitos por meio da relação enfermeiro/usuário, nosso objetivo é levar o primeiro a se tornar um *cuidador* proporcionando ao outro a oportunidade de ser cuidado, mas também para lhe abrir o espaço do autocuidado. Pois será neste momento que a plena cidadania do enfermeiro poderá ser exercida.

BIBLIOGRAFIA

Campos GWS. (1997) Subjetividade e administração de pessoal: Considerações sobre modos de gerenciar o trabalho em equipes de saúde. In: Merhy EE, Onocko R (orgs.). Agir em Saúde: um desafio para o público. São Paulo: Hucitec; 1997. p. 229-66 (Saúde em Debate 108).

Relatório de Gestão da Secretaria Municipal de Saúde de Chapecó, 1999.

Capítulo 11
ATENÇÃO À SAÚDE
PARA HIPERTENSOS E DIABÉTICOS

APARECIDA LINHARES PIMENTA

PELAS CARACTERÍSTICAS epidemiológicas de Chapecó o controle das chamadas doenças crônicas degenerativas é fundamental para se reduzir a mortalidade por complicações decorrentes destas enfermidades e melhorar a qualidade de vida dos pacientes.

Neste aspecto temos aperfeiçoado a assistência oferecida aos hipertensos e diabéticos, incluindo a busca de novos enfoques que contribuam para que estes pacientes recebam informações sobre as doenças e seus fatores de risco, assim como tenham possibilidades para discutir como viver com estas enfermidades adquirindo mais autonomia no dia a dia.

No caso da hipertensão arterial o atendimento é realizado basicamente por enfermeiras da rede básica, que mensalmente atendem os pacientes em consultas individuais e em algumas unidades também se oferece o trabalho em grupos, sendo bastante forte o vínculo destes profissionais com os pacientes. A referência para o paciente é o médico e a enfermeira.

As pessoas da terceira idade se agrupam em atividades desenvolvidas pela Secretaria Municipal do Desenvolvimento Comunitário mediante a formação de grupos de idosos, sendo grande o número de pacientes hipertensos participantes. Uma das atividades mais comuns nestes grupos é a freqüência em bailes semanalmente realizados nos salões comunitários dos bairros.

Nas unidades de saúde as enfermeiras encaminham os idosos para estes grupos e elas também deles participam para informarem a respeito de temas de saúde, particularmente sobre hipertensão arterial.

A nosso ver a criação e estímulo de grupos de idosos, que contam com monitores da Secretaria do Desenvolvimento Comunitário, tem se constituído em importante atividade social para a terceira idade em Chapecó, e isto deve estar contribuindo positivamente para o controle da hipertensão arterial.

No caso do diabetes o atendimento é feito ainda de forma centralizada, embora o serviço seja próximo do terminal de ônibus, o que facilita a vinda dos bairros até o centro. Os pacientes, em geral, referem satisfação com o serviço. Além das consultas médicas e de enfermagem, desenvolve-se trabalho de grupo com os pacientes. A equipe é dedicada, tem muita responsabilidade e vínculo com cada paciente.

CONTROLE DA HIPERTENSÃO ARTERIAL

Até 1998 o atendimento aos hipertensos era feito nas unidades de saúde de acordo com a conduta peculiar dos médicos, cada um seguindo ensinamentos aprendidos na faculdade, não existindo orientação técnica homogênea para as equipes.

Em 1998 a Secretaria Municipal de Saúde (SMS) estabeleceu o Programa de Prevenção e Controle da Hipertensão Arterial.

Iniciou-se o programa com a capacitação de médicos do Programa de Saúde da Família e de clínicos gerais, enfermeiras, diretoras de unidades e auxiliares de enfermagem.

Com os médicos foram organizadas discussões sobre critérios de diagnóstico, terapêutica e controle da hipertensão arterial.

Com as enfermeiras a capacitação tratou da assistência de enfermagem ao paciente hipertenso. E as auxiliares de enfermagem receberam instrução sobre a importância da medida da pressão arterial no diagnóstico e acompanhamento de pacientes hipertensos, além de técnicas de aferição. Assim foram uniformizados os procedimentos em toda rede básica para adequada relação com o CERES (Centro de Referência de Saúde).

Em 1999 a SMS atendeu e acompanhou 6.495 pacientes, atingindo-se uma cobertura assistencial de 74,5%, conforme Quadro a seguir:

Cobertura do programa de controle de hipertensão arterial, Chapecó, 1999.

	Número de hipertensos acompanhados	Número estimado de hipertensos	Cobertura
Rede básica	5.745		
CERES	750		
Total	6.495	8.708	74,5%

Fonte: Cadastro de Hipertensos das Unidades de Saúde, SMS

CADASTRO DE PACIENTES DO SISTEMA MUNICIPAL DE SAÚDE

Estimando-se que Chapecó conta com 82.936 habitantes na faixa etária acima de 20 anos e que 70% desta população é usuária do Sistema Único de Saúde (SUS), haveria 58.055 usuários do SUS; considerando que 15% desta população é hipertensa existiria 8.708 hipertensos em Chapecó. Havendo 6.495 pacientes em acompanhamento, o Programa está com uma cobertura de 74,5% aos adultos usuários do SUS que seriam portadores de hipertensão arterial.

Com o objetivo de avaliar a eficácia e eficiência do Programa de Controle da Hipertensão Arterial, em 1999 decidiu-se fazer o cálculo da concentração de consultas médicas e de enfermagem oferecidas aos hipertensos na rede básica municipal.

Conhecer esta informação se prende à necessidade de saber qual tem sido a média de consultas médicas e de enfermagem que cada hipertenso está recebendo, pois é uma forma de avaliar a eficácia do Programa.

Embora não exista um parâmetro único, como ocorre no Pré-Natal que recomenda seis consultas por gestante, é possível avaliar pelo número de consultas que o hipertenso recebe num determinado período se ele simplesmente está cadastrado ou se está recebendo assistência integral.

A assistência integral ao hipertenso abrange as consultas médicas e de enfermagem, os exames laboratoriais, o fornecimento de medicamentos e outras medidas, ou seja, deve receber a assistência com a tecnologia disponível para controlar a hipertensão e ter boa qualidade de vida, o que também inclui informações sobre sua doença e sobre os fatores de risco na hipertensão arterial, o uso adequado de medicamentos e as dietas corretas.

De acordo com o nosso Programa de Controle da Hipertensão Arterial todo paciente em seguimento deve comparecer mensalmente na unidade de saúde para realizar a medida da pressão arterial e receber a medicação prescrita. Na rede básica municipal este acompanhamento é feito pelas enfermeiras, ficando a consulta médica restrita aos casos que necessitam reavaliação que será feita por um clínico.

Um vez que o número de pacientes com hipertensão leve é relativamente alto, considera-se que a média de seis consultas de enfermagem por ano é uma concentração ideal. No caso da consulta médica indica-se duas consultas por ano, resultando que o hipertenso deve receber uma média de oito consultas no ano.

Como todo parâmetro, o número de atendimentos é uma média o que significa que um hipertenso moderado pode receber mais consultas médicas que de enfermagem, enquanto outro com hipertensão leve é atendido com mais consultas de enfermagem. A gravidade de cada caso é que vai determinar o tipo de acompanhamento a um paciente em particular.

Foram realizadas 9.100 consultas médicas para hipertensos, sendo 7.098 consultas médicas na rede básica para os hipertensos (6.056 consultas na área urbana e 1.042 consultas na área rural) e 2.002 consultas para os casos mais graves no CERES. A concentração de consultas médicas é de 1,4 consultas/ano por hipertenso, o que está bem próximo do parâmetro acima mencionado.

Consultas médicas e de enfermagem para hipertensos, Chapecó, 1999.

Tipos de consultas e sua concentração	Número e concentração
Consultas médicas	9.100
Consultas de enfermagem	41.188
Total de consultas	50.288
Hipertensos cadastrados	6.495
Concentração de consulta médica	1,4
Concentração de consulta de enfermagem	6,3
Concentração total de consultas	7,7

Fontes: Boletim Diário de Produção do Médico
Boletim de Produção de Enfermagem

Foram realizadas 41.188 consultas de enfermagem para hipertensos, sendo 37.188 consultas de enfermagem na rede básica (34.394 consultas na área urbana e 2.794 consultas na área rural) e 4.000 consultas no CERES. A concentração de consultas de enfermagem foi de 6,3 consultas/ano por hipertenso, o que está de acordo com o parâmetro acima mencionado. A concentração total de atendimentos para os hipertensos foi de 7,3 consultas/ano.

Neste tipo de programa em outros municípios verifica-se pouca adesão, com alta taxa de abandono de tratamento.

Um dos fatores que contribui para a elevada adesão dos pacientes em Chapecó é o fato de se estar conseguindo garantir o fornecimento de medicamentos para os hipertensos. Para isto a Secretaria tem gasto grande quantidade de recursos financeiros provenientes do Fundo Municipal da Saúde.

CONTROLE DO DIABETES

A Secretaria Municipal de Saúde de Chapecó conta, desde 1985, com o Programa de Controle de Diabetes que funciona diariamente no CERES, no prédio da Secretaria da Saúde.

Atualmente estão inscritos neste programa 1.200 pacientes, atendidos por uma equipe multiprofissional médica e de enfermagem. Os pacientes recebem mensalmente consulta de enfermagem, que inclui controle da glicemia e trabalho educativo com orientações sobre dieta, uso de insulina, prevenção das complicações agudas e crônicas, cuidados específicos e outros.

Os medicamentos são fornecidos de acordo com as necessidades do paciente. A SMS garante o fornecimento de medicamentos padronizados para o controle dessa doença.

As consulta médicas são realizadas de rotina por um clínico com capacitação em diabetes. Se houver necessidade, o paciente passa por consultas com outros especialistas do CERES ou do CIS—AMOSC (Consórcio Intermunicipal de Saúde — Associação de Municípios do Oeste de Santa Catarina).

Com o cumprimento do programa é possível evitar internações e contribuir para melhorar a qualidade de vida do diabético.

O diabetes é considerado um dos mais sérios problemas de saúde pública nas regiões mais desenvolvidas do país, e é responsável por número significativo de mortes em Chapecó, conforme anteriormente apresentado.

O diabetes *mellitus* é doença crônica que pode ser controlada embora não tenha cura. O controle da doença exige que o paciente aprenda a prevenir complicações e a conviver com a doença. Este controle é feito por dieta, com ingestão controlada de açúcar e de carboidratos em geral, uso de medicamentos, tais como hipoglicemiantes orais ou insulina, e exercícios físicos.

O Programa de Controle do Diabetes foi ampliado em 1998 e o atendimento passou a contar com uma médica com jornada de 20 horas semanais, uma enfermeira com 30 horas semanais e auxiliares de enfermagem, que assistem a todos os diabéticos do município. Assim a equipe está sobrecarregada e no decorrer de 2000 a equipe será ampliada.

Embora o Programa esteja bem estruturado e os pacientes tenham uma boa avaliação dele, a Secretaria tem discutido a necessidade de descentralizar o acompanhamento dos casos leves de diabetes.

Os aspectos positivos da forma como está ocorrendo o atendimento hoje são: equipe médica e de enfermagem capacitada para acompanhamento dos pacientes, especialmente nas complicações que são freqüentes nesta enfermidade; assistência humanizada; lugar de atendimento próximo do terminal de ônibus para o qual conflui todo o trânsito da cidade. O aspecto negativo é o paciente não ser atendido na unidade próxima à sua residência.

Finalizando pode-se afirmar que em Chapecó, de maneira geral, os programas de controle de hipertensão arterial e do diabetes estão atingindo seus objetivos.

Existem algumas iniciativas fundamentais no campo do controle das doenças crônicas degenerativas, largamente conhecidas, e que se efetivadas com seriedade são bastante eficazes. Em Chapecó estamos aplicando estas medidas, sempre aliadas com a busca do vínculo e da humanização da atenção, e isto tem contribuído para que haja resultados muito positivos quanto à adesão dos pacientes aos programas de controle da hipertensão arterial e do diabetes no município.

Capítulo 12

VIGILÂNCIA DE DOENÇAS TRANSMISSÍVEIS

APARECIDA LINHARES PIMENTA

O ATENDIMENTO aos pacientes com tuberculose, hanseníase, hepatite B e SIDA/AIDS (síndrome de imunodeficiência adquirida/acquired immunodeficiency syndrome) é realizado na Policlínica Norte por equipe multiprofissional de servidores municipais. Os pacientes são encaminhados pelas unidades da rede básica para diagnóstico e acompanhamento. Os profissionais têm capacitação para o atendimento destas enfermidades.

TUBERCULOSE E HANSENÍASE

A equipe de enfermagem que atende os pacientes com tuberculose ou hanseníase é única, formada por uma enfermeira e duas auxiliares de enfermagem, e uma psicóloga, em tempo parcial, que assiste também aos portadores do vírus da SIDA/AIDS.
Os casos de tuberculose são assistidos por um pneumologista do Estado, e os de hanseníase por um dermatologista.
A prevalência da tuberculose tem se mantido constante nos últimos três anos: 13,48 casos para 100.000 habitantes em 1996; 11,77 em 1997; 12,14 em 1998 e 12,41 casos para 100.000 habitantes em 1999.
Em 1996 foram notificados e confirmados 20 casos de tuber-

culose; em 1997, 1998 e 1999 foram atendidos respectivamente 16, 17 e 18 casos. Estes dados demonstram que a doença está sob controle em Chapecó.

Além da assistência aos pacientes, que inclui consultas médicas e de enfermagem, fornecimento de medicamentos e realização de exames laboratoriais, são desenvolvidas ações preventivas e de profilaxia para os comunicantes.

Em relação a hanseníase a situação é bem mais preocupante, pois está havendo aumento da prevalência: 7,48 casos para 100.000 habitantes em 1996; 9,56 em 1997; 12,85 em 1998 e 11,72 casos para 100.000 habitantes em 1999.

Em 1996 foram notificados e confirmados 10 casos de hanseníase; em 1997, 1998, 1999 atendeu-se respectivamente 13, 18 e 17 casos. Chapecó apresenta uma prevalência de hanseníase muito acima da verificada no estado de Santa Catarina.

Em doenças com as características da hanseníase o número reduzido de casos notificados, como o que ocorreu em 1996, deve ser analisado com ressalvas, uma vez que o número de casos diagnosticados depende em grande medida de os profissionais de saúde estarem atentos para a busca ativa e precoce de sintomas e sinais sugestivos da infecção. Nem sempre a ausência de notificação significa a falta da doença.

Com objetivo de esclarecer a população sobre os sintomas das doenças, prevenção e importância do diagnóstico precoce, anualmente as equipes deste programa desenvolvem campanhas educativas nos meios de comunicação do município. Também para os profissionais da rede básica é distribuído material informativo, procurando-se sensibilizar particularmente os médicos sobre a relevância de um bom exame clínico para o diagnóstico precoce da hanseníase.

HEPATITES

O atendimento e controle das hepatites também se faz na Policlínica Norte, realizado com o apoio de equipe de enfermagem da Vigilância Epidemiológica e uma médica infectologista que faz o acompanhamento dos casos.

Os encaminhamentos de casos suspeitos são feitos pela rede básica, pelos médicos de serviços privados e pelo Hemocentro de Santa Catarina (Hemosc) para o Setor de Hepatite da Policlínica Norte. No primeiro atendimento os pacientes recebem orientações sobre a infecção e fazem exames no Laboratório Municipal desde este ano. Caso os exames confirmem que o paciente é portador de vírus, passa por consulta médica, quando são solicitados outros exames laboratoriais para avaliar a função hepática do infectado; todos os familiares que moram no mesmo domicílio do portador de vírus da hepatite B são vacinados. A partir daí são avaliados semestralmente pela equipe do Setor de Hepatite.

A hepatite B é endêmica no município. Foram diagnosticados 255 casos em 1996, 239 em 1997, 222 em 1998 e 287 casos no ano de 1999.

As hepatites são causadas por cinco tipos de vírus, sendo a mais freqüente em Chapecó a hepatite tipo B, com transmissão sexual, parenteral, por sangue e hemoderivados, procedimentos cirúrgicos-odontológicos, solução de continuidade na pele e mucosas, e por transmissão congênita da mãe para o filho. A transmissão da hepatite tipo A se realiza por água ou alimentos contaminados ou contato com as fezes de um indivíduo infectado.

A maioria dos casos de hepatite B ocorreu na faixa etária de 15 anos a 49 anos, particularmente entre 20 anos e 34 anos, e no sexo feminino. O número de casos entre as crianças é menor que entre os adultos.

Desde 1994 a Secretaria Municipal de Saúde incluiu a vacina contra a hepatite B para crianças no calendário vacinal do município. Todas as crianças que nascem no Hospital Regional recebem a 1.ª dose da vacina, e a cobertura vacinal da 3.ª dose da vacina no primeiro ano de vida em 1999 foi de 96,75%.

Além dos menores de um ano, são vacinados os familiares de portadores do vírus da hepatite B, os profissionais da saúde e do Corpo de Bombeiros, os policiais, os pacientes da APAE (Associação de Pais e Amigos de Excepcionais) e os doadores de sangue do Hemosc.

Uma vez que a vacinação obrigatória é recente no município, o porcentual de pessoas com hepatite B que referem ter sido vacinadas é pequeno (10%); do restante, a metade não sabe se foi vacinada e a outra relata que não foi vacinada.

A distribuição em relação aos tipos de hepatite tem apresentado a mesma característica nos últimos anos, sendo a maioria dos casos de hepatite tipo B, raros casos do tipo C e do tipo A, e alguns casos sem identificação quanto ao tipo de hepatite. A maioria dos casos de hepatite B é assintomática.

Além da vacinação em menores de um ano e para grupos considerados de risco, a Secretaria Municipal de Saúde garante o atendimento aos portadores do vírus da hepatite tipo B conforme acima exposto.

Este quadro epidemiológico da hepatite B não é típico de Chapecó, mas sim regional, conforme dados da Secretaria de Estado da Saúde.

Seria importante realizar uma investigação epidemiológica com objetivo de buscar as possíveis explicações para a situação da hepatite B na região Oeste de Santa Catarina.

Ambulatório de AIDS

O Ambulatório de DST/AIDS funcionava na Policlínica Norte. A partir de 1998 os casos de DST (doenças sexualmente transmissíveis) passaram a ser atendidos na rede básica e ficou centralizado na Policlínica Norte apenas o Ambulatório de AIDS, que conta com uma enfermeira e uma auxiliar de enfermagem, e um médico da Secretaria de Saúde do Estado.

Foram notificados e confirmados 28 casos novos de AIDS em 1999, sendo 27 casos entre adultos e 1 caso em criança. Foram 10 casos no sexo masculino e 18 casos no sexo feminino, o que mostra um aumento significativo da AIDS entre as mulheres nos últimos seis anos, uma vez que desde 1984, quando apareceu o primeiro caso em Chapecó, até 1994, a AIDS acometia somente homens. Esta mudança já vem ocorrendo em todo país e conduz para a necessidade de se desenvolver trabalho educativo voltado para a população feminina.

Em 1996 foram 12 casos de AIDS; em 1997 ocorreram 11 casos; em 1998 diagnosticaram-se 12 casos. Em 1999 houve um aumento de mais de 100% no número de casos novos notificados de AIDS, na faixa etária de 13 anos a 49 anos.

A partir de 1999 mudou-se para a Policlínica Norte o Centro de Orientação e Apoio Sorológico (COAS) que passou a atuar de forma integrada com o Ambulatório de AIDS, agora com uma equipe acrescida de uma assistente social e uma auxiliar de enfermagem, e com novo nome — Centro de Treinamento e Apoio.

Esta integração tem sido extremamente positiva, pois o trabalho de orientação para a prevenção da AIDS na clientela que procura o serviço está atingindo número expressivo de pessoas.

Capítulo 13
ATENÇÃO EM SAÚDE BUCAL

MIRVAINE PANIZZI

A SECRETARIA DE Saúde de Chapecó, ao construir um Sistema de Saúde, incorporou a Saúde Bucal, e deu prioridade a esta área mediante ampliação do quadro de pessoal: em janeiro de 1997 a rede dispunha de 25 cirurgiões-dentistas (CD) com 2h/dia e 9 CD com 4h/dia de atendimento; em maio de 2000 este número passou para 8 CD com 2h/dia e 39 CD com 4h/dia, totalizando um porcentual de aumento, em carga horária, de 100%. Mas ampliação de serviços apenas não reverte em melhoria de saúde à população. É necessário aliar a isso resolubilidade com qualidade, ênfase em ações que levem ao autocuidado, valorização da saúde bucal como parte da saúde geral, profissionais voltados para o exercício da cidadania com qualidade de vida. Isso implica tempo, investimentos, estabelecimento de prioridades e vontade política. É um processo de construção simultâneo ao de todos os aspectos da saúde do município.

Em 1997, após um diagnóstico da situação de Saúde Bucal do município, optou-se por incorporar o planejamento estratégico situacional, com a participação de todos os cirurgiões-dentistas da rede municipal como forma de tornar mais participativa e abrangente as ações de coordenação do Programa de Saúde Bucal. Com a assessoria do Centro de Estudos de Odontologia Coletiva de Santa Catarina (CEOSC), foi dado o primeiro passo para a participação dos atores sociais no diagnóstico, planejamento e execução das ações que seriam desenvolvidas. Os problemas identificados como prioridade abrangeram, naquele momento, questões relacionadas a melhoria das condições de trabalho. Realizou-se então a troca gradativa de equipamentos odontológicos obsoletos (substituição de seis consultórios odontológicos por novos), ampliação de mais dois consultórios, troca de equipamentos periféricos em más condições (aparelhos fotopolimerizadores, amalgamadores, aparelhos de jato de bicarbonato para profilaxia), e compra de dez compressores odontológicos novos. Ampliou-se a quantidade e qualidade dos instrumentos de toda a rede, em número adequado para o atendimento clínico, e garantiram-se equipamentos de proteção individual (EPI) aos profissionais. Estes investimentos melhoraram as condições de trabalho dos profissionais que atuavam com equipamentos antigos, os quais seguidamente causavam interrupção ou atraso nos atendimentos por necessitarem de manutenção constante, e assegurou-se atendimento ao usuário que muitas vezes se via obrigado a retornar em outra ocasião, o que prejudicava o atendimento clínico.

Não existia na rede registro organizado dos procedimentos, o que levou a elaboração de uma Ficha Clínica odontológica e de novo Boletim Diário de Atendimento.

Verificou-se que representava grande dificuldade a falta de capacitação de atendentes de consultório dentário (ACD). Por causa de erro em concurso anterior, foi requerido apenas a escolaridade até a quarta série primária, e por não existir curso de formação de ACD na cidade, não se fez esta exigência. A Secretaria Municipal de Saúde, em parceria com o SENAC, desenvolveu curso de formação de ACD, devidamente reconhecido pelo Ministério da Educação. Todos os ACD da rede municipal tiveram o curso custeado pela Secretaria e os que não dispunham do primeiro grau completo, realizaram curso supletivo. No novo concurso, em 1999, já se exigiu esta formação. Esta ação deu uniformidade ao trabalho e melhorou significativamente o relacionamento entre cirurgiões-dentistas e ACD, caminhando-se para o desenvolvimento de trabalho nos moldes de equipe de saúde bucal.

Em relação aos cirurgiões-dentistas, apareceu a demanda por encontros de capacitação. Entendendo-se que a Saúde Pública pode e deve ter qualidade, em 1997 foram realizadas 55 horas de capacitação, com temas de atualização científica de Saúde Bucal. Em 1998, repetiu-se as mesmas Oficinas para os novos profissionais da rede admitidos por via de concurso público.

Em 1999, repetiu-se o planejamento estratégico situacional, dando continuidade ao processo de construção coletiva da atenção de Saúde Bucal no município. Incorporou-se questões de humanização do atendimento, seguindo a política adotada para médicos, diretoras e enfermeiras da Secretaria. Nesta etapa, foi agradavelmente verificado um amadurecimento do grupo como coletivo de trabalho. Sanadas as questões básicas de condições de trabalho, surgiram questões de interesse dos usuários como o problema do tempo de espera nas filas, a falta de resolução de algumas ações, a necessidade de ampliação de ações educativas e preventivas para grupos além de escolares e pré-escolares, isto é, as crianças fora da escola e os adultos, entre outras. São ações mais amplas, que ultrapassam a simples assistência odontológica e direcionam-se para a atenção de Saúde Bucal.

Os usuários do Sistema Único de Saúde (SUS) que recebem o atendimento nas policlínicas (restaurações, extrações, aplicações de flúor, selantes e cariostáticos, profilaxias e tartarectomias) passaram a contar, desde 1998, com retaguarda especializada em algumas áreas básicas. Com o objetivo de alcançar a integralidade, estruturou-se de um Centro de Referência de Saúde Bucal (CERES—Bucal), equipando-se uma sala para cirurgias bucais de pequeno porte, um consultório para realização de endodontias (tratamento de canal) e odontopediatria, um para confecção de próteses totais e uma sala de raios X. Criou-se também um centro para a prevenção do câncer bucal.

Assim, previne-se problemas futuros decorrentes de doenças bucais que acarretam danos estéticos e de função, e colabora-se para a manutenção da saúde geral dos usuários, aumentando a resolubilidade do serviço. Como exemplo disso, a entrega de mais de mil próteses totais por ano está contribuindo para melhorar a qualidade de vida de cidadãos que não sorriam, se alimentavam mal e estavam excluídos de algumas atividades sociais.

Verificou-se que o número de consultas clínicas dentárias na rede básica, de oito atendimentos em duas horas e dezesseis em quatro horas mais as urgências, prejudicava a qualidade de atendimento, pois dispunha-se de apenas quinze minutos por pessoa, o que é pouco, visto que os procedimentos odontológicos exigem mais tempo com o paciente. Com base nesta avaliação reduziu-se o número de consultas para seis por duas horas e doze para quatro horas, conforme a recomendação da Organização Mundial da Saúde, ou seja, o mínimo de vinte minutos por consulta. Embora o número de atendimentos seja menor criam-se condições para assistência mais humanizada, de melhor qualidade, mais resolutiva.

No início de 1997 a Secretaria convidou o cirurgião-dentista e sanitarista Marco Manfredini para uma Oficina com objetivo de discutir estratégias de incorporação do adulto como uma das prioridades da Saúde Bucal. O Dr. Manfredini relatou a experiência internacional quanto a necessidade de se instituir o tratamento completado na rede básica.

Segundo ele o trabalho de prevenção à cárie dentária em escolares é fundamental, incluindo avaliações epidemiológicas periódicas de repercussão das medidas adotadas, mas o grande desafio era incorporar o atendimento de Saúde Bucal do adulto na rede básica do SUS. Começou-se então a preparar o terreno para concretizar as mudanças no processo de trabalho da Saúde Bucal na rede pública.

Esta decisão, associada às discussões nas Oficinas de Capacitação, apontaram para a necessidade de novo enfoque da atenção odontológica, na busca do atendimento integral, da universalização do acesso de acordo com o princípio da eqüidade. Nesta perspectiva introduziu-se o tratamento completado, ou seja, tenta-se romper com o hábito de procurar o dentista apenas para tratar um dente, resolver o problema da dor ou da estética e esperar nova dor para procurar atendimento, oferecendo o tratamento completo de modo que o paciente já sai de uma consulta com o retorno agendado até que receba todos os procedimentos possíveis na rede básica. Esta forma de atendimento tem por base a compreensão atual do conceito de cárie dentária como doença de origem multifatorial, infecciosa e transmissível. Procura-se agir na doença inteira, e não apenas na seqüela (cavidade de cárie), rompendo com a odontologia tradicional cirúrgica-restauradora, ocasional. Nos lugares onde a procura é muito grande, deixa-se alguns horários como alternativa para a atender a livre demanda. É claro que alguns usuários serão "eleitos" de forma a receber todo o tratamento, enquanto outros estarão fora do sistema por algum tempo. O direito de acesso ao programa é universal, o que não significa que todos serão atendidos. Com uma rede de 43 cirurgiões-dentistas e 23 atendentes de consultório dentário, a cobertura populacional em tratamentos completados de janeiro de 1998 a agosto de 2000 foi de 31.000 usuários que representam 31% da população, se considerarmos que 70% dos habitantes utilizam o SUS. Torna-se impossível atender toda uma demanda, sempre crescente, tanto pelo empobrecimento da população, pelo descredenciamento de empresas em relação aos convênios odontológicos, pela necessidade acumulada durante anos, como pela crescente procura da população pelo serviço por achar que tem qualidade e é resolutivo. Entende-se que atenção em saúde é proporcionar integralmente saúde e não apenas aliviar problemas emergenciais; ao atendê-los, simplesmente, se reforça um ciclo repetitivo, sem nenhuma resolução e conforto para o usuário. Com a incorporação da assistência ao adulto, cresce a pressão por "mais dentistas", fato comum nas reuniões do Orçamento Participativo, pois existe força de pressão social. As policlínicas estão estruturadas de forma a atender, na metade do tempo de trabalho, crianças e adolescentes, e na outra metade os adultos (inscritos em programas, gestantes, idosos ou por livre demanda). É importante frisar que a atenção ao adulto foi ampliada, num processo crescente de inclusão, entendendo que não se pode trabalhar com o conceito de "geração perdida", adotado por muitos municípios, que se detêm em oferecer atenção odontológica apenas a escolares.

Já a população do interior do município encontrava grandes dificuldades para agendar um horário para ser assistida pelo dentista, pois muitos moram longe e as pessoas que residem mais próximo à unidade de saúde sempre conseguiam chegar antes e conseguiam a "ficha".

Após mobilização da população, dos profissionais das unidades e do Setor de Odontologia, construiu-se uma alternativa praticável, na qual cada parte tem sua responsabilidade no processo. Com a ajuda das comunidades, cadastrou-se todas as famílias residentes, e em seguida dividiu-se o número de consultas do dentista pelo número de famílias de cada comunidade da área de abrangência de uma unidade de saúde. E uma pessoa escolhida pela própria comunidade ficou responsável por agendar as pessoas e encaminhá-las para a consulta, no dia já determinado para aquela localidade.

Além disso, desenvolveu-se trabalho preventivo com o auxílio de mulheres das comunidades, mediante orientações, aplicação de flúor sob forma de gel e escovação para crianças que estão fora da escola, organizando-as em grupos e fazendo a prevenção em saúde bucal com escovas dentais, flúor, e cremes dentais fornecidos pela Secretaria.

Desta forma democratizou-se o acesso ao atendimento odontológico; a população participa responsabilizando-se pelo agendamento e faz a prevenção de cáries nas crianças, contribuindo na construção do modelo de atendimento e dando exemplo de formas solidárias de relação equipe/comunidade.

Em 1997, mobilizaram-se as primeiras comunidades e desde 1999 todo o interior do município já participa desta forma de agendamento, com a adoção do tratamento completado. Todas as escolas têm seu horário e dia previamente determinados, os escolares participam da triagem, e são encaminhados conforme o risco e necessidades. Esta forma de participação contribuiu, em algumas localidades, para a formação de Conselhos Locais de Saúde.

O enfoque preventivo e educativo atinge cerca de 30.000 escolares, que recebem procedimentos como aplicações tópicas de flúor, orientações sobre escovação e autocuidado, cuidados com a boca e dentição, dieta saudável, higiene, revelação de placa dentária, e se realizam trabalhos educativos com desenhos, histórias, vídeos e teatro de fantoches. Participam todas as escolas municipais e estaduais, e os Centros de Educação Infantil do município, atingindo-se todas as crianças e adolescentes matriculadas, do pré-escolar ao segundo grau. Estão garantidos os materiais para o autocuidado, como escova de dentes e creme dental para todas as crianças. Em complemento ao programa preventivo, buscando formas alternativas e dinâmicas de repassar conhecimentos e chamar a atenção para os aspectos da Saúde Bucal, foram criadas duas peças de teatro, apresentadas por um grupo de teatro a todas as crianças participantes do programa.

Em 1999, com a regularização da função de atendentes de consultório dentário, gradativamente incluídas no programa que até então contava apenas com o trabalho de cirurgiões-dentistas, aumentou-se o alcance das ações com o início de um verdadeiro trabalho de equipe em Saúde Bucal. Mais recentemente incluiu-se os agentes comunitários de saúde, que foram capacitados para difundir informações de Saúde

Bucal, enfocando também o câncer de boca, nas visitas domiciliares que realizam, agindo como multiplicadores de orientações e passando a fazer parte da equipe de saúde bucal das policlínicas e unidades de saúde.

Ademais, realiza-se mensalmente coleta de amostras de água para verificação da fluoretação do abastecimento público. São dez pontos analisados na cidade, com o objetivo de se monitorar a adequação dos teores de flúor — método de alcance coletivo e cientificamente comprovado como eficaz para prevenção e controle da cárie —, e que traz benefícios para a população. Este trabalho vem sendo realizado desde 1995, e a fluoretação do abastecimento tem se mantido adequada.

Por meio de emenda parlamentar na Câmara dos Deputados, a prefeitura de Chapecó recebeu recursos do Ministério da Saúde e adquiriu, em 1999, três unidades móveis odontológicas, que vieram complementar o programa preventivo. Identificadas as populações de risco, as unidades instalam-se na escola selecionada, proporcionando atendimento clínico-curativo juntados aos preventivos a todos os alunos matriculados, incluindo os adultos do Programa de Educação de Jovens e Adultos. As crianças são diagnosticadas, então, por risco individual e recebem atendimento compatível, com reforço nas ações educativas. As unidades, após completarem o trabalho na escola, são deslocadas para outra, segundo uma lista de espera, de acordo com a classificação por risco populacional.

Este conjunto de medidas tem alcançado resultados positivos: Chapecó apresentava um índice dentário CPO (dentes cariados, perdidos e obturados) de 3,13 aos doze anos de idade, conforme levantamento epidemiológico realizado em 1996. Novo levantamento em 1999, encontrou um índice, aos doze anos, de 2,4, ou seja, 22,6% de redução neste período. O que equivale a uma redução anual média de 7,5%. Importa salientar que houve mudança nos componentes do índice CPO: enquanto em 1996 a porcentagem dos dentes restaurados era de 52,66%, em 1999 elevou-se para 66,7% aos doze anos. Dessa forma, o município atinge a meta indicada pela Organização Mundial da Saúde para o ano 2000 — índice dentário CPO máximo de 3,0 para os doze anos de idade. Os dois levantamentos tiveram assessoria de professores da Universidade Federal de Santa Catarina, e foram examinadas crianças de escolas públicas e privadas, da zona urbana e rural.

Além do índice dentário CPO médio, houve no período compreendido entre 1996 e 1999 outras importantes alterações. A porcentagem de crianças livres de cárie aumentou de 21% para 31,6% em 1996 e 1999, respectivamente. Assim, um terço das crianças não necessita de nenhum tipo de tratamento. A porcentagem de crianças de doze anos com valores do índice CPO acima de 6 (muito altos) reduziu-se de 14,7% em 1996, para 9,7% em 1999, demonstrando que as ações preventivas estão surtindo efeito.

Já com relação a idade de seis anos, houve um aumento no índice CPO de 3,7 em 1996 para 4,7 em 1999 e uma diminuição de 23,8% para 19,6% de crianças livres de cárie. Esta tendência vem ocorrendo em outros países, por exemplo, a Inglaterra. Uma das hipóteses para este aumento no índice pode estar relacionada ao ingresso significativo de crianças desta idade, e que continuam freqüentando a escola, provavelmente crianças com péssimas condições socioeconômicas e portanto com os piores índices da doença. Constitui-se um desafio para os próximos anos a aplicação de medidas preventivas e terapêuticas para esse grupo populacional.

Outras condições foram pesquisadas. Em 1999, apenas 6% das crianças de seis anos de idade e 2,6% aos doze anos apresentaram, em algum dente, sangramento gengival. O cálculo dentário atingiu 2,7% das crianças de seis anos e 2,6% aos doze anos. Não é uma situação preocupante, confirmando que os escolares estão realizando satisfatoriamente a escovação dos dentes. O índice de fluorose dentária encontrado, aos doze anos, foi de 25,7% (leve e muito leve), o que significa que este não é um problema de saúde pública em Chapecó, pois espera-se que aproximadamente 20% da população exposta a níveis adequados de flúor nas águas de abastecimento apresentem as formas mais leves de fluorose, sem nenhum comprometimento fisiológico ou estético.

A pesquisa tratou de aspectos referentes a hábitos, costumes, uso de serviços e satisfação com a aparência, entre outros aspectos qualitativos nos escolares de doze anos. Revelou que 94,9% já foram a consultório odontológico, sendo os serviços da Secretaria Municipal de Saúde responsáveis pela maior parcela do atendimento (53,3% da população). Para 87,4% dos escolares da zona rural, o SUS é o principal responsável pela assistência odontológica, igualmente acontecendo com os escolares das escolas públicas urbanas (53,8%). Apenas para os escolares das escolas particulares, os serviços públicos não são os mais utilizados (8,0%). E 51,1% dos escolares realizaram a última consulta nos últimos seis meses, ou seja, estão tendo acesso relativamente fácil ao serviço. Os pesquisados revelam ser a escola o lugar onde se desenvolve a maior parte da ações preventivas (77% das aplicações de flúor-gel). O uso de pasta de dentes é quase universal pois mais de 95% revelaram realizar diariamente escovação com pasta de dentes. Em relação a satisfação, 73% mostraram-se contentes com a aparência dos seus dentes, e 92,8% com a capacidade mastigatória. Esses dois aspectos, relacionados à estética e bem-estar e à fisiologia, constituem-se em importantes indicadores de qualidade de vida.

Muitos desafios persistem, mas se caminha para construir uma atenção de Saúde Bucal que não se esgote na vontade política dos gestores e na alternância de governos, mas tenha identidade própria, defendida pelos usuários e pelos profissionais que promovem a saúde da população.

Todo o esforço realizado até aqui busca o comprometimento dos profissionais para oferecer um serviço de qualidade e resolutivo para o usuário, de forma que ele acredite no serviço e exerça sua cidadania lutando pela consolidação do Sistema Único de Saúde.

Capítulo 14

NECESSIDADES DE SAÚDE DAS PESSOAS COMO EIXO PARA A INTEGRAÇÃO DE EQUIPES E A HUMANIZAÇÃO DO ATENDIMENTO NA REDE BÁSICA

Luiz Carlos de Oliveira Cecilio
Maria Haydée de Jesus Lima

O DESENHO DO PROGRAMA DE INTEGRAÇÃO E HUMANIZAÇÃO

RELATA-SE, NESTE capítulo, o programa desenvolvido no correr de maio a outubro de 1999, denominado de "integração e humanização", que havia sido encaminhado e aprovado pelos participantes do encontro anual de planejamento estratégico da Secretaria Municipal de Saúde (SMS) de Chapecó. Poder-se-ia afirmar que o fato de haver um bom consenso em torno da necessidade deste tipo de programa seria uma indicação de que os profissionais e gerentes estariam reconhecendo que as equipes não atuavam de forma tão integrada quanto se esperava e que faltava um componente de "humanização" nos serviços. Parece-nos, então, que o programa deveria responder, logo na origem, de que integração se estava falando e de que "humanização" se tratava.

A resposta para a primeira pergunta era mais evidente: em primeiro lugar, a integração desejada era aquela entre os médicos e as equipes de enfermagem que atuam na rede básica, e a um só tempo, uma melhor integração entre as equipes locais e o nível central da Secretaria. Já a segunda pergunta exigia um esforço de deslocamento de definição ainda muito imprecisa — que no senso comum pode significar tantas coisas — para uma conceituação, além de mais precisa, que fosse compartilhada pelos trabalhadores de saúde: o que significa a "humanização dos serviços". Na verdade, o próprio esforço de conceituar e desenvolver estratégias para a humanização da atenção foi, de fato, utilizado como dispositivo para integrar e construir nova equipe.

O programa de humanização e integração foi concebido de algumas convicções:

1. É possível *"construir"* uma nova equipe de saúde, isto é, conseguir que os profissionais trabalhem de forma mais integrada e solidária, potencializando sua capacidade de intervenção junto dos usuários. Esta nova equipe, idealmente, deveria ser capaz de se auto-avaliar, planejar suas atividades de forma mais coletiva e trabalhar com protocolos de atendimento para determinados grupos de pacientes que necessitam de seguimento mais regular e de maior vínculo com a equipe.

2. É possível *aperfeiçoar o atual modo como as unidades são geridas*, em particular consolidando o papel das diretoras como "animadoras" das equipes.

3. É possível *aperfeiçoar o atual modelo assistencial* no sentido de potencializar o uso dos recursos existentes visando tanto qualificar o atendimento prestado como tornar o trabalho cotidiano na saúde menos alienado e desgastante.

O programa foi organizado de formar a propiciar seis encontros mensais com quatro grupos diferentes, sempre multiprofissionais: *a)* as equipes da saúde da mulher; *b)* as equipes da saúde do adulto; *c)* as equipes da saúde da criança e, *d)* as equipes do Programa de Saúde da Família (PSF). Os encontros mensais tinham a duração de quatro horas. As coordenadoras das unidades participavam de todos os encontros. A dinâmica básica (os dispositivos usados) era idêntica para os diferentes grupos, mudando apenas o "objeto": a atenção à saúde da mulher, da criança ou do adulto. As equipes do PSF tratavam, pelo seu próprio desenho tecnológico, dos três "objetos". O encontros eram coordenados pelos autores deste Capítulo, com a participação intensa de todo o nível central da Secretaria.

O programa foi organizado para dar conta de três blocos de temas inter-relacionados. No primeiro, desenvolvido em duas sessões, o foco de atenção foi a avaliação da qualidade da assistência prestada, tanto da recuperação e análise de alguns indicadores existentes, como da construção de novos indicadores que passaram a constituir uma espécie de "prontuário da unidade", com uma função especificamente gerencial. O segundo bloco, estruturado em três encontros, tratou das necessidades de saúde como eixo organizador do processo de trabalho. No fim desta etapa, o conceito (compartilhado) de *serviço humanizado passou a ser o de serviço organizado para escutar, captar e atender da forma mais completa possível as necessidades de saúde das pessoas.* No último encontro, de certa forma uma síntese dos anteriores, o produto final foi a elaboração de um plano de humanização da base rede básica de Chapecó, de responsabilidade partilhada entre o nível central e as equipes locais.

A dinâmica dos encontros era centrada nas equipes das unidades, que trabalhavam sempre juntas e com o relevante papel das coordenadoras na condução das discussões. Ao término dos encontros sempre havia uma "tarefa de casa", um trabalho a ser desenvolvido pela equipe, na sua unidade, no intervalo entre os encontros. Estas tarefas ou "temas de casa" tinham por objetivo prolongar o clima de discussão e reflexão propiciado pelos encontros e consolidar o papel das diretoras como "animadoras" das equipes.

As bases conceituais do programa

O referencial teórico-metodológico que norteou o programa esteve assentado em dois eixos principais. De um lado, e como grande "pano de fundo", adotaram-se as bases conceituais de uma teoria da organização expostas no Capítulo 8, quando foi apresentado o programa aos médicos. Esta forma de se pensar as organizações, muito devedora às idéias desenvolvidas tanto pelos autores que trabalham com a teoria da ação como por aqueles que tentam desenvolver uma teoria de base comunicativa das organizações, tem representado um esforço de superação do paradigma estrutural-funcionalista ainda hegemônico na teoria organizacional. O que tem sido muito atraente neste enfoque, para quem atua no setor saúde, é que se assenta na idéia de que as organizações são habitadas por atores em constante relação, em permanente processo de sua reconstrução intersubjetiva. As organizações são concebidas como construtos sociais precários, permanentemente reconstruídos e "resignificados" na relação entre os homens em ação. Supera-se, assim, tanto uma visão reificada da organização humana (algo que "se dá por assentado", com existência própria acima e independente dos homens) como a concepção de homens presos a papéis, com "condutas" ou "comportamentos" funcionalmente subordinados aos "interesses" ou "objetivos" organizacionais. Recupera-se ou ressalta-se, então, a idéia de que há sempre margens de liberdade para a ação humana e que os homens estão reconstruindo de forma permanente o seu mundo mediante encontros intersubjetivos intermediados pela linguagem.

O outro eixo teórico-metodológico do programa esteve construído em torno da categoria "necessidades de saúde". Mais do que a adoção deste ou daquele "modelo assistencial" apriorístico, a coordenação do programa optou por orientar as reflexões dos encontros sobre o quanto os serviços têm conseguido captar, escutar, identificar as necessidades de saúde das pessoas e se organizar para atendê-las da forma mais completa possível. Para tanto, foi proposta para os participantes, a utilização de uma "taxonomia" de necessidades de saúde já utilizada em outras situações de avaliação de serviço[1]. Esta avaliação tem por base as indicações de Stotz (1991) sobre a conveniência de se adotar alguma taxonomia de necessidade de saúde como forma de evidenciar necessidades não atendidas pelas políticas públicas e assume que o conjunto das necessidades de saúde poderia ser distribuído em quatro grupos principais: *necessidades de boas condições de vida; necessidade de ter acesso a todas as tecnologias de saúde que contribuam para melhorar*

---

[1] Em forma preliminar e exploratória, havia sido utilizada em uma investigação acadêmica da avaliação do Plano de Atendimento à Saúde (PAS) no município de São Paulo, na tese de mestrado de Norma Fumie Matsumoto e apresentada à Escola de Enfermagem da Universidade de São Paulo, em 1999, sob orientação de Luiz Carlos de Oliveira Cecilio.

e prolongar a vida; necessidade de ter vínculo com um profissional ou equipe; e necessidade de se ter autonomia "no modo de andar a vida". Em sua tese de mestrado, Matsumoto (1999) trata de deixar mais claro cada um destes blocos de necessidades, com base em um diálogo eclético com atores filiados a distintas matrizes teóricas. Sem entrar em minudências desta discussão acadêmica, o que vale ressaltar é que a taxonomia foi "adotada" pela grupo como um potente dispositivo analisador de suas práticas.

No correr dos encontros, e conforme se fazia necessário, novos conceitos eram apresentados aos participantes, "em ato", como ferramentas conceituais que permitissem lançar um novo olhar sobre os seus cotidianos. Um exemplo disto foi a intensa utilização dos conceitos de tecnologias duras, leve—duras e leves de saúde tal como trabalhado por Merhy (1997).

O DESENROLAR DO PROGRAMA OU BREVE DESCRIÇÃO DE CADA ENCONTRO E ALGUNS COMENTÁRIOS SOBRE OS RESULTADOS OBSERVADOS

♦ O primeiro encontro (maio de 1999): a (pouca) utilização da informação como estratégia para qualificar os serviços ou como se tem operado os serviços "às cegas" tal qual um "Boeing voando sem instrumentos de vôo". Ser potente e ser impotente na prática cotidiana.

O objetivo do primeiro encontro foi o de propiciar aos participantes uma visão mais abrangente da situação de saúde de Chapecó, em relação aos vários grupos trabalhados pelas equipes, com informações epidemiológicas e dados de produção de serviços apresentados pela diretora de saúde. Os grupos eram instados a responder, com pequenas variações em cada período, às seguintes perguntas:

— Quais informações alimentam a organização da assistência hoje?

— Que outras informações seriam importantes para ajudar a avaliar o serviço e orientar novas ações?

— Que dificuldades a equipe encontra para trabalhar as informações?

Os grupos tiveram dificuldade em "responder", em graus diferentes, a estas questões, o que nos permitia afirmar, naquele momento, que:

— *As equipes de saúde apesar de produzirem muitos registros e "dados", utilizam muito escassamente "informações" no seu cotidiano tanto para avaliar a repercussão do seu trabalho como para programar novas ações. A experiência muito rica que a prática cotidiana permite acumular não é geradora de* conhecimento *se a experiência não for articulada com informação de boa qualidade, produzida e apropriada pela equipe.*

— *As equipes atuam dentro do que se poderia chamar de "modelo clínico", isto é, a atenção está organizada centrada no atendimento individual (tanto o médico como a enfermeira).*

— *O atual modelo de gestão da unidade reforça ou reproduz os pontos anteriores uma vez que não estimula a utilização, de forma substantiva, da informação como ferramenta gerencial e "construtora" de grupos–sujeitos ao não propiciar espaços de encontro e compartilhamento entre os trabalhadores das equipes.*

Este pareceu-nos um aspecto importante a ser trabalhado no correr do programa.

Tratou-se ainda, neste primeiro encontro, do tema *Potência* vs. *Impotência* como dois sentimentos presentes de forma simultânea e tensa no cotidiano das equipes e na forma como estas se percebem. As equipes se sentem com *potência*, se vêem como produtivas quando conseguem se articular de alguma forma, dão respostas, operam o cotidiano, ajudam as pessoas, mas lidam também com um sentimento muito forte de *impotência*, de sensação de não conseguirem realizar o que seria necessário fazer ou de não fazerem adequadamente o seu trabalho. Esta sensação é real tanto por insuficiente governabilidade do nível local para o enfrentamento de determinadas questões como pela falta de "ferramentas conceituais" que permitam explorar o cotidiano de outra forma, "desatar potencialidades", deixar aflorar a criatividade e *potência* latente nos coletivos. Este é um tema que deverá merecer nossa atenção em todos os encontros.

♦ Segundo encontro (junho de 1999): construindo novos indicadores para qualificar o processo gerencial.

Esta segunda oficina teve como objetivo geral instituir uma sistemática de avaliação da qualidade da assistência prestada pela rede básica da SMS de Chapecó de forma regular e descentralizada, ou seja, com a participação ativa das equipes assistenciais. Para tanto, buscou-se trabalhar os seguintes objetivos específicos:

1. Avaliar a capacidade das equipes, tanto das policlínicas como do PSF, de utilizar as informações disponíveis para fazer a avaliação da qualidade da assistência prestada.

2. Avaliar a qualidade da informação gerencial disponível, tanto no nível central como nas unidades, construída segundo os dados e registros produzidos.

3. Avaliar o potencial de produção de novos indicadores com os dados secundários *já existentes*.

4. Oferecer algum embasamento teórico para as equipes exercerem, de forma mais potente, o processo de avaliação.

5. Estabelecer uma nova sistemática de avaliação da rede, de forma negociada, entre o nível central e equipes locais, tendo como orientação o esforço de construir indicadores factíveis, sensíveis e confiáveis, que pudessem ser utilizados de forma descentralizada.

Para alcançar os objetivos específicos "1" e "2", trabalhou-se com os resultados das tarefas de casa que haviam sido propostas para as equipes (a composição de indicadores importantes para avaliar a qualidade da assistência prestada às crianças, às mulheres e aos adultos), seguida de discussão com a representante do nível central. Pode-se afirmar que houve graus diferentes de capacidade de formulação das várias equipes, mas com o debate foi possível ir-se construindo uma ementa de indicadores para cada área assistencial, tendo como critério para sua escolha, o quanto eram coerentes e que sensibilidade tinham para captarem aspectos importantes dos programas. A *factibilidade* dos indicadores deveria ser examinada na próxima etapa, como se verá.

Para cumprir o objetivo específico "3" foi fundamental — e muito produtiva — a presença da responsável pela área de controle e avaliação. Neste momento foi possível equacionar-se bem o aspecto da *factibilidade* dos indicadores, a serem construídos com base nos dados secundários disponíveis. Para cumprir o objetivo "4" foi feita palestra para cada um dos grupos a respeito do tema: "A Avaliação do Serviços de Saúde: o que é eficiência, eficácia e efetividade".

Cumpridos os quatro primeiros objetivos específicos, o quinto foi uma conseqüência e um acordo estabelecido entre o nível central e as equipes. No Capítulo 8, são apresentados e discutidos os indicadores definidos e acordados no seminário.

Para o próximo encontro ficou a proposta de que as várias equipes responderiam às seguintes questões: "*Que necessidades de saúde da população são trabalhadas pelos serviços? Como as equipes se organizam para atender estas necessidades?*" Estávamos nos preparando para iniciar o segundo bloco de temas do programa, qual seja, tomar o trabalho com as necessidades de saúde como eixo de integração das equipes e como estratégia central para a humanização do atendimento.

♦ Terceiro encontro (julho de 1999): construindo uma taxonomia de necessidades de saúde para orientar estratégias de humanização dos serviços de saúde ou como reconhecer que as necessidades dos usuários de nossos serviços são muito mais complexas do que temos sabido "escutar" e atender.

A idéia central trabalhada neste encontro, como nos subseqüentes, foi a de que, em um projeto de qualificação de uma rede de serviços, tomar o tema das "necessidades de saúde" (NS) das pessoas pode ser muito mais produtivo do que a adoção de "modelos tecno-assistenciais" previamente definidos, muito fechados ou "amarrados". O encontro teve como objetivos principais propiciar aos participantes um espaço de reflexão sobre o quanto as NS têm sido consideradas na organização dos serviços que compõem a rede básica de Chapecó e, a um tempo, estimular que as equipes estejam mais atentas ao tema e possam pensar novas estratégias que incorporem, de forma cada vez mais explícita, as NS como eixo organizador do trabalho em saúde.

Os encontros com as várias equipes foram planejadas com esta seqüência: *a)* apresentação do "tema de casa" que era a discussão que as equipes haviam feito em torno de duas perguntas: quais necessidades de saúde têm sido trabalhadas por vocês? Como a equipe se organiza para atender as necessidades de saúde; b) apresentação da taxonomia de necessidades de saúde comentada no item anterior, visando contribuir para uma intensa reflexão, sistematizada e aprofundada sobre as contribuições trazidas pelos grupos; c) um debate orientado por três questões: em que a rede tem sido "forte" em atender as NS? Em que a rede tem sido "fraca"? É possível conceber novas estratégias de organização do processo de trabalho visando incorporar outras necessidades de saúde?

Vale dizer que o último item não foi cumprido em nenhum grupo por falta de tempo, mas as três questões foram retomadas nas várias unidades básicas de saúde como tarefa ou "tema de casa" para o próximo encontro. Foi interessante que, em cada grupo, adotou-se um dinâmica diferenciada, embora a seqüência original, em geral, tenha sido respeitada. Além da taxonomia de NS, um outro dispositivo foi utilizado para estimular a discussão das equipes: a clássica (e "ultrapassada") "história natural das doenças", exatamente como proposta por Leavell e Clark na década de 1960. Este dispositivo contribui para a discussão, particularmente nas equipes de atenção à saúde da mulher e com os clínicos, ao permitir que os grupos exercitassem um olhar mais abrangente sobre a "doença", em especial incorporando o tema das condições de vida, de "processos dinâmicos", de tecnologias de intervenção em distintos momentos da vida das pessoas, além, é claro, de ajudar a problematizar os limites e possibilidades de contribuição específica dos serviços de saúde na promoção da saúde da população, aqui entendida em amplo sentido.

Os trabalhos trazidos pelas equipes, ainda sem uma reflexão propiciada pelo encontro, tinham em comum uma característica muito marcante: as NS eram quase sinônimo das atividades ofertadas pelo serviço. Com exceção de duas unidades, que apontaram claramente, já neste momento, para "necessidades que estão fora de nosso alcance" (falta de alimento para os filhos, empregos etc.) os demais grupos confundem NS com a oferta atual dos serviços.

Embora nenhum grupo fizesse referência explícita, podia se depreender das apresentações que os participantes tinham, pelo menos como "saber tácito", a noção de que a consulta médica sozinha não daria conta de atender um número ampliado de NS. O que *não* se observou foi uma referência direta à divisão técnica e social do trabalho expressa no "trabalho em equipe" e que resulta na "tecnologia" de atenção à saúde operada pela rede básica. Havia uma espécie de "naturalização" da separação do trabalho médico e o de enfermagem, de maneira que *a equipe* deixa de ser "vista" como um dispositivo potente para melhor se trabalhar as NS.

Com a discussão da *taxonomia* de NS, as necessidades de boas condições de vida foram definitivamente incorporadas pelos participantes, em especial pelas diretoras que faziam as apresentações, resultando, até, na modificação ou readequação de alguns cartazes previamente preparados para a apresentação. Com a ampliação do tema das NS, ficava indicada para o grupo, a discussão sobre a potência *versus* a impotência para enfrentar tais NS nos serviços de saúde.

No caso das equipes do PSF, as NS básicas de condições de vida adequadas transformam-se em *demandas* concretas, que precisam ser enfrentadas de alguma forma: da falta de passe para o ônibus à falta de comida para as crianças. Há, então, "deslocamento" de uma compreensão do tipo "sim, nós sabemos que as condições de vida são importantes", assumido pelas equipes das policlínicas para algo como "muitas vezes nós temos de dar respostas para estas NS transformadas em *demandas* reais!

Pôde-se observar que, para as equipes de PSF, aparentemente pelo "modelo tecnológico" adotado, o tema da criação do vínculo e responsabilização do serviço por NS mais gerais e "básicas" dos usuários aparece com mais evidência e mais "naturalidade".

Houve uma boa discussão e compreensão de todas as equipes a respeito da idéia de que, freqüentemente, uma determinada consulta por atendimento de saúde (consulta médica ou de enfermagem), oculta uma NS profunda, da qual o usuário não tem consciência. Nestes casos, os trabalhadores de todas as equipes parecem concordar que podem viver pelo menos duas situações distintas: *a)* não perceber qual NS efetiva está "por trás" da demanda explícita ou, *b)* sentirem-se impotentes, ou irritados, "sem ação" quando percebem claramente tal fato.

Com a evolução da discussão, ficou mais claro que as necessidades de boas condições de vida, para além das necessidades "fisiológicas"[2] (alimentação, saneamento, moradia, educação e sexo) tradicionalmente trabalhadas pela "Saúde Pública" deveriam incluir aspectos considerados nas necessidades mais "complexas" de Maslow: necessidade das crianças de se sentirem seguras e cuidadas por "adultos seguros e cuidadores"; necessidade das mulheres de terem vida sexual e afetiva partilhada por um companheiro mais solidário; necessidade de segurança, afeto e "sentido da vida" para os idosos.

Percebidas tais questões de grande importância, ficava cada vez mais claro ser necessário observar que: *a)* sabemos operar tecnologias "leves—duras" (ações programáticas ou mesmo a clínica tradicional) para tentar atender tanto NS sentidas como não sentidas; *b)* não sabemos ou temos muita dificuldade de operar "tecnologias leves" para atender NS do campo "psicológico" ou afetivo, tais como as apresentadas no parágrafo acima.[3]

Se, de um lado, houve a preocupação de deixar claro para os participantes que há um *limite* para um serviço de saúde atender as NS, pelo menos como elas foram sendo postas no correr das oficinas, por outro, *é inevitável que se reconheça que boa parte das necessidades ditas "psicológicas" podem e devem entrar na pauta dos serviços de saúde, não como tema "psi", mas como objeto de trabalho de toda a equipe. A necessidade de se "criar vínculo" pode ser "justificada", em grande medida, como estratégia para dar conta destas necessidades.*

Quando se trata da NS de "ter acesso a todas as tecnologias que melhorem e prolonguem a vida", o grupo inicialmente pouco problematizava o acesso aos demais níveis do sistema de

---

[2] Com as equipes do PSF trabalhou-se com a "taxonomia das necesidades humanas" básicas de Maslow que além das necessidades "fisiológicas", considera as necessidades "psicológicas" e de auto-realização que, no encontro, denominamos de "intelectuais". A visão — muito criticada — de Maslow que "hierarquiza" estas necessidades não foi adotada, supondo-se que todas sejam simultâneas no ser humano.

[3] Ficou muito marcada, nesta terceira oficina, que há uma "evolução" no debate entre a coordenação da oficina e as diretoras no sentido de que "uma oficina não é igual à outra" e as coisas vão se colocando de forma mais clara. Este tema sobre o quanto não sabemos operar tecnologias leves de "escuta", "transferência e contra-transferência" foi tomando corpo mais na terceira oficina (na discussão sobre os cuidados com a terceira idade). É pena que os médicos tenham participado só de "pedaços" das discussões!

saúde. Como conseqüência, ficava meio "forçado" trabalhar temas como a responsabilização pelo acompanhamento vertical ou cuidado progressivo a certas doenças, como se fora algo estranho à tradição da rede básica. Aparentemente, esta lógica estaria muito fora do âmbito de direção dos serviços básicos, o que, de certa maneira, é correto, na atual "configuração tecnológica" do sistema de saúde.

O tema da necessidade de se ter "autonomia no modo de andar a vida" era muito pouco compreendido pelo grupo, apesar de que no debate com o PSF ter surgido uma conceituação "ampliada" muito interessante de autonomia: algo como a idéia de se conceber a participação quase como sinônimo de autonomia para definir a organização dos serviços com base nas necessidades reais das comunidades onde eles se instalam.

O Quadro a seguir mostra como foi discutido, com os participantes, qual era o "foco" de atenção exigido para cada necessidade de saúde.

Necessidades de saúde	"Foco"
"Necessidade de boas condições de vida".	Intersetorialidade.
"Necessidade de ter acesso a todas as tecnologias de atenção à saúde que possam melhorar e prolongar a vida".	As múltiplas necessidades básicas humanas, para além das "fisiológicas".
"Necessidade de se ter vínculo com um profissional ou equipe".	consumo de tecnologias duras, leves—duras e leves, de forma integrada e contínua, de forma a garantir a integralidade da atenção (horizontal e vertical).
"Necessidade de se ter autonomia no modo de andar a vida".	Intersubjetividade.
	Referência/segurança.
	Encontro de "sujeitos".
	autocuidado/ ser o "seu próprio médico".
	Autonomia para influenciar e modelar os serviços de saúde segundo necessidades dos usuários.
	Saber tácito transformado em saber explícito.

O que se pretendeu, então, nesta primeira metade dos encontros previstos, foi realizar um movimento de *integração* da equipe (médicos e enfermeiras), a começar do compartilhamento da discussão em torno da construção da missão das policlínicas e das equipes de PSF. Esta discussão privilegiou dois eixos principais: *a)* a avaliação da assistência prestada, em particular a sua *eficácia* e a *efetividade*, tendo como referência, em um primeiro momento, o cuidado prestado aos grupos mais vulneráveis, tradicionalmente focados pela Programação em Saúde; *b)* a possibilidade de incorporação de um olhar mais "ampliado" sobre as NS de saúde, abrindo espaço para o tema da *humanização* à medida que o campo das necessidades menos "estruturadas" devessem também ser consideradas: necessidade de vínculo, de escuta, de compromisso com a resolubilidade, da responsabilização da equipe, para além da aplicação pura e simples de tecnologias "leves—duras" operadas em atenção primária à saúde.

O objetivo da *integração* aparentemente ia sendo alcançado, sendo mais visível a possibilidade das diretoras exercerem um papel mais dirigente em relação a toda a equipe.

O desafio, agora, era aprofundar o tema das NS de forma mais "palpável" para as equipes. Foi disto que se tratou no encontro seguinte.

♦ Quarto encontro (agosto de 1999): tentando revelar as "pessoas" reais e as complexas necessidades que existem em cada "paciente" atendido pelo serviço de saúde.

Este encontro teve como objetivo retomar o tema das necessidades de saúde, tanto para firmar melhor o conceito como para trazer a discussão mais próxima dos profissionais, estimulando-os a fazer uma reflexão sobre suas práticas cotidianas.

Para alcançar tal objetivo, foram apresentadas "histórias" (baseadas em casos reais, muito comuns em qualquer rede básica) de pessoas atendidas em determinada rede de saúde — que não era a de Chapecó — e com estas histórias ficava bem fácil discutir e ressaltar a importância da criação de vínculo, da escuta, da utilização da tecnologia de atenção correta na hora adequada e a construção da autonomia dos usuários como formas de qualificação da atenção, na perspectiva de defesa da vida. Foram usadas duas histórias diferentes para cada grupo: criança, mulher e adulto. Com o pessoal do PSF foi discutida uma história de cada grupo. No primeiro momento, os participantes liam as histórias, para depois fazerem uma reflexão com base em algumas questões: *a)* o que têm em comum as duas histórias?; *b)* quais as necessidades de saúde trazidas pelas pessoas apresentadas nas histórias?; *c)* quais destas necessidades foram atendidas pelas equipes e quais foram "deixadas de lado"? Por fim, quando o grupo estava mais "aquecido", com a discussão das histórias apresentadas, uma questão central era apresentada: considerando a forma como está organizada a atenção na rede básica de Chapecó, estas situações poderiam ocorrer aqui?

Uma vez que as histórias inicialmente apresentadas não eram de Chapecó, esperava-se obter certo "distanciamento" do grupo, que permitisse vivenciar as histórias pelo lado do usuário. Na comparação entre as duas histórias, esperava-se certo exercício de abstração, um reconhecimento das necessidades de saúde semelhantes em ambas as situações, por exemplo, a necessidade de vínculo ou a de construção da autonomia. Esperava-se, também, que as pessoas pudessem refletir sobre o quanto determinadas necessidades trazidas pelos usuários não são sequer percebidas pela equipe e acabam sendo "naturalizadas" como demanda por atendimento médico. Esperava-se, afinal, que as equipes pudessem fazer referências explícitas às suas práticas reais, de forma mais reflexiva e "sentida".

Os distintos grupos apresentaram distintas capacidade de abstração, mas afinal puderam fazer, claramente, reconhecimento de que muitas necessidades trazidas pelo usuário e *que poderiam ser trabalhadas pela equipe,* são simplesmente deixadas de lado. Houve reconhecimento, por todos, e pelos médicos com ênfase, de que a lógica da atenção na rede básica de Chapecó permitiria ou permite mesmo que situações como as relatadas possam estar acontecendo.

Todas as equipes foram instadas a responder, como forma de conclusão do encontro, a duas perguntas. A primeira delas: *o que seria determinante para o atendimento das NS das pessoas? A atitude profissional, as condições de vidas dos usuários, a forma de organização da assistência, a existência de recursos ou a integração da equipe?* Aqui foi interessante o alto grau de adesão dos cerca de dez grupos trabalhados à idéia de que *o fator determinante para o atendimento mais integral às NS era a atitude profissional!* A integração da equipe e a forma de organização da assistência eram vistos, mais do que a existência de recursos, como determinantes.

A segunda questão era: *quais recursos devem ser garantidos ou "controlados" pela equipe tendo em vista atender às NS?* As respostas apresentadas pelos grupos foram sistematizadas e classificadas do seguinte modo: *1)* o tamanho e a composição da equipe; *2)* o "conhecimento" ou os saberes operados pela equipe, em particular sua capacidade de operar tecnologias leves e leves—duras de atenção à saúde; *3)* o acesso aos meios diagnósticos (tecnologias duras) e terapêuticos; *4)* a "capacidade de organizar o trabalho" que poderia ser vista também como forma de "conhecimento": *4.1.* como se dá a integração da equipe; *4.2.* como se organiza o acesso dos usuários, em especial o agendamento; *4.3.* como se faz a combinação das ações curativas com as preventivas ou das individuais com as coletivas; *4.4.* como se usa o tempo (recurso muito escasso para certos profissionais); *4.5.* como se faz o planejamento e programação da unidade; *4.6.* como se registram os atendimentos prestados; *4.7.* como se gera e se utiliza a informação para avaliação do cumprimento da missão da unidade.

Esta definição mais abrangente de "controle de recursos" foi "recortada" e realçada pela coordenação do encontro para deixar mais claro que o controle de recursos vai mais além de que "condições de trabalho" e também para preparar reflexão mais profunda sobre o planejamento e gestão de serviços que seria feita no sexto e último encontro.

♦ Quinto encontro (setembro de 1999): indo fundo na discussão das necessidades de saúde ou o emocionado exercício da *alteridade.*

Este encontro foi organizado como continuação do anterior, com ênfase na utilização de dispositivos que permitissem "penetrar" ainda mais o mundo cotidiano dos profissionais de saúde, para que refletissem sobre suas práticas. Se na oficina anterior os "dispositivos" foram histórias de pacientes imaginários mas muito comuns na prática clínica, nesta, foram utilizados prontuários reais tanto de uma unidade básica pertencente a outro município como alguns de policlínicas de Chapecó. Neste encontro, os médicos do PSF se incorporaram às equipes de clínica médica. A proposta foi a de que os participantes atuassem como "auditores" dos prontuários apresentados.

Inicialmente, foram formados pequenos grupos para que os participantes pudessem manusear os prontuários trazidos de outro município e analisá-los de acordo com o roteiro de questões adiante apresentado. Considerando as necessidades de saúde de forma ampliada, avaliar o quanto o prontuário que você analisou permite dizer quais das seguintes necessidades foram identificadas e trabalhadas:
1) boas condições de vida[4]*; 2) oferecimento de todas as tecnologias para melhorar e prolongar a vida; 3) criação de vínculo com algum profissional ou com o serviço e 4) a construção da autonomia do paciente.*
É possível avaliar a qualidade do serviço conforme o prontuário analisado?
O prontuário poderia ser organizado e utilizado de outra forma que permitisse qualificar a atenção prestada?

No segundo momento, os grupos apresentavam suas discussões para um debate em plenário. Depois, num terceiro momento, reconstituíam-se os grupos para igual avaliação de prontuários de Chapecó, para depois se retomar a um debate em plenário.

Houve intensa participação de todos os profissionais nos três encontros, com realce quanto a especial interesse dos médicos que assumiam a condução da discussão nos grupos, retinham o prontuário nas mãos e apresentavam o resultado em plenário, muito mais do que nas vezes anteriores. Pode-se dizer que o

---

[4] Para cada grupo, foram salientadas e dados exemplos do que seriam estas "boas condições de vida", além de condições gerais como situação econômica, moradia, alimentação etc. Por exemplo: para as mulheres era importante ver se havia informações sobre vida sexual/afetiva, relação com o companheiro, se as gravidezes eram ou não desejadas; para as crianças era importante saber quem era o "cuidador" e suas características, a posição da criança na "estrutura familiar"; para os adultos importava saber se tinham uma ocupação, qual a situação econômica ou a sociabilidade dos aposentados e idosos etc.

contato com um instrumento tão familiar, *mas de outro serviço*, permitia a um tempo certo "distanciamento" para uma avaliação mais tranqüila, e por outro parecia conduzir os profissionais para uma reflexão que o conduzia ao âmago de suas práticas cotidianas. Nós, que assistíamos ao debate como coordenadores, tínhamos a sensação de que se estava conseguindo "tocar corações e mentes" dos médicos e das enfermeiras.

O que se relata, a seguir, são exemplos como a análise dos prontuários, com base na taxonomia das necessidades de saúde facilitou que os participantes avaliassem, de forma bem completa e abrangente, a qualidade da atenção prestada.

Caso 1: Paciente jovem, quatro gestações entre os 12 anos e os 17 anos, apesar de forte vínculo com a unidade básica de saúde (UBS). Em todas as gestações foi bem acompanhada, segundo os registros existentes. A necessidade não atendida, que o serviço não conseguiu atender, foi a de "construção da autonomia" da paciente, no sentido de ajudá-la a adotar, em razão de sua vida sexual e afetiva, o método anticonceptivo mais adequado, ou seja, poder decidir quando queria ou não ficar grávida. Assim, à proporção que a necessidade de ter "autonomia no modo de andar a vida" não é atendida, a paciente fica "refém" de fatos que não controla, não dispõe de seu próprio corpo e o serviço, é claro, se de um lado é inegavelmente bom (oferece pré-natal de boa qualidade...), de outro, não é capaz de ajudá-la a decidir *quando* quer engravidar.

Caso 2: Criança que nasceu de parto normal, a termo e em boas condições, teve 36 consultas pediátricas em nove meses, em nenhuma delas por algum problema mais "sério". Assim, apesar de o serviço oferecer bom atendimento (vacinar, fazer curva de crescimento e desenvolvimento etc.), deixa de atender uma necessidade básica desta criança que é a de ter um "cuidador", no caso a mãe, mais autônoma e menos dependente do serviço. Este tipo de comportamento muito dependente da mãe pode resultar em medicalização com tratamento medicamentoso irracional para a criança, tornando "patológico" um processo de desenvolvimento normal. Fica evidente que a UBS não consegue desenvolver estratégias para tornar a mãe mais cuidadora, mais autônoma.

Caso 3: Adulto hipertenso e diabético freqüenta há muitos anos o serviço. Pelas anotações do prontuário é possível ver que ele já "passou" por numerosos médicos. Não há vínculo claro com um profissional; ademais, muitas "tecnologias" de atenção a estes riscos específicos (eletrocardiograma, fundoscopia etc.) não foram oferecidas no momento certo. Não há notas quanto a hábitos pessoais e nem sobre orientações. Assim, não obstante o paciente "consumir" muitas consultas e medicamentos, é possível dizer que recebe um atendimento fragmentado, sem integralidade e, provavelmente, com menos potência para melhorar e prolongar sua vida.

Após a análise dos prontuários, o grupo expressava forte consenso em relação a alguns pontos:
1. É possível avaliar a qualidade de um serviço conforme a excelência de seus prontuários, e um corolário: uma boa estratégia para que um serviço se qualifique é aprimorar os seus prontuários.[5] No caso concreto da SMS de Chapecó, foram apontadas as seguintes medidas:
   a) Adotar uma "folha de rosto" para anotação de dados sobre antecedentes e condições de vida do usuário, a ser atualizada de forma regular (tarefa para a direção superior da SMS).
   b) Adotar uma sistemática mais organizada e seqüencial para os registros nos prontuários (tarefa para as diretoras desenvolver junto das equipes).
   c) Adotar um conteúdo mínimo de anotações, obtido por consenso com os médicos participantes: queixa principal, anamnese dirigida, achados positivos do exame físico, hipótese diagnóstica, condutas, carimbo e assinatura do médico (tarefa para as diretoras em parceria com os médicos).

2. Além de o prontuário poder ser melhor organizado, também pode e deve ser *utilizado* de forma melhor, isto é, ser apropriado pela equipe como dispositivo analisador da qualidade. O prontuário deixa de ser pensado apenas como "amontoado de

---

[5] Especialmente nos serviços ambulatoriais nos quais o vínculo se dá com o serviço e não com um profissional específico, a qualidade dos prontuários é fundamental e indispensável para garantir a integralidade no cuidado do paciente.

folhas dentro de um envelope". O prontuário pode e deve adquirir vida no espaço de encontro das equipes. Os prontuários podem revelar muitas coisas e funcionar como um poderoso dispositivo para a integração da equipe e a humanização do atendimento.

3. Uma última recomendação é a adoção, sempre que necessário, de certas "fichas-síntese" de dados para visualização mais rápida e facilitada de dados sobre os pacientes, como por exemplo, resultados de glicemia, esquemas terapêuticos etc., desde que estas "fichas-síntese" não sejam "competitivas" com o registro das anotações mínimas.

O que poderia ser dito deste encontro, pelo menos olhado do "lugar" da coordenação, é que houve intensa mobilização dos profissionais, particularmente entre os médicos. Em todos os grupos de trabalho, quem retinha os prontuários nas mãos eram estes profissionais, que praticamente "puxavam" a discussão, se comoviam, opinavam, se indignavam, se mostravam surpresos, entre outras coisas, com algo aparentemente simples: como os prontuários, tantas vezes vistos como mero ritual burocrático, anônimo, feitos de forma fragmentada, não seqüencial, com pouco cuidado, neste momento era poderoso dispositivo para revelar um mundo real, habitado por pessoas portadoras de carências, desejos, necessidades em suma. Mais do que isto, os prontuários, de alguma forma, permitiam revelar como haviam sido estes encontros entre o usuário e o trabalhador e o quanto, neste encontro, se havia realizado (ou não) uma escuta mais cuidadosa, comprometida, produtiva e resolutiva. Parecia-nos, também (olhando, reiteramos, do "lugar" de coordenadores do encontro), que neste momento havia como que um *encontro* da equipe, uma horizontalização de relações, uma certa cumplicidade, algo que não seria demais ousado chamar de nascimento de um sujeito mais coletivo, mais compromissado com o outro (o outro, colega de trabalho; o outro, usuário) : um belo exercício de alteridade. Neste momento, nós que atuávamos na coordenação do encontro (os consultores e membros da equipe de nível central), de alguma forma partilhamos a sensação ou a emoção de que o *nome* do programa, com base na idéia de *integração* e *humanização*, afinal se mostrava adequado, pertinente para aquele momento da vida institucional e mais, os dispositivos testados, construídos no percurso do programa tinham se revelado potentes e agenciadores. Estamos ousando partilhar com o leitor estas impressões "subjetivas", não quantificáveis, não capturáveis por indicadores "objetivos" de avaliação, por estarmos seguros de que esta situação imponderável, estes movimentos sutis, estas "vibrações", estes campos de emoção e revelação que emergem destes encontros intersubjetivos de sujeitos em ação, são poderosos movimentos instituintes, resignificantes, reconstrutores de "realidades, (re)criadores das organizações nas quais vivem os homens.

De alguma forma, os pontos "acordados", de modificações "formais e instrumentais" (modificações nos prontuários, na forma de registro, na inauguração de novos rituais de conversação e encontro, entre outras coisas), consensualmente acertados, podem ser vistos como indicação de que as relações entre as pessoas que compunham aquelas equipes agora se estabeleciam em outro degrau.

♦ Sexto e último encontro (outubro de 1999): definindo, coletivamente, diretrizes para a humanização dos serviços.

O objetivo do sexto encontro, que encerrava o programa, era a definição de *"diretrizes para humanização do atendimento na rede básica de Chapecó"*, com base em ampla participação das equipes que atuam na rede. Esta última oficina teve a duração de cinco horas e contou com todos os médicos e diretoras que haviam participado do programa, não mais separados em áreas relativas a criança, mulher e adulto.

No primeiro momento, foi solicitado aos participantes que descrevessem a policlínica mais desumanizada bem como a mais humanizada que pudessem imaginar. Seriam, portanto, duas policlínicas idealizadas, pelas quais pudessem construir "tipos ideais" de funcionamento polares para uma unidade. Dois grupos "criaram" uma policlínica humanizada e um grupo se encarregou de "criar" o que considerariam uma policlínica desumanizada. Em plenário foi feita a apresentação e discussão dos trabalhos de grupo. O que se esperava, nesta etapa da oficina, era que o grupo fosse capaz de trabalhar o conceito de "policlínica humanizada" da maneira mais abrangente possível, considerando o atendimento às necessidades de saúde da forma ampliada: do bom acolhimento à resolubilidade dos problemas dos usuários, da criação do vínculo à consideração das condições de vida como determinantes das condições de saúde. Esta discussão foi um aquecimento para o momento seguinte, desencadeado com a solicitação de que os participantes, organizados em três grupos, descrevessem os aspectos humanizados e desumanizados presentes na rede básica (realmente existente) de Chapecó. A síntese dos trabalhos de grupo está no seguinte Quadro:

Aspectos humanizados da rede básica de Chapecó	Aspectos desumanizados da rede básica de Chapecó
Grupo I Bom índice de resolubilidade Prioridades no atendimento Ações preventivas: SISVAN, visita domiciliar, gestantes, recém-nascido de risco etc. O pronto-atendimento no centro da cidade Bom relacionamento entre as equipes	Grupo I Entraves burocráticos Falta de medicações Dificuldade de acesso a especialistas Falta de relação policlínica—hospital Fila de madrugada
Grupo II Agendamento Boa relação médico-paciente Descentralização de coleta do laboratório Comprometimento da equipe	Grupo II Consultas-relâmpago Falta de medicamentos Dificuldade de acesso a especialistas "Paciente iô-iô" (informações incompletas)
Grupo III Maior vínculo e acolhimento Maior número de consultas Programas Trabalho em equipe	Grupo III "Paciente iô-iô" Demoras nos encaminhamentos Burocracia

Diante destas características da rede, foram propostos três blocos de estratégias para humanização da rede, agrupadas da seguinte forma:

a) *Estratégias para melhorar a relação das policlínicas com o Hospital e especialidades:*
Realizar atendimento às gestantes e recém-nascido de risco.

Incrementar contratos com especialistas (já existentes).
Plantão obstétrico presente no Hospital 24 horas.
Estabelecimento de referência e contra-referência (plantões e internações).
Melhorar a contra-referência com especialistas.
Tornar disponível maior número de consultas por especialistas.

b) *Estratégias para acabar com as consultas-relâmpago e melhorar a relação com os usuários na policlínica:*
Realizar anamnese completa.
Escutar o paciente.
Respeitar o número de consultas.
Acordo entre as equipes.
Educação da comunidade atendida.

c) *Estratégias para acabar com as filas nas policlínicas:*
Fazer parcerias com os conselhos locais de saúde.
Dar responsabilidade aos conselhos locais de saúde.
Ampla divulgação junto dos conselhos locais de saúde.
O nível central deve dar condições para realizar as propostas.
Agrupar pacientes crônicos e repetitivos.
Criar equipe específica de atendimento, com psicólogo e assistente social.

Estes encaminhamentos apresentados pelos participantes merecem alguns comentários e indicações de desdobramentos:

O primeiro bloco de estratégias que diz respeito as relações das policlínicas com níveis de maior complexidade do sistema, por tratarem de problemas há muito conhecidos mas de difícil enfrentamento, poderiam ser tratados por um grupo-tarefa constituído por técnicos do nível central (em particular da Avaliação e Controle) e representantes do nível local para o encaminhamento de estratégias mais concretas e muito mobilizadoras de poder, incluindo novas relações com o Hospital. São estratégias que tratam da articulação dos serviços básicos com os outros níveis de atenção.

As estratégias da humanização deveriam ser trabalhadas, necessariamente, de forma descentralizada pelas equipes locais e traduzidas em "planos de humanização", que foram posteriormente elaborados, no início de 2000, de novo com o apoio da consultoria do programa, envolvendo cada uma das equipes das UBS.

O tema da humanização deveria ser incorporado como tema recorrente do fórum de gerentes e se constituir no eixo de intervenção estratégica da Secretaria de Saúde de Chapecó.

Conclusões

Da mesma forma como se comentou em relação ao programa para os médicos, encontros de "integração e humanização" não podem ser avaliados por resultados "objetivos" e imediatos que possam ser capturados de forma direta. É claro que havia indicações — mais do que "indicadores" — do "êxito" do programa: as avaliações feitas pelos participantes tanto em momentos formais como informais e, sobretudo, a grande adesão dos participantes às dinâmicas das várias oficinas. Ademais, cremos que não seria impróprio ressaltar alguns "ganhos" que podem ser vistos como desdobramentos do programa:

a) a apropriação pelas equipes de um conceito mais operacional de qualidade do serviço, vinculado ao tema das necessidades de saúde;

b) a criação e apropriação de um conjunto de indicadores com boa potência para avaliar a qualidade da atenção prestada;

c) definição consensual de outros dispositivos de gestão que propiciassem a continuidade dos debates reflexões realizados nos encontros;

d) maior aproximação entre o nível central da Secretaria e as equipes locais;

e) exercício de um papel mais de liderança e legitimação das coordenadoras no desenvolvimento do programa.

Bibliografia

Cecilio LCO, Matsumoto NF. Uma taxonomia operacional de necessidades de saúde; 1999 [não publicado].
Matsumoto NF. A operacionalização do PAS de uma unidade básica de saúde do município de São Paulo analisada sob o ponto de vista das necessidades de saúde [Tese de Mestrado]. São Paulo: Escola de Enfermagem da Universidade de São Paulo; 1999.

Merhy EE. Em busca do tempo perdido: a micropolítica do trabalho vivo em saúde. In: Merhy EE, Onocko R (orgs.) Agir em Saúde: um desafio para o público. São Paulo: Hucitec; 1997. p. 71-112 (Saúde em Debate 108).

Stotz EN. Necessidades de Saúde: mediações de um conceito [Tese de Doutorado]. Rio de Janeiro: Escola Nacional de Saúde Pública da Fundação Oswaldo Cruz; 1991.

Capítulo 15

POLÍTICA MUNICIPAL DE MEDICAMENTOS E ASSISTÊNCIA FARMACÊUTICA

FÁTIMA LIVORATO

ENFOQUE GERAL

A QUESTÃO MEDICAMENTOS está na ordem do dia, e se tornou tão complexa que pela terceira vez na década de 90 (em total de sete desde 1961) instalou-se Comissão Parlamentar de Inquérito (CPI) no Congresso Nacional, encerrada em maio deste ano. A população assistiu, estarrecida, depoimentos que lhe informaram está sendo tratada como otária: induzida ao consumo dos chamados medicamentos "BOs — bons para otários", sistema de bonificação ao balconista de farmácias que resulta na "empurroterapia"; apareceram denúncias de superfaturamento de laboratórios produtores etc; enfim, os usuários estão com a impressão de estarem sendo enganados. Em 1998 houve o escândalo dos medicamentos falsificados — anticoncepcionais orais, antibióticos, e até de um produto para tratamento de câncer de próstata. É o consumidor brasileiro sendo lesado tanto no bolso quanto pela qualidade dos produtos. O país vive este caos na questão de medicamentos apesar de ter situação considerada satisfatória sob o aspecto legal[1]: ocorre que a legislação não se cumpre.

Qualquer tipo de lesão ao consumidor é crime, mas no caso de medicamentos é muito mais grave, pois está em jogo a vida de pessoas e, sem dúvida, a população está cada vez mais atenta, exigindo atos concretos das autoridades competentes para mudar esta situação.

Além das questões mencionadas, "casos de polícia", outro aspecto geral a ser considerado diz respeito a utilização de medicamentos. Afirma Suely Rozenfeld[1] "Os estudos de utilização de medicamentos realizados mundialmente permitiram traçar um panorama no qual aparecem distorções comuns à maioria dos países: abundância de produtos desnecessários ou com potencial tóxico inaceitável; prescrição irracional; automedicação(quimização) e outras. Tais desvios decorrem, em última instância, do caráter lucrativo da atividade industrial na produção e afetam as condutas nas áreas de ensino, prescrição e consumo". Para transformar esta situação é necessário uma mudança cultural e um processo educativo contínuo, além de se ter um órgão regulador ou de vigilância nacional que controle de forma eficaz tudo que abrange medicamentos. É importante ressaltar que este quadro de certo modo é mais sério nos países do terceiro mundo.

Para se ter uma idéia do poder econômico que envolve a questão de medicamentos no país, e para avaliar a magnitude do problema que se enfrenta, nas décadas de 70 e 80, a indústria farmacêutica instalada no Brasil cresceu 304%[2]. Além disso, o volume de vendas por classe terapêutica está concentrado em poucas empresas multinacionais, uma situação real de oligopólio.

Apesar deste quadro desanimador, é inegável a contribuição dos medicamentos à saúde da população desde que haja a promoção de seu uso racional, uma proposta difundida pela Organização Mundial da Saúde(OMS)[3].

A OMS, em meados da década de 70, introduziu o conceito de medicamentos essenciais os quais servem para satisfazer necessidades de atenção à saúde da maior parte da população, estando disponíveis em quantidades suficientes e nas formas farmacêuticas adequadas. Em 1977, a primeira lista modelo de medicamentos essenciais tinha 200 produtos, de segurança e eficácia comprovadas e com qualidades terapêuticas bem definidas. Em dezembro de 1999 divulgou-se a 11.ª versão da lista modelo com 308 princípios ativos que compõem 536 produtos. No Brasil, a primeira lista de medicamentos básicos foi elaborada em 1971 e a Relação Nacional de Medicamentos Essenciais (RENAME) em 1980. Está em vigência a RENAME de abril de 1999[5], de acordo com os seguintes critérios:

"1. medicamentos de valor terapêutico comprovado, com suficientes informações clínicas na espécie humana e em condições controladas, sobre a atividade terapêutica e farmacológica;
2. medicamentos de baixa toxicidade;
3. medicamentos de composição perfeitamente conhecida, com somente um princípio ativo, excluindo-se, sempre que possível, as associações;
4. medicamentos pelo nome do princípio ativo, conforme a Denominação Comum Brasileira — DCB — e, complementarmente, conforme Denominação Comum Internacional (DCI);
5. medicamentos que disponham de informações suficientes sobre a biodisponibilidade e características farmacocinéticas;
6. medicamentos estáveis nas condições de estocagem e uso;
7. medicamentos de menor custo de aquisição, armazenamento, distribuição e controle, resguardada a qualidade;
8. medicamentos cujo custo de tratamento/dia e o custo total do tratamento sejam inferiores, resguardada a qualidade;
9. formas farmacêuticas, apresentações e dosagem, considerando: a) comodidade para administração aos pacientes; b) faixa etária; c) facilidade para cálculo da dose a ser administrada; d) facilidade de fracionamento ou multiplicação das doses;
10. medicamentos que supram as necessidades da maioria da população".

A ASSISTÊNCIA FARMACÊUTICA DO SUS EM CHAPECÓ

Até 1996, a Secretaria Municipal de Saúde não trabalhava com lista de medicamentos padronizados; a assistência farmacêutica contava com um farmacêutico com jornada de 30 horas semanais, a dispensação de medicamentos era feita de forma centralizada, poucas unidades dispensavam medicamentos. Naquele ano a Secretaria investiu cerca de R$400.000,00 na compra de medicamentos.

Uma avaliação preliminar em janeiro de 1997 mostrou a necessidade de se aumentar recursos em assistência farmacêutica, quer seja em pessoal quer na aquisição de medicamentos, ou seja, era necessário rever a questão e instituir

185

uma política de medicamentos bem definida e eficaz para aumentar a resolubilidade da rede pública municipal. Ficou evidente a necessidade de estabelecimento de lista de medicamentos essenciais, de informatização do setor e descentralização da dispensação de medicamentos para todas as unidades de saúde.

De 1997 até 2000 houve aumento do quadro de pessoal, após concurso público, com nomeação de farmacêuticos, e atualmente a Secretaria dispõe de três farmacêuticos com jornadas que totalizam 120 horas semanais para a área de assistência farmacêutica, portanto um aumento de 400%.

Neste período houve investimento com mudança de instalações para armazenamento de medicamentos, o que permitiu até o controle de temperatura ambiental. Em 1998 e 1999 foram gastos cerca de R$1.300.000,00 a cada ano para a compra de medicamentos, ou seja, aumento da ordem de 325%, com relação a 1996.

O processo de construção da política municipal de medicamentos, incluindo a assistência farmacêutica a partir de janeiro de 1997, foi orientado de acordo com a seguinte diretriz: "garantir medicamentos básicos para pacientes atendidos na rede pública", conforme as diretrizes do Plano Municipal de Saúde[6] aprovado pelo Conselho Municipal de Saúde, mediante os seguintes princípios:

1. Elaboração de lista de medicamentos essenciais com base na RENAME e nas características epidemiológicas do município.

2. Estabelecimento de medidas que garantam o suprimento, de forma regular e contínua, de medicamentos padronizados.

3. Aquisição, além de medicamentos padronizados, outros considerados imprescindíveis para a recuperação da saúde do usuário.

Padronização de medicamentos

A primeira medida tomada em 1997 para a elaboração da lista padronizada de medicamentos foi compor uma equipe técnica — dois médicos e um farmacêutico — responsável pelo processo. Esta comissão consultou os médicos que dão assistência direta aos usuários da rede pública municipal das áreas de clínica médica, pediatria, ginecologia-obstetrícia, programa de saúde da família e cardiologia e também a coordenadora da área de enfermagem à época, responsável pelo programa de saúde da mulher. Diversos médicos também colaboraram para a elaboração da lista de medicamentos que desse modo foi padronizada.

Com o resultado da consulta e considerando a RENAME, em seguida fez-se análise de custo—benefício para cada medicamento. É importante dizer que esta decisão política da Secretaria de garantir os medicamentos padronizados aos pacientes atendidos na rede pública significou um grande investimento e que a Secretaria deixou de aplicar recursos em outras áreas para atingir este objetivo.

A primeira versão da lista contou com 117 itens, sendo 83 medicamentos básicos (71%), disponíveis em todas as unidades da Secretaria, 15 itens (13%) de psicotrópicos e 16% do total dos itens foi reservado para medicamentos de alto custo constantes dos programas desenvolvidos na Secretaria.

Nos últimos três anos a lista foi incorporando itens em razão de novos programas e serviços, como o de Pronto Atendimento em agosto de 1999 e o Serviço para assistência de adultos portadores de doenças mentais, em abril de 2000.

Atualmente a lista de medicamentos tem 215 itens fixos, organizados em cinco categorias diferentes (básicos, psicotrópicos, alto custo/programas, urgências e de uso restrito) e distribuídos da seguinte maneira:

1. medicamentos básicos: 140 (disponíveis e dispensados em todas as unidades)

2. psicotrópicos: 40 (dispensados na farmácia central pelo farmacêutico; estão aqui incluídos anticonvulsivantes, antipsicóticos, ansiolíticos, derivados da morfina etc.)

3. alto custo/especializados: 23, prescritos por especialistas e com utilização mediante um processo: visita domiciliar pelo setor de serviço social, justificativa médica em impresso para solicitação de medicamentos de dispensação excepcional e avaliação por médico autorizador. Exemplificando, um hipoglicemiante oral padronizado faz parte da lista básica, ao passo que a insulina humana é pouco utilizada. Os pacientes que precisam utilizá-la são acompanhados no ambulatório de especialidades. A insulina humana está classificada como medicamento de alto custo / especializado.

4. urgências: 12 itens.

5. medicamentos de uso restrito: seu número é variável e requer a abertura de processos para a dispensação.

A título de comparação, em Campo Grande (MS), em 1995, a lista de medicamentos essenciais contava com 124 itens[7].

Quanto aos medicamentos para tratamento de doenças sexualmente transmissíveis (DST), a Secretaria adotou critérios do Ministério da Saúde e o abastecimento das unidades depende da notificação de casos em ficha própria.

Além desta organização, a lista é apresentada por ordem alfabética e por 28 grupos farmacológicos (por exemplo: anticonvulsivantes, anti-hipertensivos, hipoglicemiantes etc.), com concentração, forma de apresentação e código correspondente.

A Secretaria tem feito todos os esforços para garantir o abastecimento das unidades de acordo com a padronização, notadamente para os medicamentos de uso contínuo para portadores de doenças crônicas, caso da hipertensão arterial, e anticoncepcionais hormonais orais que também não podem ter utilização interrompida.

A padronização de medicamentos é um dos pilares da Assistência Farmacêutica, mas não um fim em si mesmo. É um processo dinâmico e deve idealmente contar com a participação de todos os profissionais envolvidos na assistência. Dessa forma, contribui para que se apliquem melhor os recursos financeiros e uma política de medicamentos eficiente. Além disso, em Chapecó a padronização permite atender o princípio da universalidade de acesso pois os medicamentos se tornam disponíveis a todos os usuários do Sistema Único de Saúde (SUS).

Excepcionalmente a Secretaria fornece medicamentos não padronizados, para situação grave, mas sempre na dependência de disponibilidade financeira. Nestes casos, o médico que prescreveu também preenche a solicitação de medicamentos de dispensação excepcional, com justificativa e comprovações diagnósticas. O paciente é encaminhado inicialmente para o plantão do Setor de Serviço Social, posteriormente o pedido é avaliado por médico autorizador quanto a gravidade do caso e se o tratamento é imprescindível. É importante ressaltar que o fornecimento de medicamentos de dispensação excepcional, de alto custo, é de responsabilidade da Secretaria de Estado da Saúde de Santa Catarina pois as atribuições nestes casos não foram transferidas para o âmbito do município.

LISTA DE MEDICAMENTOS COM BASE NAS CARACTERÍSTICAS EPIDEMIOLÓGICAS DO MUNICÍPIO

A lista de medicamentos foi estabelecida com base na situação epidemiológica do município e nos programas de atenção a saúde em desenvolvimento, conforme recomendação da OMS, e também de acordo com o Art.7.º inciso VII da Lei 8.080, de 19 de setembro de 1990 (Lei Orgânica da Saúde): "utilização da epidemiologia para o estabelecimento de prioridades, a alocação de recursos e a orientação programática".

O Plano Municipal de Saúde também orientou quanto a padronização de medicamentos. Isto significa que devem ter prioridade as doenças de maior risco para a população e as medidas preventivas de maior repercussão. De acordo com o Perfil Epidemiológico da Mortalidade de Chapecó — Dados de 1997, a primeira causa de morte do município são as doenças do aparelho circulatório, sendo a hipertensão arterial a principal causa deste grupo de enfermidades. Além de contribuir para a mortalidade, a hipertensão não controlada evolui com complicações importantes e graves como acidentes vasculares cerebrais e insuficiência renal (grande parte dos pacientes em tratamento de hemodiálise são portadores de insuficiência renal em conseqüência de hipertensão arterial). São doenças incapacitantes que diminuem a qualidade de vida dos pacientes.

Sendo o programa de controle de hipertensão arterial uma das ações prioritárias da Secretaria, a garantia do tratamento medicamentoso pelo SUS é fundamental para que ocorra o efetivo controle da doença, com vistas na redução da mortalidade e das seqüelas da hipertensão arterial.

Diante do exposto, a Secretaria padronizou os medicamentos anti-hipertensivos, tanto básicos como de alto custo, e tem garantido o fornecimento para todos os pacientes portadores de hipertensão arterial de natureza leve, moderada ou grave, cadastrados no programa de controle da doença nas unidades de saúde. O grupo de medicamentos anti-hipertensivos representa a maior parcela de recursos financeiros gastos pela Secretaria, na compra de medicamentos.

Outra enfermidade que tem importância epidemiológica é o diabetes *mellitus*, que também conta com importante aplicação de recursos da Secretaria, tanto em pessoal quanto em garantia de medicamentos.

Além dos programas de controle da hipertensão arterial e do diabetes, que envolvem notadamente a saúde da população adulta, e assistência às doenças mais freqüentes dos adultos, a Secretaria desenvolve programas voltados para assistência integral à saúde da criança e da mulher (incentivo ao aleitamento, vigilância do recém-nascido de risco, acompanhamento do crescimento e desenvolvimento, combate as carências nutricionais, pré-natal, planejamento familiar, controle de doenças sexualmente transmissíveis etc.).

Para prestar esses atendimentos, foram também padronizados medicamentos para estes programas preventivos (por exemplo, os contraceptivos orais para o planejamento familiar) e para o tratamento ambulatorial de doenças comuns de crianças, mulheres e adultos em geral. Com este enfoque a Secretaria está realizando a assistência integral preventiva e curativa nas suas unidades de saúde.

AQUISIÇÃO DE MEDICAMENTOS

A Secretaria adquire prioritariamente medicamentos produzidos pelos laboratórios farmacêuticos públicos, a saber: Fundação para o Remédio Popular (FURP) da Secretaria de Estado da Saúde de São Paulo, Far-Manguinhos (Laboratório de Tecnologia em Fármacos da Fundação Oswaldo Cruz) no Rio de Janeiro e LAFESC (Laboratório Farmacêutico do Estado de Santa Catarina). A Secretaria compra medicamentos dessas empresas mediante contrato ou compra direta.

Para a aquisição de medicamentos não produzidos por laboratórios públicos ou que temporariamente não podem fornecê-los, a Secretaria obedece às leis de licitação, e tem comissão nomeada para esta finalidade, com apoio técnico de farmacêuticos e médicos. O edital de licitação serve para informar aos fornecedores o tipo de produto que se quer adquirir e as normas utilizadas no processo para compra de medicamentos são extremamente exigentes. É obrigatório o registro junto do Ministério da Saúde e apresentação de laudo de análise técnica do lote do medicamento a ser entregue, assinado pelo farmacêutico responsável e pela empresa fabricante, no momento da entrega, sem o qual o produto não é recebido. Estas medidas têm garantido a qualidade dos medicamentos adquiridos pela Secretaria. Com essas medidas embora tenha ocorrido em 1998 várias denúncias de falsificação de medicamentos no país, não houve medicamentos falsos distribuídos nas unidades municipais de saúde de Chapecó.

O controle de estoque tem facilitado o planejamento das compras com vistas em não interromper o abastecimento.

PROGRAMA INFORMATIZADO, ABASTECIMENTO E DISPENSAÇÃO

Em agosto de 1997 estabeleceu-se a informatização do programa de assistência farmacêutica, até para a atualização de estoque das unidades de dispensação descentralizadas, com ligação em rede, de tal forma que o almoxarifado central tem informação do estoque das unidades e pode fazer abastecimento sem necessidade de pedido. Inicialmente houve dificuldades e resistências para este desenvolvimento e somente a partir de julho de 1999 o programa obteve êxito.

Atualmente as unidades digitam diariamente todas as saídas de medicamentos e são abastecidas a cada 15 dias ou 30 dias, dependendo do porte da unidade e da capacidade de estoque do dispensário. Existe um cronograma de abastecimento de tal forma que a unidade sabe a data que receberá medicamentos. O almoxarifado também abastece em situações excepcionais quando há necessidade, fora da data programada, desde que haja justificativa.

Até 1997 a dispensação de medicamentos era feita basicamente de forma centralizada. A partir daquele ano a Secretaria descentralizou a dispensação, instalou dispensários de medicamentos em todas as unidades de saúde, com disponibilidade de medicamentos essenciais. Somente psicotrópicos e medicamentos de alto custo/especializados são dispensados de forma centralizada.

Em março de 1999, os farmacêuticos realizaram supervisão em todos os dispensários de medicamentos, mediante um roteiro específico, para avaliar o processo de abastecimento. Esta supervisão apontou para necessidade de mudanças nas unidades, no almoxarifado e produziu reformulação na organização da assistência farmacêutica em geral. Apontou ainda a necessidade de capacitar os profissionais das unidades de saúde para as questões que envolvem a assistência farmacêutica no nível local.

As dificuldades dos profissionais das unidades de saúde de operar o programa informatizado ficou evidente na supervisão. Este problema resolveu-se com a elaboração de manual simplificado de operação e de treinamento dos profissionais logo após a supervisão.

Para qualificar o processo de dispensação de medicamentos na rede pública municipal em novembro de 1999 os profissionais da área de enfermagem (enfermeiras, técnicas e auxiliares), lotados nas unidades de saúde, realizaram curso sobre normas e procedimentos para dispensação de medicamentos em ambulatórios, fundamentado em material didático[8] com o seguinte conteúdo:
1. A assistência farmacêutica da Secretaria Municipal de Saúde de Chapecó — enfoque geral;
2. Conceitos básicos;
3. Formas farmacêuticas, estabilidade de medicamentos e vias de administração;
4. Dispensação;
5. Processo de dispensação de medicamentos;
6. Organização de dispensários ambulatoriais; recebimento de medicamentos; controle de estoque e de validade;
7. Recomendações ao dispensador;
8. Tabela de interação de medicamentos.

FINANCIAMENTO DA ASSISTÊNCIA
FARMACÊUTICA EM CHAPECÓ

Quanto ao financiamento para promover a assistência farmacêutica, a Secretaria utilizou recursos próprios do Fundo Municipal de Saúde (FMS)até abril de 1999, quando o Ministério da Saúde iniciou o repasse de um duodécimo mensal de R$1,00 / habitante/ano destinado a assistência farmacêutica básica.

Em 1996 a Secretaria Municipal de Saúde investiu aproximadamente R$400.000,00 na aquisição de medicamentos. Em 1997 a Secretaria ampliou os investimentos em 260% em relação ao ano anterior, aplicando R$1.063.668,80. Em 1998 foram investidos R$1.342.663,98 do FMS para aquisição de medicamentos, com média mensal de R$111.888,66 (Relatório de Despesa de Medicamentos / SMS / janeiro a dezembro de 1998).

Considerando que em 1998 a população de Chapecó era de 140.029 habitantes, segundo o IBGE, foram gastos R$9,58 por habitante por ano em fornecimento de medicamentos. Até este ano não houve repasse de recursos financeiros de outras esferas de governo, para aquisição de medicamentos, para o FMS.

Em 1999, o Ministério da Saúde estabeleceu critérios para qualificação dos municípios e estados ao incentivo à Assistência Farmacêutica Básica e definiu valores a serem transferidos, pela Portaria 176^9 de 8 de março de 1999. Os valores estabelecidos foram de R$2,00 por habitante por ano, sendo R$1,00 do Ministério da Saúde, R$0,50 do Estado e R$0,50 do Município.

De acordo com esta portaria, o município de Chapecó investiu em 1998 praticamente vinte vezes mais em medicamentos do que se estabeleceu. A recomendação é de R$0,50 e foram gastos R$9,58, com recursos exclusivos do FMS.

A partir de abril de 1999, o FMS passou a receber mensalmente a fração de 1/12 do valor correspondente a R$1,00 por habitante do Ministério da Saúde, ou seja R$11.669,08. O valor repassado representa cerca de 10% do valor médio mensal de R$111.888,66 que a Secretaria gasta em medicamentos.

Em 1999 a Secretaria gastou R$1.663.515,40 em medicamentos. Do total deste recursos aproximadamente R$120.000,00 foram repassados pelo Ministério da Saúde como incentivo para a Assistência Farmacêutica, ou seja, a Secretaria gastou R$1.443.515,40 de recursos próprios, mantendo o gasto em medicamentos em valores *per capita*, pois a população estimada de 1999 foi de 145.000 habitantes.

Gastos com aquisição de medicamentos no Programa de Assistência Farmacêutica, Secretaria de Saúde de Chapecó, 1996-1999.

Ano	Valores
1996	R$ 400.000,00
1997	R$1.063.668,80
1998	R$1.342.663,98
1999	R$1.663.515,40

Embora a Secretaria tenha aumentado o gasto em assistência farmacêutica na ordem de 400%, de 1996 para 1999, assim mesmo algumas entidades e pacientes individualmente recorreram ao Ministério Público denunciando a Secretaria por não fornecer medicamentos, *vide* Capítulo 16.

Cumprindo as responsabilidades como gestor municipal

Aprovado pela Comissão Intergestores Tripartite do Sistema Único de Saúde e pelo Conselho Nacional de Saúde, o Ministério da Saúde divulgou o documento Política Nacional de Medicamentos preparado pela Secretaria de Políticas de Saúde, segundo a Portaria GM n.º 3.916[10] de 30 de outubro de 1998. Entre outras questões, o documento definiu medicamentos essenciais: "são aqueles produtos considerados básicos e indispensáveis para atender a maioria dos problemas de saúde da população". Além disso, a portaria estabelece as responsabilidades dos gestores federal, estaduais e municipais.

Em Chapecó, em fins de 1999, a Secretaria Municipal de Saúde instituiu uma política de medicamentos de tal forma que cumpre integralmente as atribuições estabelecidas para o município de acordo com a política nacional de medicamentos.

A lei dos genéricos

A Secretaria Municipal de Saúde de Chapecó considera fundamental para o SUS que a política de medicamentos genéricos torne-se uma realidade. É necessário que todos os interessados — comunidade, profissionais da saúde e autoridades — lutem incansavelmente para que os medicamentos genéricos sejam comercializados com segurança no país.

Sem dúvida, a lei dos medicamentos genéricos beneficia os usuários/consumidores que passam a ter opção pelo medicamento mais barato com igual qualidade. Também beneficia os profissionais da saúde — médicos, farmacêuticos e odontólogos — uma vez que traz segurança nas prescrições, que podem se concentrar em um número menor de medicamentos.

Haverá barateamento do preço, estimado de 30% a 40%, o que com certeza facilitará aquisição direta pelos usuários e para os órgãos públicos que fornecem medicamentos. Será possível comprar mais medicamentos com igual recurso financeiro.

Para que a lei saia do papel e traga os benefícios previstos é fundamental uma mudança cultural da população e dos profissionais da saúde, particularmente médicos, os maiores prescritores, que não se devem deixar seduzir pelo *marketing* da indústria farmacêutica. É necessário também resgatar a importância da Vigilância Sanitária de todas as esferas de governo, notadamente do nível federal, para garantir a qualidade dos medicamentos genéricos e assim ao ter credibilidade, sejam cada vez mais utilizados.

CONCLUSÃO

A Secretaria Municipal de Saúde de Chapecó avalia que acertou quando tomou como decisão política garantir medicamentos essenciais para todos os pacientes atendidos na rede pública, em lugar de fazer outros investimentos. Esta medida melhorou a resolubilidade do atendimento e aumentou a adesão do tratamento por pacientes, especialmente dos portadores de doenças crônicas.

A título de exemplo, com R$94.000,00 a Secretaria construiu uma unidade de saúde. Com o investimento de 1999 em medicamentos da ordem de R$1.650.000,00 poderia ter construído dezesseis novas unidades no ano.

A equipe dirigente do nível central da Secretaria entendeu que não adiantaria somente construir novos prédios ou aumentar a oferta de atendimento com a contratação de mais médicos, dentistas, profissionais de enfermagem e outros. Esta aplicação de recursos é necessária mas uma assistência farmacêutica racional é fundamental para que de fato se possa melhorar os indicadores de saúde do município.

Finalmente, um pilar da assistência farmacêutica em Chapecó é o respeito pelo princípio da eqüidade do SUS. Além disso, o acesso é igualitário, com única porta de entrada.

REFERÊNCIAS BIBLIOGRÁFICAS

[1] Laporte J-R, Tognoni G, Rozenfeld S. Epidemiologia do Medicamento: Princípios Gerais. São Paulo-Rio de Janeiro: Hucitec/Abrasco; 1989. p. 21-41 (Saúde em Debate 26).
[2] Martinez MN. Setor Farmacêutico: desenvolvimento tecnológico. Brasília: Secretaria de Tecnologia Industrial, Ministério da Indústria e Comércio; 1985.
[3] Los medicamentos en los sistemas locales de salud. Bol Of Sanit Panam 1990; 109(5-5): 620-3.
[4] Essential Drugs. WHO Model List (revised December 1999). WHO Drug Information 1999; 13(4): 249-62. Disponível em http://www.who.int/medicines/edl.htm

[5] Portaria n.º 507/GM - Ministério da Saúde de 23 de abril de 1999. Diário Oficial da União de 4 de maio de 1999, Seção I, p. 16-29; http://www.saude.gov.br/portarias/1999.htm.

[6] Plano Municipal de Saúde de Chapecó — 1997 / 2000.

[7] Adames LAB. Medicamentos essenciais: Gestão nos serviços públicos de saúde fundamentada no quadro nosológico. Divulgação em Saúde para Debate 1997; (18):34-42.

[8] Normas e procedimentos para dispensação de medicamentos em farmácias ambulatoriais da rede municipal de saúde de Chapecó (SC). Elaboração das farmacêuticas Marinez Amabile Antoniolli e Márcia Regina Flissak da Veiga. Chapecó: Secretaria Municipal de Saúde; 1999.

[9] Portaria n.º 176 GM — Ministério da Saúde, de 8 de março de 1999. Diário Oficial da União 47-E de 11 de março de 1999. Disponível em http://www.saude.gov.br/portarias/1999.htm

[10] Portaria n.º 3.916 GM - Ministério da Saúde, de 30 de outubro de 1998. Diário Oficial da União n.º 215-E, Seção I, p. 18-22, de 10 de novembro de 1998.

Capítulo 16

O PRINCÍPIO DA EQÜIDADE: UM ENFOQUE PRÁTICO

PLÍNIO AUGUSTO FREITAS SILVEIRA

OS DESAFIOS SÃO uma constante no cotidiano daqueles que pretendem contribuir com a construção do Sistema Único de Saúde. Com freqüência obstáculos, teóricos ou práticos, se apresentam não apenas no processo de discussão do modelo assistencial a ser adotado num determinado município, como igualmente se manifestam nos desdobramentos jurídicos que normas eventualmente instituídas podem gerar.

Um desses óbices foi a tentativa de diferentes setores da sociedade, especialmente de alguns membros da corporação médica, de fazer vicejar a tese de que a Secretaria Municipal de Saúde (SMS) de Chapecó, na condição de gestor municipal, teria o dever constitucional de dispensar qualquer medicamento prescrito aos pacientes atendidos nos seus consultórios privados, ainda que não fossem parte integrante do Sistema Único de Saúde (SUS).

Tal tese chegou, até, a gerar ação junto do Ministério Público que, de imediato, requisitou informações à SMS no sentido de instruir o processo judicial. A SMS, convicta de que a aceitação daquela tese como verdadeira poderia colocar em risco toda a sua Política de Assistência Farmacêutica, respondeu por documento que reproduzimos aqui, na íntegra, e que ilustra como o "princípio da eqüidade" é um dos mais importantes instrumentos para a defesa e o delineamento das ações no âmbito do SUS.

Ofício SMS 233/2000   Chapecó, 24 de abril de 2000

Senhor Promotor:

A Secretaria Municipal de Saúde de Chapecó, atendendo requisição de Vossa Senhoria, conforme Of. n.º 222/00-CPC, tem a informar que:

1. A normatização local do Sistema Único de Saúde — SUS, está amparada no art. 30, I e II, da Constituição Federal, que reconhece a competência do município para legislar sobre assuntos de interesse local e para suplementar as normas expedidas pela União e pelo Estado; fundamenta-se também na Lei Orgânica da Saúde — Lei n° 8.080, de 19 de setembro de 1990 — que, em seu art.22, reconhece como atribuição do órgão de direção do SUS a fixação das condições para seu funcionamento; e igualmente está sustentada nas orientações contidas nas Normas Operacionais Básicas do Ministério da Saúde que, no *caso do Município de Chapecó, está classificado como município em "Gestão Plena do Sistema de Saúde";*
2. Qualquer interpretação acerca da propriedade desta ou daquela normatização, deve levar em conta alguns elementos conceituais que, dada à complexidade do tema e às sucessivas requisições de informação do Ministério Público, e também aos constantes questionamentos que esta Secretaria recebe acerca das normas adotadas — especialmente na Assistência Farmacêutica aos usuários do SUS — passaremos a enunciar e/ou comentar:

— Sobre o Sistema Único de Saúde
O termo Sistema *traz, de imediato, a idéia de um todo orgânico, governado por leis próprias que definem a sua estrutura e o seu funcionamento e o dirigem a um fim determinado. "A organização, portanto, é o critério que determina a atividade de cada um dos elementos do Sistema para que este realize a sua função. De qualquer ótica que se desejar analisar o SUS, ele só poderá ser apreendido como um organismo com uma finalidade e que orienta os executores das ações e servi-*

ços de saúde no sentido da preservação da sua essência e dos seus objetivos".

O termo único *nos remete à idéia de que tal sistema viabiliza-se através "de ações e serviços de saúde, que integram uma única rede regionalizada e hierarquizada, organizada de acordo com diretrizes constitucionais, configurando um sistema nacional de saúde que, embora assim não designado, tem existência real, concreta, porque baseado na interdependência das ações e serviços de saúde no território nacional".*

O termo saúde, *entendido como a condição resultante de políticas sociais e econômicas e de fatores que determinam e condicionam o bem-estar físico, mental e social do indivíduo, reconhecendo a importância da alimentação, da moradia, do saneamento básico, do meio ambiente, do transporte, do trabalho, da renda e do lazer na manutenção dessa condição.*

— Sobre alguns princípios do SUS:
O princípio da universalidade de acesso *"se contrapõe a uma situação que existia anterior ao SUS, em que somente estava garantido o acesso às pessoas que contribuíam para o sistema de previdência e assistência social. Essas pessoas eram denominadas "beneficiários" ou "segurados". Os desempregados, trabalhadores sem registro em carteira, indigentes, doentes mentais ou inválidos que não fossem dependentes de algum segurado não tinham acesso aos serviços públicos de saúde. Hoje, esse acesso está garantido, independentemente de qualquer requisito, graças ao novo conceito de saúde, que passou a ser considerado um direito público subjetivo, garantido pelo Estado, e não mais um "seguro social" a ser satisfeito mediante o pagamento de contribuição".*

O princípio da igualdade de assistência *— prevista no inciso IV, do art. 7 da Constituição Federal — significa que no âmbito do SUS — e aqui é de decisiva importância especificar que constituem o SUS os serviços públicos de saúde e os serviços privados* conveniados e/ou contratados *— não pode haver distinção entre as pessoas. A assistência há de ser oferecida sem preconceitos ou privilégios. "É, na verdade, o princípio constitucional de promoção do bem de todos sem preconceitos de* origem, raça, sexo, cor, idade ou quaisquer outras formas de discriminação. É oportuno mencionar que o Estatuto da Criança e do Adolescente prevê uma série de medidas de proteção e assistência especial, mas que não descaracterizam o princípio da igualdade, exatamente por preverem um atendimento especial, "desigual", que possibilita a justiça na assistência à saúde de indivíduos com maior grau de carência física, mental ou sensorial, como é o caso da gestante, do recémnascido, da criança e do adolescente".

Sobre o princípio da utilização da epidemiologia para o estabelecimento de prioridades, alocação de recursos e a orientação programática devemos considerá-lo o determinante maior das prioridades a serem atendidas e dos programas assistenciais a serem implementados, no sentido de promover e recuperar a saúde das pessoas. Mas é, sobretudo na alocação de recursos —especialmente os recursos financeiros — que esse princípio deve ser cabalmente obedecido. No caso específico da Assistência Farmacêutica, os recursos devem ser alocados para a aquisição prioritária de medicamentos utilizados para tratar as doenças que mais acometem a população (i.e., utilização da epidemiologia) do Município de Chapecó. Esta é a razão pela qual a Secretaria Municipal de Saúde elaborou uma Lista de Medicamentos Padronizados — a exemplo da RENAME (Relação Nacional de Medicamentos Essenciais) do Ministério da Saúde — e através dela busca contemplar as necessidades de saúde da população atendida no âmbito do SUS, nesse campo. Deve ser mencionado também, pela sua relevância, o fato de que o "mercado de medicamentos" no Brasil atinge números assustadores, com milhares de produtos à disposição e que, além disso, a poderosa indústria farmacêutica, cujo assédio aos médicos se faz presente desde os bancos escolares, investe verdadeiras fortunas em marketing, com imprevisível — porém indiscutível — impacto no seu receituário. Isto inviabilizando qualquer sistema de saúde, seja ele público ou privado, que ouse atender livremente às demandas de seus consultórios particulares.

— Sobre o princípio da descentralização político-administrativa com direção única em cada esfera de governo com ênfase na descentralização dos serviços para os municípios e regionalização e hierarquização da rede de serviços de saúde *faz-se necessário entender que a "descentralização" é a espinha dorsal do Sistema Único de Saúde.* *"Ela coloca o responsável pela ação perto do fato, colocando o usuário mais próximo do gestor do sistema, contribuindo decisivamente para elevar o grau de consciência do cidadão e a sua participação no governo, ensejando um novo modelo de gestão social participativa consubstanciando uma produtiva e rica parceria entre governo e comunidade favorecendo, ainda, o controle social das ações do poder público".* A *"regionalização e hierarquização" dão o contorno organizativo ao sistema, distribuindo e organizando os serviços, com o necessário suporte técnico e de recursos humanos e com poder decisório definido.* "Do contrário, ter-se-á, não um sistema de saúde, *mas um aglomerado de serviços protagonizando ações isoladas e aleatórias, com seus efeitos mais perversos, como deixar de prover serviços onde estes se fazem mais necessários e manter ou criar serviços onde deles não há necessidade".*

— *Sobre a* participação, no Sistema Único de Saúde, do setor privado de serviços, *deve-se ressaltar que esta participação é* complementar. *Através de convênios ou de contratações, tais serviços privados passam a oferecer serviços que o sistema público não dispõe. Neste caso, estarão sujeitos aos mesmos princípios, hierarquia e normas organizacionais do sistema, pois agora dele fazem parte. Implica dizer que poderão existir serviços privados que* não *fazem parte do SUS e que, por conseguinte, quando atendem indivíduos que buscam seus serviços, não estão submetidos aos princípios da universalidade de acesso, tratamento igualitário dos usuários, utilização da epidemiologia no estabelecimento das prioridades etc. Sua submissão ao sistema público estaria condicionada à normatividade que o Poder Público tem sobre as suas "condições de funcionamento", entendidas aqui não somente como o significado restrito de requisitos sanitários para a edificação e instalação e o atendimento a requisitos de ordem técnico-funcional, como também ao poder da União, do Estado e do Município no que diz respeito à regulamentação, controle e fiscalização dos serviços privados de assistência à saúde.*

Estabelecidos e compreendidos os elementos conceituais mais relevantes à discussão do tema ao qual Vossa Senhoria requisita informações, consideremos que:

1. *Esta Secretaria entende que o fornecimento de medicamentos aos usuários do SUS é parte integrante de uma Política de Assistência Farmacêutica que inclui, além da mera dispensação dos fármacos, a elaboração de uma Lista Padronizada de Medicamentos, a capacitação técnica dos profissionais de saúde envolvidos na prescrição e distribuição desses produtos, a normatização das opções terapêuticas disponíveis para os diversos programas assistenciais, a aquisição de medicamentos de qualidade e efeito comprovados e a um custo compatível com a realidade orçamentária e a obediência ao que estabelece a legislação pertinente aos processos licitatórios.*

2. *A entrega pura e simples de medicamentos prescritos por profissionais que não integram o Sistema Único de Saúde — e que, portanto, não tem nenhum compromisso com sua organização/hierarquia/critérios epidemiológicos/custos/protocolos terapêuticos consagrados — transformaria o SUS de Chapecó num mero "balcão de dispensação de medicamentos". Essa transformação poderia talvez atender aos interesses daqueles que não desejam outra coisa senão o desmantelamento do sistema, mas certamente não contribuiria para consolidar um sistema público de saúde que tem sérios problemas de financiamento a serem resolvidos.*

3. *A SMS tem demonstrado sua determinação em construir o SUS no Município de Chapecó. No tocante à Assistência Farmacêutica, investe-se em Chapecó cerca de oito vezes (!) o recomendado pelo Ministério da Saúde. As aquisições de medicamentos são quantificadas e realizadas a partir de uma rede ambulatorial cujas necessidades se conhece. Este é um elemento fundamental à organização do sistema. Imagine-se agora dispensar livremente medicamentos prescritos por profissionais que não tem nenhum vínculo com a organização do sistema público e, muito pior do que isso, freqüentemente medicamentos sem nenhum efeito comprovado, a não ser "engordar" a já pletórica conta bancária da indústria farmacêutica. Tal forma de dispensação é procedimento que colide frontalmente com a le-*

gislação vigente, pois inviabiliza ao gestor de saúde atender ao princípio da utilização da epidemiologia e do estabelecimento de prioridades no planejamento das ações de saúde.

4. *Os que defendem a tese da dispensação irrestrita de medicamentos — e da autorização de exames — têm uma interpretação fragmentada dos textos legais, que vê a negativa da dispensação de medicamentos prescritos por profissionais não participantes do SUS, como uma desobediência ao princípio do "acesso universal e igualitário" aos serviços do SUS. Nada mais falacioso.* O que se pretende é, justamente através da organização e hierarquização do sistema, garantir e proporcionar o acesso aos medicamentos básicos, essenciais e de efeito comprovado para toda a população que busca os serviços do SUS, disponibilizados através da alocação de recursos financeiros compatíveis com a realidade epidemiológica do município. *De outro modo, ao dispensá-los para os pacientes que buscam os consultórios particulares (que, diga-se de passagem, não têm seu acesso negado aos serviços do SUS), estaríamos vulnerando aqueles mesmos princípios constitucionais, pois os pacientes que têm esse privilégio seriam mais uma vez privilegiados, agora na dispensação dos medicamentos e, eventualmente, na realização de exames.*

5.*É interessante registrar aqui, comentário feito pelo ex-ministro da Saúde, Dr. Adib Jatene, em entrevista à Folha de São Paulo, em que afirma que "médicos despreparados encarecem saúde". Tal afirmação faz bastante sentido, uma vez que é crescente o número de profissionais que desprezam a entrevista e o exame físico detalhados para supervalorizar a realização de exames laboratoriais ou de diagnóstico por imagem. Não é por outra razão que proliferam os profissionais que, nas palavras do eminente Prof. Dr. Paulo Cezar Trevisol Bittencourt — da UFSC — praticam uma nova "especialidade", a* Economicina: *uma espécie de associação entre alguns procedimentos da medicina com os aspectos pecuniários da economia. Advindo daí a disseminação dos pedidos de* Eletroencefalograna, Ecocardiograna, Eletrocardiograna *etc...*

6. *A incorporação dessas e de outras distorções ao sistema público de saúde é algo absolutamente equivocado pois acar-*

retaria uma deterioração imediata nas condições de financiamento de outras ações de saúde que, a exemplo da assistência farmacêutica, são igualmente importantes. Face à crescente demanda de recursos financeiros que a dispensação livre de medicamentos e exames fatalmente acarretaria, teríamos que, por exemplo, redirecionar recursos hoje destinados à aquisição do complemento alimentar (leite e óleo de soja) às crianças e gestantes desnutridas; ou então, diminuir ou suprimir ações de saúde na área da prevenção e tratamento da Hipertensão Arterial que, conforme dados epidemiológicos, é "pano de fundo" da principal causa de mortalidade em nosso município. Ou quem sabe, recuar na reestruturação do Laboratório Público Municipal, que gradualmente passa a ser o responsável pela realização de exames utilizados na detecção da Toxoplasmose (doença com altos índices em Chapecó) e dos Marcadores Sorológicos da Hepatite "B" (que em Chapecó tem altíssima prevalência). Ou talvez, suspender a aquisição de medicamentos básicos para o tratamento da Anemia Ferropriva em lactentes, doença cuja prevalência é alta em nosso meio e de conseqüências imprevisíveis para o desenvolvimento infantil.

Em resumo, para satisfazer a "voracidade" prescritiva que amiúde caracteriza a prática médica, teríamos que "sacrificar" ações de saúde cuja relevância o tempo, a tradição e os bons serviços de saúde já consagraram!

7. É de conhecimento de todos que a questão do financiamento do Sistema Único de Saúde ainda não foi resolvida. Essa dura realidade coloca os municípios numa situação extremamente delicada, pois se aumenta o seu grau de responsabilidade diante das demandas por serviços públicos de qualidade sem haver o respectivo incremento nos recursos financeiros para viabilizar esses serviços.

Ainda que não existisse o dispositivo constitucional que obriga o Sistema Único de Saúde a estabelecer prioridades de atendimento, a realidade financeira o obriga a assim agir. Não podemos aceitar a interpretação sôfrega e distorcida de que nossa insistência em não aceitar a "tese da livre dispensação" é resultado da insensibilidade que costuma caracterizar aqueles que ficam dentro dos gabinetes e que, freqüentemente, esquecem que por detrás dos números na saúde existem pessoas que irão morrer ou viver. Pelo contrário. Temos trabalhado para organizar o SUS, capacitar os recursos humanos disponíveis no sentido de adequá-los à realidade, racionalizar o uso dos recursos.

Temos insistemente defendido é que o SUS detém os instrumentos capazes de assegurar a todos os brasileiros uma saúde pública de qualidade. O que falta é financiamento. O município já cumpre com sua responsabilidade pois investe mais do que 10% de seu orçamento nessa área. O mesmo não se pode afirmar em relação ao Estado e à União. Exigir do município para que passe a arcar com novas — e discutíveis — demandas é exigir algo que está além de sua capacidade e responsabilidade.

São estas as informações e ponderações que levamos ao seu conhecimento, na expectativa de que prevaleça o equilíbrio e o senso de realidade que tem caracterizado as ações do Ministério Público. Temos afirmado que há freqüentemente "uma distância entre o ideal e o possível". Nas atuais condições estamos fazendo aquilo que é possível, porém sem perder de vista o nosso ideal: construir um sistema público de saúde de qualidade.
Atenciosamente

Dr. Plínio A. F. Silveira
Diretor de Saúde
p/Secretária Municipal de Saúde

Exmo. Sr.
Promotor de Justiça
Centro de Promotorias da Coletividade

Capítulo 17

DEMOCRATIZAÇÃO DE ACESSO E AUTOMAÇÃO DO LABORATÓRIO MUNICIPAL DE ANÁLISES CLÍNICAS: UMA CONQUISTA DOS USUÁRIOS DO SUS

MARLENE MADALENA POSSAN FOSCHIERA

O ATUAL LABORATÓRIO Municipal de Análises Clínicas de Chapecó foi municipalizado em 1989, e funciona desde então na Policlínica Norte.

Em 1997 quando assumi o cargo de secretário da saúde, o Laboratório Municipal contava com seis bioquímicos com jornada de 4 horas diárias, e oito auxiliares de laboratório. Além disso, a Secretaria municipal de Saúde (SMS) cedia dois bioquímicos para a Secretaria Estadual de Saúde, um para o Laboratório Regional e outro para Central Sorológica.

Em 1997 investiu-se na aquisição de novo equipamento para o setor de bioquímica, um espectrofotômetro de fluxo contínuo o que possibilitou aumento da produtividade e mais agilidade na realização de testes como os marcadores sorológicos de hepatites, infecções que têm grande prevalência em Chapecó.

O espectrofômetro de fluxo contínuo é um equipamento semi-automático programado para realizar os exames e dá o resultado impresso, assim sua operação evita possíveis erros de digitação nos resultados de exames, além de permitir economia, pois necessita da quinta parte de reagentes para realizar a mesma quantidade de exames que se necessitava com o método anterior, manual. O equipamento permitiu também a liberação de um bioquímico para outras atividades, uma vez que um técnico de laboratório pode realizar os exames sob a supervisão de um bioquímico.

Em 1997 adquiriu-se também um novo microscópio, pois o Laboratório contava com três microscópios para quatro bioquímicos, aumentando-se a capacidade operacional do laboratório.

Em janeiro de 1997 o laboratório realizava exames de rotina com métodos manuais para hematologia, urinálise, imunologia, parasitologia, bioquímica e bacterioscopia.

Os profissionais eram insuficientes e para isso a SMS realizou concurso público para bioquímicos e auxiliares de enfermagem. Enviamos projeto de lei à Câmara de Vereadores para criar o cargo de 40 horas semanais para bioquímico, incentivando a dedicação exclusiva. Na SMS todos os bioquímicos tinham jornada de 20 horas semanais e a completavam em laboratórios privados como empregados ou proprietários, e viviam assim o dilema do trabalho no setor público *versus* setor privado. Apesar de o salário da Secretaria ser maior que o oferecido pela iniciativa privada os profissionais da rede não fizeram o concurso público para aumentar a jornada. Ampliou-se para 40 horas semanais a jornada dos bioquímicos, aumentou-se o número de auxiliares de enfermagem e contratou-se estagiários que cursavam a universidade para operar a parte de informática.

Na equipe dirigente da Secretaria não havia profissional bioquímico; decidiu-se então pela contratação de uma consultoria nesta área. Em 1999 foi criada a Coordenação de Farmácia e Bioquímica que passou a ter ligação direta com o Laboratório. Essa coordenação tem como função a supervisão, acompanhamento e avaliação. Democratizar as decisões políticas e comprometer a equipe do Laboratório Municipal foi fundamental para se apressar mudanças. Para isso foram realizadas reuniões da equipe do Laboratório com a direção da Secretaria em que se discutiram vários temas, entre eles a situação epidemiológica do município, financiamento da Secretaria e Sistema Único de Saúde (SUS).

No primeiro ano de governo trabalhou-se para garantir exames laboratoriais essenciais para todos os usuários do SUS, adotando como diretriz os princípios do Sistema Único de Saúde, ou seja, equipar e melhorar a resolubilidade do Laboratório, e quando isso não era possível, utilizou-se a compra de serviços da iniciativa privada para complementar as necessidades do setor público.

Neste sentido, no início de 1997, a Secretaria de Saúde passou a oferecer exames na área de microbiologia (culturas), imunologia e dosagens hormonais por meio de aumento do teto financeiro de um laboratório privado já credenciado pelo SUS. A ampliação garantiu o direito de pacientes a exames importantes que não eram realizados pelo SUS.

Em 1998, a Secretaria ampliou a compra de serviços para nove laboratórios credenciados mediante processo licitatório.

Com o objetivo de facilitar o acesso dos usuários do SUS ao Laboratório iniciou-se, em 1998, a coleta descentralizada de amostras de sangue e outros espécimes para análises clínicas. Para realizar o procedimento foram treinados os auxiliares de enfermagem das unidades. Em 2000 já existem dez postos de coleta, nas policlínicas maiores e nas unidades mais distantes, e no Centro de Referência de Saúde (CERES) localizado na sede da Secretaria. Dois veículos da Secretaria transportam as amostras para exame no Laboratório.

No final de 1998 decidimos que em 1999 uma das nossas prioridades seria melhorar o Laboratório Municipal e assim várias providências foram tomadas.

Muitas alterações se realizaram, desde a ampliação da estrutura física, determinação de fluxograma e trabalho, mudanças nos métodos empregados e redistribuição de tarefas; todas as medidas tomadas foram discutidas com a equipe do laboratório que decidiu ter reuniões periódicas com a Coordenação de Farmácia e Bioquímica para planejamento e avaliação do processo de trabalho.

Uma das iniciativas efetivadas em 2000 foi credenciar o Laboratório Municipal no Programa de Controle de Qualidade Externo da Sociedade Brasileira de Análises Clínicas (SBAC) para avaliar a qualidade dos serviços prestados pelo laboratório, e assim orientar as medidas corretivas necessárias quanto a gerência da qualidade dos serviços.

As avaliações feitas pela SBAC dos serviços prestados pelo laboratório Municipal são positivas, sendo-lhe conferida a classificação de "Excelente".

O aperfeiçoamento nas condições de biossegurança foram fundamentais para a melhoria de qualidade, e incluiu desde a diminuição do nível de ruído de centrífugas, a instituição de coleta de lixo recomendada em normas de segurança atualizadas, substituição de ventiladores de teto por aparelhos de ar condicionado, emprego de protetores faciais e de luvas adequadas, e aquisição de pipetadoras manuais.

Instalou-se a coleta à vácuo, outra medida de biossegurança que evita a exposição do coletador à amostras potencialmente contaminadas, risco presente no processo de coleta tradicional de sangue com seringa comum. O novo método permitiu que se atingisse condição de excelência quanto a segurança e conforto do paciente e do coletador, por ser um sistema fechado de coleta, em que o sangue flui diretamente da veia para o tubo de coleta, eliminando-se o contato de sangue do usuário com o profissional.

Uma das grandes preocupações da Secretaria Municipal de Saúde eram as filas que os usuários do SUS faziam no Laboratório Municipal, desde a madrugada, para trazer os exames solicitados pelos profissionais das policlínicas e do Programa de Saúde da Família.

Para sanar este problema, além da coleta descentralizada, adotou-se em 2000 o sistema de agendamento de exames laboratoriais.

Com isso, o usuário, ao sair da consulta médica com a requisição de exames, agenda na sua unidade de saúde o dia e local para a coleta de sangue e outras amostras; após o exame realizado, o Laboratório envia o resultado para a unidade de origem que anexa o resultado no prontuário do paciente. Desse modo evita-se o deslocamento do paciente, propiciando mais conforto e menos custo.

Foi instalada também a automação dos setores de bioquímica e de hematologia com o objetivo de aumentar a qualidade e a produtividade dos exames. Os equipamentos modernos tornaram possível o atendimento à população quanto a exames que não se realizavam no laboratório: Proteína C Reativa e ASLO, ambos qualitativos e quantitativos, e alfa$_1$ glicoproteína ácida; fez-se a padronização de métodos prevenindo assim erros comuns e a oferta de mais parâmetros laboratoriais, por exemplo, o índice hematimétrico RDW; e ainda tornou-se ágil a emissão de resultados de sorte que o paciente recebe-os logo que inicia um tratamento.

O Setor de Vigilância Epidemiológica apontava vários problemas no que se refere ao diagnóstico e acompanhamento de doenças exantemáticas, hepatites virais e da infecção pelo vírus da imunodeficiência humana (HIV — human immunodeficiency virus), sendo os exames de triagem realizados pelo Laboratório Regional do Estado, e a confirmação no Laboratório Central do Estado (LACEN), com demora média de sessenta dias, prejudicando muito o serviço, uma vez que Chapecó e região são áreas endêmicas de hepatite tipo B.

Outro problema apresentado no Laboratório Regional era a não realização da seqüência metodológica para a pesquisa do HIV, empregava-se um único método, desatendendo recomendação do Ministério da Saúde. O município de Chapecó cedia dois bioquímicos para o Estado, além de fornecer os conjuntos diagnósticos necessários para a realização de testes relacionadoas a HIV e hepatites virais.

A situação epidemiológica de Chapecó exigia maior resolução diagnóstica da hepatite B, bem como nos exames relativos a toxoplasmose, rubéola e HIV para as gestantes.

A Secretaria Municipal de Saúde após discussões com a equipe do Laboratório, decidiu realizar esses exames.

Iniciou-se em setembro de 1999 as tratativas com o governo do Estado e foi solicitado ao secretário de Saúde do Estado e à Comissão Intergestores Bipartite (CIB) a autorização e teto financeiro para a municipalização da realização destes exames.

A CIB foi favorável e deveria haver um acordo entre o município e o Estado quanto a valor financeiro a ser repassado para o município.

Após várias negociações, cogitou-se até do retorno dos profissionais cedidos pelo município ao Laboratório Regional do Estado.

A Secretaria Municipal de Saúde propôs ao Estado assumir o Laboratório Regional e sua demanda, uma vez que havia preocupação da parte da Secretaria com os demais municípios e realizou-se a transferência de responsabilidade de realizar os exames dos municípios da região.

O Laboratório Municipal de Chapecó, a partir de janeiro de 2000, passou a realizar exames diagnósticos para rubéola, toxoplasmose, hepatites virais, incluindo os testes de triagem e confirmatório para HIV, passando a ser o primeiro município do Estado a realizar o teste confirmatório para HIV. Com isto, a emissão dos resultados limitou-se ao máximo de dez dias, trazendo imediato benefício aos usuários do SUS.

Para os exames de HIV estamos cumprindo integralmente a orientação do Ministério da Saúde contida na Portaria Ministerial 488/98, que estabelece a seqüência metodológica de diagnóstico utilizando-se dois métodos diferentes na etapa confirmatória preferencialmente os de imunofluorescência indireta. Nos casos de discordância, ou resultado indeterminado, usa-se o método de confirmação Western-Blot.

No diagnóstico de hepatite B estamos executando a pesquisa de todos os marcadores: Hb_sAg, Anti-HBs, HB_c IgG, HB_c IgM, Hb_eAg e Anti-HBc.

Cabe salientar que desde a estruturação do setor de imunologia, passou-se a acompanhar cem por cento das gestantes usuárias do SUS quanto as possibilidades de diagnóstico de tais infecções.

A Secretaria Municipal de Saúde deu prioridade à educação contínua dos trabalhadores da saúde. Para os funcionários do Laboratório foram realizados treinamentos na área de imunologia, bioquímica, hematologia e atualização quanto ao processo de automação, bem como treinamento de auxiliares de enfermagem para a coleta de material para análises clínicas.

Buscamos parcerias para a reestruturação do Laboratório Municipal e na instalação do Setor de Imunologia com a Universidade Federal de Santa Catarina (UFSC) que cedeu para a Secretaria Municipal de Saúde, por tempo indeterminado, um microscópio de imunofluorescência, o que permitiu a realização dos testes confirmatórios da infecção pelo HIV e futuramente a introdução de técnicas mais precisas para o diagnóstico de sífilis e outras doenças sexualmente transmissíveis.

O Ministério da Saúde cooperou na capacitação de recursos humanos, por meio do sistema TELELAB, realizando treinamento para o diagnóstico confirmatório da infecção por HIV por imunofluorescência e com o fornecimento de reagentes para este diagnóstico.

Uma empresa cedeu, em forma de comodato, os equipamentos que permitiram a estruturação do Setor de Imunologia até que se procedesse o processo licitatório anual de compra.

O processo de restruturação do Laboratório nestes três anos avançou significativamente: a equipe está integrada, participa do processo de planejamento e efetivação das mudanças, desde as decisões de compras de equipamentos e reagentes, pois está comprometida com a humanização do atendimento. E, o mais importante em todo esse processo: o usuário do SUS está melhor atendido em suas necessidades de saúde.

Capítulo 18
MUNICIPALIZAÇÃO
DA VIGILÂNCIA SANITÁRIA

HORTÊNCIA SALETT MÜLLER TIERLING

A partir da Constituição de 1988 e das Leis 8.080 e 8.142, de 1990, as chamadas Leis Orgânicas do Sistema Único de Saúde (SUS), foram estabelecidos princípios, diretrizes, competências nos diferentes níveis de governo (federal, estaduais e municipal), e a gestão financeira e participação popular. Uma destas diretrizes foi a descentralização da saúde, o que significou a municipalização de ações que antes estavam sob a responsabilidade de outras esferas de governo.

Com a descentralização da saúde, a Vigilância Sanitária passou a ser responsabilidade das municipalidades. No caso de Chapecó a legislação que regulamenta as ações da Vigilância Sanitária, é a Lei n.º 3.496, de outubro de 1992 e o Decreto Municipal 3.064, de junho de 1993.

Uma das atribuições da Vigilância Sanitária é a vigilância do exercício profissional, que engloba a fiscalização de consultórios, clínicas médicas e odontológicas, de fisioterapia e veterinárias, a inspeção em óticas, laboratórios de análises clínicas, laboratórios de prótese dentária, escolas, hospitais, distribuidoras de medicamentos e estabelecimentos farmacêuticos, entre outros. A municipalização quanto a fiscalização do exercício profissional ocorreu a partir de janeiro de 1994. Seguindo as exigências do Decreto Federal 85.878/81, o qual determina que a fiscalização de estabelecimentos farmacêuticos é privativa

215

da profissão de farmacêutico, a Secretaria Municipal da Saúde contratou esse profissional em regime de dedicação exclusiva, vinculado ao Departamento de Vigilância Sanitária, desde a municipalização dessa atividade. O quadro funcional do Departamento conta ainda com as seguintes categorias sanitárias: técnico em vigilância sanitária, técnico em alimentos, técnico em segurança do trabalho, assistente administrativo, enfermeira do trabalho e auxiliar de enfermagem.

Uma das principais iniciativas da nova administração, ao assumir o governo em janeiro de 1997, além da continuação dos trabalhos, foi realizar um grande mutirão para vistoriar todos os estabelecimentos da cidade, verificando suas condições sanitárias, tanto no aspecto da saúde dos consumidores como em relação à saúde dos trabalhadores. Este mutirão durou dois meses e foi chamado de Operação Outono Saudável. Foram vistoriados 3.249 estabelecimentos em toda a cidade. Este trabalho de levantamento de dados permitiu a elaboração de um diagnóstico preciso da situação de saúde dos trabalhadores e das condições sanitárias de indústrias, comércio e serviços do município. Em relação à fiscalização nos estabelecimentos que manipulam alimentos, os dados permitiram dar prioridade para vigilância de locais em desacordo com as normas de Vigilância Sanitária, cujo objeto é a defesa da saúde dos consumidores. Além disso, a Operação Outono Saudável coletou informações que subsidiaram a alteração da legislação municipal referente à taxa de Alvará Sanitário, isentado de pagamento cerca de mil estabelecimentos comerciais que não apresentavam risco ao consumidor e baixo risco à saúde do trabalhador.

Outra ação realizada pelo Departamento de Vigilância Sanitária é o controle do dengue, ação desenvolvida mediante convênio com a Fundação Nacional de Saúde do Ministério da Saúde. Este trabalho tem a finalidade de evitar a proliferação e a dispersão do mosquito transmissor do dengue e da febre amarela, infecções que não foram diagnosticadas em Chapecó mas que, especialmente o dengue, atingiram várias cidades do país.

A Secretaria Municipal de Saúde (SMS) possui nove policlínicas e dez unidades sanitárias, e em cada uma delas está instalado um dispensário de medicamentos, que fornecem, à população cadastrada, medicamentos constantes de relação básica, composta por 215 itens, mas a dispensação até para medicamentos considerados de venda livre, somente é realizada sob prescrição médica e, ou odontológica. Os dispensários são supervisionados por três farmacêuticos, que também acompanham os processos licitatórios para aquisição de medicamentos.

A farmácia privativa do CERES (Centro de Referência de Saúde da SMS) possui assistência farmacêutica durante todo seu período de funcionamento e as substâncias e produtos farmacêuticos regulamentados pela Portaria 344/98 da Secretaria de Vigilância Sanitária do Ministério da Saúde, de 12 de maio de 1998 — republicada com correções no Diário Oficial de 1 de fevereiro de 1999, somente são dispensados nesta farmácia[1].

Uma das prioridades da vigilância do exercício profissional tem sido ações para efetivação da regulamentação de estabelecimentos farmacêuticos. Este trabalho já apresenta resultados bastante satisfatórios, com o incremento da assistência farmacêutica, desde a municipalização da fiscalização em farmácias, exposto a seguir. Até 1993, a fiscalização dos estabelecimentos farmacêuticos estava a cargo da 10.ª Regional de Saúde do Estado, com sede em Chapecó.

De acordo com a Lei Federal 5.991/73, que dispõe sobre o controle sanitário do comércio de drogas, medicamentos, insumos farmacêuticos e correlatos e dá outras providências, define-se:

Art. 4, X. *"Farmácia* — estabelecimento de manipulação de fórmulas magistrais e oficinais, de comércio de drogas, medicamentos, insumos farmacêuticos e correlatos, compreendendo o de dispensação e o de atendimento privativo de unidade hospitalar ou de qualquer outra equivalente de assistência médica".

Assim, entende-se que os estabelecimentos farmacêuticos podem ser identificados como público e como privativo, sendo *público* o estabelecimento de dispensação de medicamentos destinados a atender a população. Já o estabelecimento *privativo* é aquele em que há restrição na dispensação de medicamentos, funcionando internamente em unidades industriais, hos-

---

[1] A Lei 9.782, de 26 de janeiro de 1999, criou a Agência Nacional de Vigilância Sanitária (ANVS); a regulamentação do campo da Vigilância passou a ser feita por resoluções. A sexta revisão da lista do Regulamento Técnico sobre substâncias psicoativas e sujeitas a controle especial publicada antes da conclusão deste livro, é a Resolução da Diretoria Colegiada da ANVS n.º 62, de 3 de julho de 2000 (Diário Oficial de 4/7/2000).

pitalares, clínicas, entre outros, ou seja, as farmácias privativas só podem atender a determinados segmentos, conforme o que está estabelecido nos atos constitutivos da entidade. Ainda o artigo 4.º, da Lei n.º 5.991/73 define:

"XIII — *Posto de medicamentos e unidade volante* — estabelecimento destinado exclusivamente à venda de medicamentos industrializados em suas embalagens originais e constantes de relação elaborada pelo órgão sanitário federal publicada na imprensa oficial, para atendimento de localidades desprovidas de farmácia ou drogaria".

"XIV — *Dispensário de medicamentos* — setor de fornecimento de medicamentos industrializados, privativo de pequena unidade hospitalar ou equivalente".

"XV — *Dispensação* — ato de fornecimento ao consumidor de drogas, medicamentos, insumos farmacêuticos e correlatos, a título remunerado ou não".

"XVI — *Distribuidor, representante, importador e exportador* — empresa que exerça direta ou indiretamente o comércio atacadista de drogas, medicamentos em suas embalagens originais, insumos farmacêuticos e de correlatos".

A situação dos estabelecimentos farmacêuticos antes da municipalização da vigilância está na Tabela 1.

Tabela 1. Estabelecimentos de dispensação de medicamentos em Chapecó, de 1993 a 1996, com farmacêutico no horário comercial habitual (8h às 18h).

Ano	Estabelecimentos farmacêuticos públicos	Estabelecimentos farmacêuticos privativos	Posto de medicamentos	Assistência farmacêutica em horário comercial
1993	36	4	1	30%
1994	42	4	1	41,3%
1995	43	2	1	68,9%
1996	45	2	1	100%

Em 1993, haviam 40 estabelecimentos farmacêuticos e um posto de medicamentos; cerca de 30% tinham farmacêuticos para prestar assistência farmacêutica durante o horário comercial habitual, e destes 40 estabelecimentos, 19 eram de propriedade total ou parcial de farmacêuticos, o que corresponde a quase metade.

Em 1994, das 46 farmácias, 19 possuíam farmacêutico como

responsável técnico no horário comercial habitual, o restante tinha profissional somente para duas horas ou quatro horas; 41,3% dos estabelecimentos estavam regularizados no horário comercial; 57,2% deles eram de propriedade parcial ou total de farmacêuticos.

Em 1995, das 45 farmácias, 31 tinham farmacêutico como responsável técnico para o horário comercial habitual; 68,88% delas estavam regularizadas no horário comercial. Cerca de 55,56% eram de propriedade parcial ou total de farmacêuticos.

A partir de 1996, passamos a exigir a responsabilidade técnica efetiva para todo o horário de funcionamento dos estabelecimentos farmacêuticos. *Vide* Tabela 2.

Para verificar a condição de funcionamento dos estabelecimentos à noite, foram necessárias operações nesse turno, visto que o horário de funcionamento declarado para o Departamento de Vigilância Sanitária da Secretaria Municipal da Saúde era, na maioria dos estabelecimentos, somente o horário comercial habitual.

Tabela 2. Estabelecimentos de dispensação de medicamentos em Chapecó, de 1996 a 1999, com farmacêutico durante todo o horário de funcionamento.

Ano	Estabelecimentos farmacêuticos públicos	Estabelecimentos farmacêuticos privativos	Posto de medicamentos	Assistência farmacêutica no horário comercial habitual	Assistência farmacêutica em todo o período
1996	45	2	1	100%	70,21%
1997	49	2	1	100%	78,43%
1998	47	3	-	100%	68%
1999	48	4	-	100%	67,31%

Em 1996, das 47 farmácias, 33 apresentavam profissional em todo o período de funcionamento; 70,21% delas estavam em condição regular para todo o período de funcionamento; 53,2% dos estabelecimentos eram de propriedade parcial ou total de farmacêuticos.

Em 1997, dos 51 estabelecimentos farmacêuticos, 40 tinham farmacêutico para prestar assistência durante todo o período de funcionamento; 78,43% encontravam-se regularizados durante todo o período de funcionamento; 53,2% eram de propriedade parcial ou total de profissionais farmacêuticos. Das 51 farmácias, 21,6% estavam irregulares pois não possuíam profissional para todo o horário de funcionamento, mas somente para o horário comercial.

Em 1998, dos 50 estabelecimentos farmacêuticos, 34 tinham farmacêutico para prestar assistência farmacêutica durante todo o período de funcionamento; 68% encontravam-se regularizados durante todo o período de funcionamento; 52% eram de propriedade parcial ou total de farmacêutico; 32% não havia profissional para todo o período de funcionamento, porém no horário comercial todas apresentavam farmacêutico prestando efetiva assistência farmacêutica.

Em 1999, dos 52 estabelecimentos farmacêuticos, 35 possuíam farmacêutico para prestar assistência durante todo o período de funcionamento; 67,31% encontravam-se regularizados durante todo o período de funcionamento; 50% eram de propriedade parcial ou total de farmacêutico. Cerca de 32,69% não havia profissional para todo o período de funcionamento, mas no horário comercial todas apresentavam farmacêutico prestando assistência à população.

Tabela 3. Distribuidoras de medicamentos com farmacêutico exercendo a responsabilidade técnica do estabelecimento.

Ano	1994	1995	1996	1997	1998	1999
Total de distribuidoras	1	2	4	5*	7*	7

* Nestes anos, em razão de medida judicial, uma distribuidora foi aberta sem a responsabilidade técnica prevista na Lei 85.878/81. Porém, com a Portaria 802/98 da Secretaria de Vigilância Sanitária do Ministério da Saúde, que institui o sistema de controle e fiscalização em toda a cadeia de produtos farmacêuticos, houve reforço quanto a necessidade de farmacêutico para o efetivo controle de medicamentos. O resultado, apesar da decisão judicial em favor do estabelecimento, foi a contratação de farmacêutico pela distribuidora.

O Departamento de Vigilância Sanitária vem insistindo na regularização dos estabelecimentos farmacêuticos para que contratem farmacêuticos responsáveis técnicos durante todo o período de funcionamento, conforme o Art. 15 § 1.º da Lei Federal 5991/73, e até encaminhou-se à Promotoria Pública relatório sucinto referente aos estabelecimentos farmacêuticos, solicitando a cooperação da Promotoria para o cumprimento da legislação.

Acreditamos que, mediante efetiva assistência farmacêutica, a população terá melhor qualidade no atendimento que é prestado. Com a lei dos medicamentos genéricos, o farmacêutico terá reforçado sua atuação, fundamental, na orientação da população sobre o uso adequado de medicamentos, e assim sua presença nas farmácias e drogarias será cada vez mais exigida, uma vez que somente a ele é permitido realizar as substituições de medicamentos previstas na Resolução 391/99 da ANVS, que regulamenta a Lei n.º 9.787/99, a chamada Lei dos Genéricos.

As fiscalizações dos demais estabelecimentos de saúde que compõem a área do exercício profissional são periodicamente realizadas. Nos ambientes com maior risco epidemiológico, as vistorias têm periodicidade semestral e, ou anual, e no fim da inspeção é feito relatório técnico com a descrição das irregularidades e as providências solicitadas, estipulando-se um prazo para as correções, o qual pode variar dependendo da gravidade da situação encontrada para as diferentes áreas de um mesmo estabelecimento. Quando a irregularidade põe em risco a saúde dos usuários, chega-se à interdição parcial ou total do estabelecimento infrator.

Além do trabalho de fiscalização, a Secretaria Municipal de Saúde, promoveu a atualização dos profissionais que atuam no campo farmacêutico, mediante o I Seminário de Vigilância de Medicamentos em 20 e 21 de março de 1998, com os seguintes temas:

— Reações adversas a medicamentos, apresentado pelo Dr. José Ruben de Alcântara Bonfim, coordenador executivo da Sociedade Brasileira de Vigilância de Medicamentos;

— Interações medicamentosas mais comuns na clínica, tendo como palestrante o Dr. Norberto Rech, professor da Universidade Federal de Santa Catarina e vice-presidente da Federação Nacional dos Farmacêuticos;

— Utilização Racional de Medicamentos, com a Dra. Luciana Kerber, professora da Universidade Federal de Santa Catarina.

Em 7 e 8 de abril de 2000, foi realizado o II Seminário de Vigilância Sanitária de Medicamentos, com os seguintes assuntos:

— Importância dos medicamentos genéricos para o Sistema Único de Saúde, com os palestrantes: Dr. Silas Gouveia, gerente-geral de Laboratórios de Saúde Pública da Agência Nacional de Vigilância Sanitária do Ministério da Saúde e Dr. Norberto Rech, vice-presidente da Fenafar (Federação Nacional dos Farmacêuticos) e diretor do Sindicato dos Farmacêuticos do Estado de Santa Catarina;

— Interações medicamentosas mais comuns na clínica, apresentado pelo Dr. Norberto Rech.

A participação nos eventos foi gratuita e atraiu farmacêuticos, médicos, odontólogos e enfermeiros, entre outros profissionais.

Consideramos que o trabalho desenvolvido pela Secretaria Municipal da Saúde de Chapecó tem contribuído para que estabelecimentos farmacêuticos e outros serviços de saúde prestem atendimento conforme a legislação sanitária, que objetiva garantir a qualidade de produtos e de serviços oferecidos aos consumidores.

Capítulo 19
SERVIÇOS AMBULATORIAIS ESPECIALIZADOS

FÁTIMA LIVORATO

No PERÍODO DE janeiro de 1997 até o primeiro quadrimestre de 2000 a Secretaria Municipal de Saúde estruturou a atenção de referência com serviços próprios e agora tem as seguintes especialidades médicas na rede pública: cardiologia, oftalmologia, gastrenterologia, diabetologia, ortopedia, neurologia, infectologia e tisiologia, além de realizar pequenas cirurgias.

Ademais, foram instalados neste período outros serviços especializados: Centro de Referência de Saúde do Trabalhador, Centro de Orientação e Apoio Sorológico e dois serviços de Saúde Mental um para crianças e outro para adultos, com equipes multiprofissionais de acordo com sua especificidade — médicos (psiquiatras e de saúde do trabalho), enfermeiros, auxiliares de enfermagem, assistentes sociais, psicólogos, fonoaudiólogos e outros técnicos.

Como referência de serviços de apoio diagnóstico, a Secretaria tem ainda um laboratório de patologia clínica que realiza a maioria dos exames solicitados para os pacientes atendidos na rede municipal.

O atendimento de referência especializada municipal é no entanto limitado. A legislação do Sistema Único de Saúde (SUS) estabelece que os serviços de saúde devem ser prestados primeiramente pelo setor público, até o limite de sua capacidade instalada e de modo complementar pode contratar serviços privados.

A Secretaria, orientada por este princípio do SUS, tendo em vista dificuldades na instituição da assistência especializada na rede própria, e em razão da maior competitividade do setor privado, decidiu ampliar a oferta de atendimento especializado comprando serviços deste setor.

Um aspecto importante a ser relatado, que demonstra o esforço da Secretaria e as dificuldades impostas pelo mercado, foi a realização de concursos públicos e publicação de editais de contratação para médicos de várias especialidades, mas não houve inscritos em algumas especialidades, apesar de ampla divulgação nos três estados do Sul do país e em jornais de circulação nacional.

Também vale ressaltar que na região Oeste de Santa Catarina houve pouco investimento para a criação ou ampliação de serviços de saúde da parte do governo estadual e federal, à exceção de um posto de assistência médica (PAM) do extinto Instituto Nacional de Assistência Médica e Previdência Social (INAMPS) de Chapecó que foi estadualizado e posteriormente municipalizado, no qual parte dos profissionais se aposentaram e não houve reposição pelo órgão de origem; atualmente existem seis profissionais de todas as categorias oriundo do antigo PAM mas que estão prestes a se aposentar. Os investimentos do Estado e da União para a prestação de serviços de saúde sempre estiveram concentrados em Florianópolis e nos municípios mais próximos, e a região Oeste do estado recebeu os menores investimentos.

A partir de 1997, com o aumento da oferta de consultas médicas na rede básica, houve aumento da demanda com relação à retaguarda especializada de consultas e de serviços auxiliares de diagnósticos e tratamentos (SADT). Os ambulatórios da Secretaria e do Hospital Regional não conseguem resolver parte razoável dos casos encaminhados pela rede básica quer no aspecto quantitativo quer por não dispor do recurso especializado necessário.

Para garantir o atendimento especializado para a retaguarda da rede básica de saúde, a Secretaria utilizou-se basicamente de dois mecanismos: Consórcio de Saúde e contratos com os prestadores privados mediante licitações.

1. Consórcio Intermunicipal de Saúde da Associação dos Municípios do Oeste de Santa Catarina (CIS — AMOSC)

A Associação dos Municípios do Oeste de Santa Catarina (AMOSC) foi criada há 31 anos, com o objetivo de tratar de situações de interesse comum. A falta de serviços de referência em saúde gerou, em 1996, o Consórcio Intermunicipal de Saúde (CIS — AMOSC) para superar esta dificuldade. Dele fazem parte 21 municípios, com cobertura de aproximadamente 230.500 habitantes.

O CIS — AMOSC é entidade jurídica de direito privado, sem fins lucrativos, que administra os recursos financeiros repassados pelos municípios de acordo com estatuto próprio. A gerência do consórcio é feita por diretoria eleita entre os secretários municipais de Saúde e por equipe técnica, e as decisões quanto ao funcionamento são deliberadas periodicamente pelo fórum de secretários de Saúde.

Logo após sua criação, o CIS — AMOSC fez licitação para compra de serviços de saúde, notadamente de consultas médicas de diversas especialidades. Na ocasião foi contratada a UNIMED de Chapecó, de acordo com os valores estabelecidos pela Associação Médica Brasileira (AMB), de 1992, mais 10% de taxa de administração, portanto, uma consulta médica valia R$27,50, quando o Ministério da Saúde pagava por consulta médica o valor de R$2,00, com abono de 25%, ou seja, R$2,50.

A Prefeitura de Chapecó assinou o CIS–AMOSC em agosto de 1996 após ter sancionado lei municipal que aprovou sua participação, com repasse de R$0,10 / habitante por mês, para serem gastos com a oferta de serviços para os munícipes que recebessem encaminhamento da Secretaria Municipal de Saúde. Atualmente são repassados cerca de R$14.500,00 por mês para o CIS — AMOSC.

Desde 1997, a Secretaria participa do colegiado de secretários municipais de Saúde e de comissão técnica que define as formas e os critérios para a participação dos serviços credenciados. Neste ano houve mudança da forma de compra dos serviços segundo edital de credenciamento público que estabelecia condições de inexigibilidade para licitação, devendo, é claro, os interessados atender exigências constantes do edital. Os procedimentos médico-cirúrgicos a serem comprados são definidos pelo colegiado de secretários bem como os valores a serem pagos.

Essa mudança acarretou transtornos num primeiro momento uma vez que houve diminuição de valores pagos para procedimentos, notadamente o valor da consulta médica. Após ampla discussão do colegiado de secretários ficou estabelecido que o valor da consulta médica era de R$17,00 para o profissional, e por causa de encargos sociais, para os municípios custou R$19,50. Não se trata do valor injustificável de R$2,50 da tabela do Ministério da Saúde mas de valor intermediário entre este e o da tabela adotada pela UNIMED. Evidentemente esta medida desagradou parte considerável dos médicos e por um período de cerca de seis meses o Consórcio não teve disponibilidade de algumas especialidades médico-cirúrgicas. Atualmente o CIS—AMOSC pode utilizar praticamente todas as especialidades existentes em Chapecó e na região, além de diversos serviços de SADT como laboratório de patologia clínica clínicas radiológicas, e de fisioterapia. Com exceção da consulta médica, para os demais procedimentos são adotados os valores da tabela do Ministério da Saúde acrescidos de 25%.

Atualmente estão credenciados pelo CIS—AMOSC quinze especialidades médicas, além de fonoaudiólogos, psicólogos e psicopedagogos. São oferecidos exames de eletrocardiografia, endoscopias digestivas, ultra-sonografia, audiometria, impedanciometria e radiologia em geral. Para custear esses serviços cada município repassa mensalmente os valores definidos em lei mas os custos dos serviços utilizados por vezes são ultrapassados.

Cada município autoriza seus atendimentos e remunera o Consórcio pelos serviços prestados. O governo estadual não participou do processo de elaboração e não contribui para o financiamento da assistência especializada, como está previsto na legislação do SUS.

Dos serviços credenciados pelo CIS—AMOSC, a Secretaria Municipal utiliza consultas médicas nas seguintes especialidades: otorrinolaringologia, pneumologia, urologia, ortopedia/traumatologia e eventualmente cardiologia. Excepcionalmente são utilizados os serviços clínicos de fonoaudiólogos e psicólogos, pois a Secretaria conta com serviço próprio e de acordo com o Plano Municipal de Saúde o atendimento nessas áreas é oferecido prioritariamente para crianças e adolescentes.

Com relação aos serviços auxiliares de diagnóstico e de terapia são utilizados atendimentos de audiometria, impedanciometria, ultra-sonografia, endoscopia e exames radiológicos.

O agendamento dos atendimentos pelo CIS—AMOSC é realizado pelo Centro de Referência de Saúde (CERES) de acordo com cotas estabelecidas pela Secretaria, com autorização feita pela Diretoria Técnica e pela Diretoria-Geral de Controle, Avaliação e Auditoria; esta diretoria é também responsável pelo controle e verificação dos serviços prestados, e realiza conferência mensal das faturas.

2. CONTRATOS DE SERVIÇOS DE PRESTADORES PRIVADOS

A Secretaria Municipal manteve os contratos com todos os prestadores privados contratados ou credenciados pelo extinto INAMPS antes do desenvolvimento da Norma Operacional Básica, de 1996, para serviços públicos de saúde e da gestão semi-plena. Os contratos destinam-se ao atendimento nas áreas de Oncologia, Nefrologia, Ortopedia, além dos contratos com uma clínica de Ortopedia e Traumatologia, duas clínicas de Fisioterapia, uma clínica de Terapia Renal Substitutiva (para diálise), um laboratório de Análises Clínicas e com dois sindicatos para assistência odontológica.

Também existia contrato para prestação de serviços ambulatoriais do Hospital Lenoir Vargas Ferreira (Atendimento de Urgências/ Emergências, Hemoterapia, Quimioterapia, Radiologia, Tomografia e outros exames e terapias especializadas).

Contratos novos a partir de 1997

A Secretaria ampliou a oferta de serviços especializados por contratação pública de prestadores privados de acordo com processos licitatórios e com as normas do Ministério da Saúde. Todos os prestadores contratados foram vistoriados e avaliados por equipes dos setores de Controle e Avaliação e da Vigilância Sanitária.

As áreas ampliadas foram:
— Dois contratos de Oftalmologia. Para realização de consultas médicas e cirurgias ambulatoriais, incluindo o tratamento

cirúrgico de catarata. Em 1997, foram realizadas 102 cirurgias de catarata e outros 72 procedimentos cirúrgicos, e 649 exames especializados como mapeamento de retina, além de 2900 consultas oftalmológicas. De janeiro a agosto de 1998, além das 128 cirurgias de cataratas, foram realizadas 4.169 consultas oftalmológicas, outros 128 procedimentos cirúrgicos e 948 exames especializados, com aumento de cirurgias em relação a 1997.

— Dois contratos de Cirurgia Infantil. O atendimento ambulatorial foi equacionado mas atualmente está havendo dificuldade para internações eletivas. Os contratos foram renovados em 1998 e incorporou-se os serviços de mais um cirurgião infantil a partir de agosto.

— Nove contratos com Laboratórios de Patologia Clínica. Para estes contratos realizou-se processo de acreditação, ou seja, foi avaliada previamente a qualidade dos serviços, com pontuação de cada laboratório. Esses contratos foram firmados para atender a demanda de exames laboratoriais mais especializados que o Laboratório Público Municipal não pode realizar, a exemplo de dosagens hormonais e culturas microbianas em geral.

— Contrato da Rede Feminina de Combate ao Câncer. Para realizar leitura de exames citopatológicos para diagnóstico de câncer de colo de útero. Este contrato foi necessário em razão da demora de mais de 90 dias do laboratório de análises clínicas do Estado efetivar a entrega dos resultados, com prejuízo até do caráter preventivo.

— Contrato de Exames de Anatomia Patológica/Citologia. Início em junho de 1998, com estimativa de sessenta exames mensais.

— Contrato de exames ultra-sonográficos. Ampliou a oferta em 150 exames mensais. Em relação a ultra-sonografia, além desse contrato são utilizados serviços por meio de CIS—AMOSC.

— Contratos com sete clínicas de fisioterapia em 1999, com edital de credenciamento e condições de inexigibilidade de licitação, processo semelhante ao dos laboratórios de análises clínicas.

Todos os serviços contratados são previamente autorizados e após sua realização é verificada a regularidade dos faturamentos, além de ser efetuado o controle de acordo com os princípios e normas do SUS. Os contratos são acompanhados pelo Setor de Controle, Avaliação e Auditoria e pelo Departamento Financeiro.

As áreas assistenciais consideradas de alto custo são particularmente acompanhadas e as medidas abaixo discriminadas exemplificam o trabalho realizado:

— Avaliação do índice de normalidade de tomografia no período de fevereiro a julho de 1998 com os seguintes resultados: Fevereiro –44%, março –42,8%, abril –29,2%, maio –32%, junho –37,3% e julho –27,6%. Em avaliação de abril de 1997 era alto o índice de normalidade (90%), e desde então foram instituídas medidas de controle nas autorizações com evidentes resultados positivos segundo a avaliação atual. Significa que ampliou-se o acesso de pacientes que realmente necessitam de tomografia, pois o número de exames ofertados foi mantido.

— Avaliação e auditoria de procedimentos ambulatoriais oftalmológicos de alto custo, com regularidade de procedimentos e de cobrança.

— Auditoria de quimioterapia: iniciada em novembro de1997 e concluída em janeiro de 1998. O resultado mostrou cobrança indevida no período auditado de janeiro a outubro de 1997 da ordem de R$183.000,00. Em fevereiro de 1998 foi efetuada ordem de recolhimento desse valor para os cofres públicos. Além disso foram tomadas medidas sistemáticas de controle que coibiram as cobranças indevidas.

— Auditoria programada de Terapia Renal Substitutiva (diálise) em janeiro de 1998. O resultado verificou a regularidade quanto aos procedimentos e à cobrança.

— Auditoria de hemoterapia em março de 1998 em conjunto com o Setor de Vigilância Sanitária. O resultado desta auditoria em Banco de Sangue privado revelou cobrança indevida além de confirmar sérios problemas sob aspecto sanitário, apontados em inspeções sanitárias anteriormente realizadas pelo Ministério da Saúde e pela Secretaria de Estado da Saúde. Em virtude de relatório elaborado pelos auditores e fiscais, o Hemocentro de Santa Catarina (Hemosc) assumiu a Unidade Transfusional do Hospital Regional, com garantia da qualidade dos serviços de hemoterapia para os pacientes de Chapecó e região.

— Participação de auditoria em hemoterapia com equipe de auditores do Ministério da Saúde em maio de 1998.

— Auditoria Programada de Terapia Renal Substitutiva em janeiro de 1999.

— Auditoria de quimioterapia em janeiro de 1999, para avaliar a implantação do sistema de Autorização de Procedimentos de Alto Custo (APAC) de oncologia a partir de novembro de 1998.

— Auditoria dos Serviços de Fisioterapia para contratação das clínicas em setembro de 1999.

Capítulo 20
REFERÊNCIA HOSPITALAR: HOSPITAL REGIONAL DE CHAPECÓ

FÁTIMA LIVORATO

A ASSISTÊNCIA hospitalar aos usuário do Sistema Único de Saúde (SUS) em Chapecó é prestada pelo Hospital Regional, e que é o maior e mais complexo estabelecimento de saúde do Oeste de Santa Catarina.

GESTÃO

O Hospital Regional de Chapecó presta atendimento público desde o início do seu funcionamento em 1987, quando foi contratado pelo extinto Instituto Nacional de Assistência Médica e Previdência Social (INAMPS). Foi construído e equipado com recursos públicos pela Secretaria de Estado da Saúde, mas a gerência foi terceirizada para o setor privado desde a sua instalação. Atualmente a gestão do Hospital está sob a responsabilidade da entidade "Consórcio Intermunicipal de Saúde do Hospital Lenoir Vargas Ferreira", formado por alguns municípios da região, do qual Chapecó não faz parte por discordar da forma de constituição e funcionamento do Consórcio, além de criticar a omissão do governo estadual com relação ao financiamento do Hospital pois dá tratamento diferente aos hospitais públicos de outras regiões do estado, como em Florianópolis e Joinville, uma vez que assume o folha de pagamento dos estabelecimentos.

A avaliação da Secretaria Municipal de Saúde (SMS) de Chapecó é que a decisão de não participar do Consórcio foi acertada, pois a dívida do Hospital reconhecida é de R$6.000.000,00, que não pode ser paga pelos municípios. Entende que os municípios devem prioritariamente investir na melhoria da rede ambulatorial de saúde e que o Estado deve subsidiar a assistência hospitalar pública, no caso recuperar o caráter público do Hospital Regional de Chapecó. Mas temos clareza que não basta garantir recursos financeiros para resolver os problemas do hospital: são necessárias mudanças efetivas na gestão no sentido de torná-lo realmente público, a serviço dos usuários do SUS e que trabalhe integrado com as redes ambulatoriais de Chapecó e dos municípios da região.

CAPACIDADE INSTALADA DO HOSPITAL REGIONAL

— O Hospital Regional tem natureza geral, com unidade de tratamento intensivo (UTI), e está cadastrado no Sistema Integrado de Procedimentos de Alta Complexidade (SIPAC) para a prestação de serviços de Terapia Renal Substitutiva/Diálise, AIDS, Atendimento de Gestante de Alto Risco, Neurocirurgia e Quimioterapia Antineoplásica (ambulatorial).

O Hospital Regional tem 294 leitos operacionais, dos quais 233 estão disponíveis para pacientes usuários do SUS, 80% do total; estes se distribuem da seguinte forma: 84 leitos de clínica médica, 45 de clínica cirúrgica, 35 de clínica pediátrica, 20 de obstetrícia, 10 de psiquiatria, 14 de oncologia, 10 de UTI adulto e 2 de UTI infantil, e 13 leitos de berçário.

Quanto aos recursos humanos, conta com 500 funcionários. O corpo clínico tem cerca de 120 médicos dos quais 54 contratados para atender os usuários do SUS em regime de internação e no Pronto-Socorro como plantonistas de sobreaviso.

FLUXO E MECANISMOS DE CONTROLE DAS INTERNAÇÕES NO ÂMBITO DO SUS

Até dezembro de 1996 as autorizações das internações eram realizadas unicamente por análise de laudo médico para emissão de Autorização de Internação Hospitalar (AIH), na sede da Secretaria Municipal; os médicos autorizadores não estabeleciam contato com pacientes ou familiares.

A partir de 1997, o fluxo de autorização de internações foi radicalmente modificado: o paciente pode ter sua indicação de internação em caráter eletivo ou urgente, e em ambos os casos o médico assistente emite o laudo solicitando a AIH. No caso eletivo, a autorização precede a internação sendo feita entrevista pelo médico autorizador com o próprio paciente ou familiar, quando é avaliada a real necessidade do paciente e neste momento ele é esclarecido dos direitos que a AIH lhe confere. Em caso de urgência o paciente é internado e atendido, sendo o laudo médico ou a condição do paciente verificado *a posteriori* pelo médico supervisor do SUS.

O médico supervisor se desloca diariamente ao hospital para avaliar as internações de urgência, analisa prontuários, visita pacientes no leito, avalia os pedidos de procedimentos que ultrapassam os valores da tabela do Ministério da Saúde como exames de alto custo tipo tomografias, órteses/próteses e diárias de UTI. Além disso, apura eventuais denúncias de pacientes. Esta mudança de fluxo tem possibilitado maior controle e avaliação das internações dos pacientes do SUS em Chapecó.

ANÁLISE DOS DADOS DAS INTERNAÇÕES PAGAS PELO SUS

O comentário tem por base os dados do Sistema de Informação Hospitalar (SIH-SUS) do Ministério da Saúde.

— Número de internações. De janeiro a julho de 1998 foram relizadas 7.565 internações, com média mensal de 1.080 pacientes atendidos. Em igual período, em 1997, foram 6.983 internações com média de 997 pacientes/mês. Houve, portanto, um aumento de 8,33% na apresentação de AIH. Em 1999, no mesmo período, a média mensal foi de 1.869 internações, um aumento de 73% em relação ao ano anterior. Este significativo aumento se deu mais à custa de internações de outros municípios da região, pois a emissão de AIH em Chapecó manteve-se estável; outro fator que contribuiu para o incremento foi o atendimento de pacientes decorrentes de campanhas do Ministério da Saúde que promoveram cirurgias eletivas de hérnia inguinal, as relativas à próstata e de varizes.

— Morbidade — Principais causas de internações. As causas obstétricas representaram os principais motivos de internações no período de janeiro a julho de 1997 e igual período em 1998.

Fato idêntico pode ser observado na distribuição das internações hospitalares pelo SUS, para o conjunto do país: 23% das internações foram relacionadas a causas ligadas à gravidez, parto e puerpério (Brasil, 1994). No Hospital Regional essas causas representaram 19,12% das internações apresentadas de janeiro a julho de 1998, e a seguir estão relacionadas as dez primeiras causas de internação por ordem de freqüência neste período:

1. Parto normal
2. Doença pulmonar obstrutiva crônica
3. Cesariana
4. Broncopneumonia infantil
5. Insuficiência cardíaca
6. Infecções entéricas na infância
7. Curetagem pós-aborto
8. Tumores malignos do aparelho geniturinário
9. Tumores malignos do aparelho digestivo
10. Infecções entéricas em lactentes

Chama a atenção a alta freqüência de broncopneumonia e de infecção intestinais pediátricas, mas comparando-se com os dados de Belo Horizonte, essas também foram as mais freqüentes, particularmente em crianças menores de um ano (*vide:* Descentralização e governança no setor Saúde em Belo Horizonte. Escola de Governo, Fundação João Pinheiro, Belo Horizonte; 1998).

— Procedência. Com relação à origem dos pacientes, das 7.565 internações apresentadas de janeiro a julho de 1998, 5.405 foram de munícipes de Chapecó, representando 71,44%. Comparando com o mesmo período de 1997, do total das AIHs apresentadas, 70% foram de residentes em Chapecó e 30% de outros municípios da região. Esta relação modificou-se em 1999, quando as internações de pacientes de Chapecó representaram 52% do total.

— Taxa de cesariana. O Hospital Regional realizou 959 partos normais e 303 partos cesáreos no período de janeiro a julho de 1997, portanto a taxa de cesáreas foi de 24%. No ano de 1998 foram 1.196 partos nos primeiros sete meses, dos quais 950 foram normais e 246 cesáreos, uma taxa de 20,6%. Assim, houve redução da taxa de cesáreas, de 1997 para 1998, da ordem de 15%.

Há pelo menos trinta anos o país detém a lamentável liderança mundial de partos cesarianos, com taxa de 36,40% enquanto a dos EUA é 24,70% e a da França é 10,90%. Essa prática representa risco para as mulheres pois a mortalidade materna por parto cesáreo é três vezes superior à do parto normal, calculada com base nos dados relativos aos partos ocorridos no âmbito do SUS entre dezembro de 1994 a fevereiro de 1995.

De acordo com o Conselho Federal de Medicina segundo dados extraídos dos sistemas de informações do Ministério da Saúde, estima-se que no país são realizadas 558 mil cirurgias desnecessárias, o que resulta num gasto inútil de R$83,4 milhões para o sistema público de saúde e a ocupação desnecessária de 1.653 leitos a cada dia.

Pelos dados apresentados, em 1998 o Hospital Regional de Chapecó apresentou taxa de cesárea relativa a pacientes atendidas pelo SUS, 43,6% a menos que a taxa no país e também menor que a dos Estados Unidos. Esse controle de partos cesarianos deu a condição para o hospital ganhar o título de Hospital Amigo da Criança e assim obter incentivo financeiro. Este título foi conquistado em janeiro de 1999.

ATENDIMENTO ÀS URGÊNCIAS E EMERGÊNCIAS

Pré- hospitalar

O serviço de resgate de chamadas relativas ao atendimento de urgências pré-hospitalares é realizado pelo Corpo de Bombeiros da Polícia Militar, que conta com dezessete profissionais habilitados e três veículos. Realizam, por mês, média de 140 atendimentos pré-hospitalares a emergências e traumas, segundo os dados de produção do Setor de Controle e Avaliação da SMS.

A Secretaria Municipal fornece material de consumo para o bom desempenho dos atendimentos, tais como oxigênio, material de enfermagem (gaze, esparadrapo, luvas, ataduras) e instrumental para os procedimentos. Além disso, a Prefeitura repassa, mediante convênio com o Corpo de Bombeiros, R$ 25.000,00 mensais para manutenção das atividades da corporação. A avaliação da população e da Secretaria de Saúde é muito positiva com relação à qualidade deste serviço.

Pronto-Socorro do Hospital Regional

O atendimento às urgências e emergências do município é realizado pelo Pronto-Socorro do Hospital Regional, que atende usuários do SUS de Chapecó e região.

A produção média de consultas médicas do Pronto-Socorro do Hospital Regional, no primeiro semestre de 1998 foi de 5.492 consultas/mês, e em 1999 no mesmo período foi de 4.718 consultas/mês.

De acordo com a legislação do SUS deve haver conjugação de recursos financeiros, tecnológicos, materiais e humanos da União, dos Estados e dos Municípios na prestação de serviços de assistência, buscando-se evitar emprego dúplice de meios para fins idênticos.

A oposição política tem reivindicado que a Administração Municipal instale um Pronto-Socorro Municipal. O debate tem ocorrido no Conselho Municipal de Saúde, e nas reuniões plenárias do Orçamento Participativo, mas a maioria concorda que o atendimento das urgências/emergências deve ser responsabilidade do Pronto-Socorro do Hospital Regional de Chapecó, e que a Secretaria deve dar prioridade à rede básica.

Ademais dos argumentos citados, há que se considerar que o apoio hospitalar é essencial para resolver grande parte dos casos de emergência que chegam ao Pronto-Socorro com risco de vida. Além disso, o Hospital conta com infra-estrutura que garante a resolução para os casos graves (Banco de Sangue, Laboratório, Raios X, Tomografia etc.). O fato de o Pronto-Socorro estar dentro do Hospital representa grande vantagem, evitando duplicidade de investimentos. Condição essencial para atender urgências e emergências é contar com um quadro de profissionais habilitados, em número suficiente, com plantonistas durante 24 horas nas áreas de Pediatria, Ginecologia-Obstetrícia, Ortopedia e Clínica Geral. Em acréscimo, há necessidade de retaguarda das especialidades médicas para casos de maior complexidade tais como neurocirurgia, cirurgia vascular e outras. Uma vez que o Pronto-Socorro está instalado, trata-se apenas de ampliar as condições para dar atendimento aos pacientes.

A Secretaria Municipal de Saúde deve dar continuidade ao processo de expansão da rede básica, pois é o principal meio para reduzir a demanda ambulatorial do Pronto-Socorro. Ademais, a SMS propôs um fluxo de referência e contra-referência e a garantia de fornecimento de medicamentos padronizados para pacientes atendidos no Pronto-Socorro mediante dispensação nas unidades municipais de saúde.

Em agosto de 1999 a Secretaria Municipal criou um serviço de Pronto-Atendimento, com equipe médica e de enfermagem, nas áreas de clínica médica e pediatria, funcionando das 16h às 22h no centro da cidade, próximo do terminal urbano de transporte coletivo, para facilitar o acesso de usuários. O serviço ocupa as dependências do Ambulatório de Especialidades que funciona até às 16h, contribuiu para reduzir a demanda ambulatorial do Pronto-Socorro do Hospital Regional e também atende a demanda não absorvida pelas policlínicas e unidades sanitárias do município.

Capítulo 21

A DEFESA DO DIREITO AO ATENDIMENTO GRATUITO: COMO COIBIR A "COBRANÇA POR FORA"

GENY PEREIRA LOPES

INTRODUÇÃO

Em outubro de 1996 o município de Chapecó passou à Gestão Semi-Plena do Sistema Único de Saúde (Norma Operacional Básica — NOB 01/93). Quando assumimos a gestão do SUS municipal em janeiro de 1997, a área de Controle, Avaliação e Auditoria, recém-criada, funcionava de maneira incipiente, contando apenas com dois funcionários administrativos e um médico auditor.

Em 1998 o município passou para a Gestão Plena do Sistema Único de Saúde (NOB 01/96), com a ampliação de responsabilidades quanto ao controle dos prestadores privados de serviços de saúde contratados.

Nestes três anos desenvolveu-se a Diretoria-Geral de Controle, Avaliação e Auditoria. O executivo municipal elaborou e o poder legislativo aprovou uma Lei criando o Sistema de Auditoria com atribuições definidas de acordo com normas do SUS.

O quadro de pessoal foi sendo ampliado para responder às necessidades do setor; hoje conta com dois médicos cada um trabalhando vinte horas, e duas enfermeiras, três funcionários administrativos e uma diretora, médica, todos com jornada de quarenta horas semanais, atuando como auditores dos serviços privados contratados.

A estruturação da Diretoria de Controle, Avaliação e Auditoria foi um desafio para a municipalidade que não tinha experiência de contratar serviços, controlar e auditar prestadores privados.

Uma das atribuições desta Diretoria consiste na averiguação das denúncias por atendimento inadequado e "cobrança por fora".

As denúncias por atendimento inadequado e por duplicidade de cobrança geram processos administrativos.

Na Diretoria, as denúncias são registradas e apuradas com base em documentos comprobatórios, depoimentos do denunciante, denunciado e testemunhas. Se confirmadas, poderão ser transformadas em processos administrativos.

No momento em que o usuário vem registrar a denúncia precisa ter confiança no servidor que o recebe porque, junto com o anseio de justiça, está presente também o medo de que a denúncia venha a comprometer um futuro atendimento, e mais ainda, porque sabe que o denunciado tem um conhecimento que confere um poder sobre a vida do denunciante.

A Secretaria Municipal de Saúde de Chapecó tem lançado mão de todas as estratégias possíveis para que a Diretoria cumpra seu objetivo: "Exigir que o prestador privado do SUS respeite o direito à saúde do cidadão."

A equipe central tem claro que para o bem do usuário, dos prestadores e profissionais é necessário que a tabela de pagamentos do SUS seja revista quanto ao pagamento de procedimentos que geram perdas, uma vez que não existem queixas com relação àqueles que são muito lucrativos; a equipe tem certeza que este não é um problema gerado pelo usuário, e portanto não permitirá, sob hipótese alguma, que seja prejudicado.

Para alicerçar os processos administrativos, a Diretoria se vale dos artigos 196 a 200 da Constituição Federal, da Lei 8.080/80 e 8.142/90, da Portaria n.º 113 de 4 de setembro de 1997 e outros dispositivos que se referem a tratamentos específicos, conforme a denúncia exigir.

De janeiro de 1997 até maio de 2.000 registrou-se 31 denúncias: três de atendimento inadequado, onze de tentativa de cobrança dúplice e dezessete de cobranças efetivadas.

Com relação às denúncias de atendimento inadequado a Diretoria notificou o prestador quanto ao fato para que tomasse as devidas providências.

A tentativa de cobrança dúplice pode se dividir em dois grupos: a) procedimentos de caráter eletivo; b) procedimentos de urgência/emergência.

Nos procedimentos de caráter eletivo, a Diretoria consegue intervir no momento que entrega para o paciente a Autorização para Internação Hospitalar (AIH) para a efetivação deles. Os pacientes são orientados que a AIH representa o pagamento de toda a despesa médico-hospitalar necessária para sua recuperação, não podendo o usuário em hipótese alguma fazer qualquer tipo de pagamento, sob pena de ter cancelada a AIH e ter de arcar com toda a despesa. Em geral com o apoio dessa informação é que ocorre a denúncia de "cobrança por fora".

Nas situações de urgência/emergência, o procedimento já foi realizado e, antes da alta hospitalar, a família do paciente é coagida a pagar diferenças na remuneração para este ou aquele profissional. Nesses casos a família denuncia a cobrança, ou procura saber de que forma a Secretaria pode ajudar no pagamento da diferença de remuneração pedida.

No primeiro caso, a Diretoria registra a denúncia, faz contato com profissional e, ou prestador, para ver formas de o paciente ser atendido de acordo com o seu direito. Há situações em que o profissional não quer mais realizar o procedimento e a Secretaria então precisa encaminhar o paciente para outro profissional.

No segundo caso, verifica-se o prontuário, a emissão ou não de laudo de AIH e em caso afirmativo, o processo é aberto de imediato para que o paciente seja ressarcido da importância cobrada no menor tempo possível. Enquanto o processo tramita, é sugerido ao paciente que caso venha a sentir-se coagido, retorne, ou procure o Ministério Público.

Com as cobranças indevidas efetivadas, o procedimento também é a abertura de processo para o ressarcimento de valores ou providências para o cancelamento de pagamentos.

Em todas as situações aqueles que tentam ou efetivam cobranças indevidas são advertidos e o processo é encaminhado para seguimento no Conselho da respectiva categoria e no Ministério Público.

Quando se depara com contradições entre o depoimento do profissional/prestador e paciente, encaminha-se o caso ao Ministério Público.

Dos 31 processos registrados, três tiveram origem no Disque-Saúde do Ministério da Saúde com encaminhamento à Secretaria de Estado da Saúde, daí à Secretaria Municipal de Saúde para proceder a apuração.

Oitenta por cento das denúncias de cobranças dúplices tem sido verificadas nas internações hospitalares e especialmente as relacionadas à clínica cirúrgica.

Em abril de 2000 foi enviado ao Ministério Público um processo de denúncia referente ao setor de quimioterapia do Hospital Regional Leonir Vargas Ferreira por cobrança indevida de consultas no tratamento ambulatorial. Para abertura deste processo foi realizada pesquisa com 211 pacientes dos 661 que estavam em tratamento em 1998. Dos 211 entrevistados, 52 não deixaram claro se estavam pagando ou não, 86 não foram cobrados e 73 receberam "cobranças por fora" no ato da consulta. Quando encaminhou-se a denúncia ao Ministério Público o fato havia sido comunicado ao prestador com solicitação de providências no sentido de coibir esta prática, sem êxito. A Diretoria optou por não abrir processo para cada paciente, porque a irregularidade envolvia parte razoável dos profissionais que realizam quimioterapia, e não se poderia tomar medidas que viessem a interromper os tratamentos.

Até a primeira quinzena do mês de maio deste ano, a Diretoria recebeu duas denúncias de "cobrança por fora". Uma foi efetivada, com processo em andamento, e a outra denúncia não se transformou em processo pois o caso foi resolvido mediante contato com o prestador.

Registrou-se ainda mais duas denúncias, de pacientes residentes em Chapecó, que tinham sido encaminhados para tratamento fora de domicílio. Uma vez que a cobrança indevida foi realizada por prestador de outro Estado, a Diretoria tomou o depoimento do paciente, e da testemunha, anexou cópia de documentos comprobatórios e encaminhou à Coordenadoria Regional de Saúde responsável pelo município onde ocorreu a irregularidade.

COMO DESENVOLVER UM PROCESSO ADMINISTRATIVO

— Ouvir com atenção e solicitar o maior número de informações possíveis para certificar-se de que o paciente tinha optado pelo Sistema Único de Saúde.

— Tomando conhecimento da denúncia, faz-se o termo de denúncia.

— A autoridade da área da saúde faz a portaria que designa uma Comissão composta de pelo menos dois funcionários, com a presidência exercida por um servidor que não tenha nível profissional distinto do acusado.

— A Comissão faz o termo de abertura do processo.

— A presidência da Comissão expede notificação ao denunciante, ao acusado e às testemunhas para apresentarem seus depoimentos.

— Os notificados serão ouvidos; em primeiro o denunciante, em segundo o acusado, em terceiro as testemunhas do usuário e por fim as testemunhas do acusado, sendo lavrado no ato o termo de depoimento.

— Durante os depoimentos poderão surgir novas testemunhas e, se for o caso, a presidência poderá notificá-las para depor.

— A presidência da comissão poderá juntar provas documentais ou solicitar apresentação de cópias para esse efeito.

— Ainda para a elucidação de contraditórios, a Comissão poderá efetuar a acareação entre o acusado e o denunciante ou entre estes e as testemunhas, da qual também será lavrado o respectivo termo.

— Realizados os depoimentos e juntados os documentos, a presidência da Comissão abre vistas do processo ao indiciado para apresentação de defesa, mediante termo.

— Findo o prazo de defesa, a Comissão apresentará seu relatório no qual constará em relação ao indiciado as irregularidades de que foi acusado, as provas colhidas, as razões de defesa, propondo então a cessação do processo ou punição e indicando neste caso a pena que couber. Deverá também a Comissão sugerir quaisquer outras providências que lhe parecerem de interesse do serviço público.

— Recebendo o relatório da Comissão, acompanhado do processo, a autoridade que houver determinado a sua instauração deverá proferir o julgamento e determinar as diligências eventualmente sugeridas.

— No caso da aplicação de pena disciplinar, na competência da Unidade, deverá ser lavrada a respectiva portaria e, juntamente com o processo, será enviada para publicação. Quando a pena a ser aplicada extravasar os limites da competência da Unidade, os autos deverão ser encaminhados ao nível hierárquico a que corresponder a referida aplicação, por meio de trâmite competente.

CONCLUSÃO

O êxito dste trabalho para a defesa dos direitos do usuário do SUS depende de uma série de fatores, entre os quais o usuário ter coragem para exercer sua cidadania e encontrar apoio nos gestores do SUS; os profissionais de saúde apontados como infratores, particularmente os médicos, deveriam exercer com ética sua profissão e entenderem que o usuário não é responsável pela defasagem na remuneração da Tabela de Procedimentos do SUS imposta pelo Ministério da Saúde.

Em Chapecó conseguimos avançar no controle das "cobranças por fora" e isto pode ser percebido com a diminuição de denúncias. Alguns elementos que foram e estão sendo importantes neste processo:

— O aperfeiçoamento dos recursos humanos da Secretaria Municipal de Saúde na função de auditores;
— A credibilidade que a Diretoria adquiriu entre usuários, secretários municipais de Saúde e até entre alguns funcionários prestadores de serviços que orientam a população para procurar a Diretoria em caso de dúvidas relacionadas a cobranças indevidas.
— A cautela que os profissionais vêm demonstrando no cuidado de não se tornarem objetos de novos processos. Isto porque, além da advertência, o processo é encaminhado ao

Ministério Público e ao Conselho de ética profissional, e em caso de reincidência o prestador poderá ser descredenciado para prestar atendimento ao SUS.

— No caso do Hospital Regional, a interferência do empregador é fundamental porque sabe que, caso o profissional não devolva os valores indevidamente cobrados, o próprio Hospital será notificado para fazê-lo, sob pena de ter bloqueado os disquetes de processamento do SIH/SUS (Sistema de Informação Hospitalar), ou seja, terá suspenso o pagamento de todos os procedimentos realizados no mês anterior.

— A divulgação de direitos dos usuários do SUS, e sua manutenção, feita em alguns municípios por organizações populares ligadas a área da saúde;

— O apoio e comprometimento do Ministério Público e do PROCON (orgão governamental de proteção e defesa do consumidor).

Consideramos que estas iniciativas podem contribuir de maneira efetiva para coibir os abusos e punir irregularidades na prestação dos serviços públicos, sejam próprios ou contratados, até para dar visibilidade ao fato que a maioria dos prestadores privados contratados cumprem com honestidade seu papel complementar na assistência à saúde. Cabe aos gestores governamentais controlar e aplicar penalidades aos que estão descumprindo as leis do Sistema Único de Saúde.

Capítulo 22
CONSELHOS LOCAIS DE SAÚDE DE CHAPECÓ

APARECIDA LINHARES PIMENTA

INTRODUÇÃO

PARA SE ANALISAR a participação popular em Chapecó é necessário conhecer um pouco da história política regional. Sob o aspecto político o município tem em história recente um acúmulo de movimentos sociais nascidos das Pastorais da igreja católica, que contou desde o final da década de 80 e primeiros anos da década de 90 com uma diocese extremamente ativa e voltada para a organização dos movimentos populares.

As Pastorais da Juventude, da Saúde e da Terra organizaram um movimento político em defesa dos direitos dos cidadãos excluídos, promovendo intensa mobilização popular nos bairros e particularmente na zona rural.

Destes movimentos é que se originaram, no município e na região, sindicatos de trabalhadores, autênticos e combativos, partidos políticos de oposição, expressivas lideranças políticas do campo democrático popular com mandatos no poder legislativo federal e estadual, vitórias expressivas do candidato da Frente Democrática Popular à presidência da República em 1989 e 1994, e em 1996 elegeu o primeiro prefeito de esquerda na história do município.

No final da primeira metade da década de 90 começa haver uma mudança de orientação interna da igreja e conseqüentemente das Pastorais, que se reflete de maneira significativa na mobilização e organização populares, que então passa a um momento de refluxo e desmobilização.

No entanto, o processo de discussão e mobilização popular que ocorreu durante quase uma década deixou raízes, o que explica em parte a vitória eleitoral em 1996, e posteriormente a receptividade do povo para participar de forma mais ativa do primeiro governo democrático popular, o que conduziu ao desenvolvimento do Orçamento Participativo.

Outra experiência inovadora no município quanto à participação dos cidadãos ocorreu na década de 80 com a proposta de se organizar a atenção à saúde das famílias de uma grande cooperativa local nos moldes do atual Programa de Saúde da Família, com a contratação de médicos e de enfermeiros, e trabalho voluntário de agentes comunitários de saúde. A experiência durou cerca de cinco anos, e na fase final houve mudança de orientação do projeto por decisão da direção da Cooperativa, que passou a prestar atendimento curativo aos cooperados sem se preocupar com a organização deles para a promoção da saúde e prevenção da doença.

Esta breve recordação da história recente da participação popular no município tem por objetivo trazer elementos que possam contribuir para se entender como a discussão e proposta de formação dos Conselhos Locais de Saúde encontraram apoio junto da população dos bairros e das comunidades da zona rural.

Como se deu a formação dos Conselhos Locais de Saúde

O município de Chapecó conta hoje com 32 Conselhos Locais de Saúde que foram organizados segundo a área de abrangência das Unidades Básicas de Saúde (UBS).

Embora a rede básica municipal seja formada por dezenove UBS, os Conselhos ultrapassam este número, pois nas regiões em que a área de abrangência da UBS é formada por mais de um bairro com características diferentes, a comunidade decidiu organizar mais de um Conselho, havendo unidades que contam com apenas um Conselho e outras que contam com dois, ou três, e a maior têm cinco Conselhos Locais de Saúde.

A formação destes Conselhos iniciou-se em 1998 com base

na avaliação da Secretaria Municipal de Saúde quanto a necessidade de ampliar a participação popular para a definição da política de saúde municipal.

Até 1996 a forma de participação na saúde se dava exclusivamente pelo Conselho Municipal de Saúde (CMS), criado em 1991. A meu ver o CMS não tem conseguido definir políticas na perspectiva dos usuários, pois funciona mais como espaço de debate entre as corporações profissionais (médicos, dentistas, psicólogos, bioquímicos, enfermeiros) e o governo municipal, impossibilitando manifestações daqueles que efetivamente usam os serviços de saúde do Sistema Único de Saúde (SUS), ou seja a população que não é assistida ou é mal assistida está excluída também deste espaço de deliberação.

Para compreender este fenômeno é necessário lembrar a história do CMS de Chapecó, pois sob o ângulo estritamente legal, o Conselho observa as recomendações do SUS: é paritário, tripartite e deliberativo. Entretanto, nas reuniões, na maioria das vezes, não há a presença dos representantes dos usuários.

O CMS de Chapecó foi criado em 1991 sem respeitar a paridade prevista na Lei 8.142/90. Um grupo de entidades profissionais interpelou o governo municipal na Justiça, que assim foi obrigado a instituir um conselho paritário.

A Lei Municipal 3.290, de 1 de julho de 1991, que criou o Conselho, denomina a entidade que vai participar dele e estabelece que os membros do Conselho ao terem determinado número de faltas às reuniões devem ser substituídos por outro representante da mesma entidade. Acontece que as entidades indicadas pela lei não são de fato representativas dos usuários, e várias delas sucessivamente não comparecem durante todo o ano e não se consegue substituí-las.

Para resolver este problema, a atual Administração propôs nas discussões da 2ª Conferência Municipal de Saúde, ocorrida em 1998, nova legislação municipal com outra composição para o Conselho, que abrangesse os Conselhos Locais de Saúde e outras entidades representativas dos usuários, a serem escolhidas em amplas assembléias publicamente convocadas, superando as designações exclusivas do poder executivo municipal.

O poder executivo municipal, por meio da Secretaria de Saúde, elaborou o projeto de lei conforme deliberação da Conferência de Saúde e encaminhou-o à Câmara de Vereadores para apreciação e deliberação.

Nesta perspectiva de construção de nova relação do poder público municipal com a população iniciou-se o processo de discussão nos bairros para formação dos Conselhos Locais de Saúde.

Antes de apresentar o desenvolvimento deste processo, é importante ressaltar a participação da população no Orçamento Participativo, que se iniciou com a atual administração em 1997.

No primeiro ano de governo, em 1997, atuaram nas discussões cerca de 15.000 pessoas, o que é extremamente representativo para um município com 135.000 habitantes à época. Em todas os plenários comparecia grande número de pessoas interessadas em discutir os problemas do bairro, em entender a nova proposta da prefeitura e evidentemente reivindicar melhorias em suas comunidades e bairros.

Para o Orçamento Participativo de 1998, a saúde apresentou-se como segunda prioridade em todos os bairros e comunidades da área rural, e a reivindicação principal foi a de expandir o atendimento médico e odontológico da rede básica. A direção da Secretaria Municipal de Saúde participou intensamente deste processo, informando a população das propostas do Plano Municipal de Saúde já aprovado pelo Conselho Municipal de Saúde.

As discussões em 1998 do Orçamento Participativo para o Orçamento de 1999 foram muito ricas e a participação popular também foi intensa e a questão Saúde continuou em segundo lugar, junto da Pavimentação e Drenagem.

De acordo com a equipe do Orçamento Participativo nos dois primeiros anos do governo houve sugestões de mais de 25 mil pessoas nas assembléias de bairros e regiões.

Nestes dois primeiros anos conseguiu-se atender as principais reivindicações da população, mediante ampla expansão da rede básica de saúde, com ampliação do quadro de pessoal, capacitação permanente, e aumento da capacidade instalada das UBS.

O resultado desse trabalho foi claramente percebido pela população que nas avaliações do Orçamento Participativo fazia referências às melhorias ocorridas na Saúde, motivo pelo qual a Saúde não teve prioridade no ano 2000.

Em 1998, no processo de organização da 2.ª Conferência Municipal da Saúde a Secretaria decidiu realizar Pré-Conferências com o objetivo de intensificar a participação popular e democratizar o debate sobre o SUS municipal. Neste processo participaram cerca de 1200 pessoas, e foram eleitos mais de 100 delegados para a Conferência.

Tanto no processo do Orçamento Participativo, como nas reuniões do CMS, e nas discussões das Pré-Conferências, percebemos que faltava um espaço específico de discussão da relação Equipe de Saúde – Comunidade, capaz de examinar e resolver questões relacionadas ao dia a dia do atendimento, mas também discutir o SUS, tanto nos aspectos gerais como os relativos aos problemas no plano municipal.

Em 1998 iniciamos o debate com as lideranças locais dos bairros apresentando nossa proposta. Aconteceram reuniões em vários bairros e comunidades porém, neste primeiro momento, ainda de forma incipiente. Sentimos que havia muita receptividade para as discussões de temas de Saúde, mais em relação aos aspectos imediatos do atendimento e menos no tocante às questões mais gerais do SUS.

A pauta dos Conselhos Locais de Saúde

Foi com base nesta análise que se decidiu criar um cargo comissionado para, em atuação com as diretoras das UBS, haver dedicação ao trabalho de organização dos Conselhos Locais de Saúde. É importante registrar que a pessoa nomeada para ocupar este cargo havia realizado significativo trabalho de formação de agentes de saúde na Pastoral de Saúde da Diocese de Chapecó, durante cinco anos, e possuía assim grande experiência em organização comunitária.

Nestes dois anos temos nos preocupado mais com o trabalho de mobilização e discussão com a população, acompanhando de certa forma o que as comunidades tem apresentado como prioridade. Isto faz com que haja muita diversidade entre os Conselhos, desde o número de participantes até a dinâmica das reuniões.

Os Conselhos são formados por moradores dos bairros e comunidades atendidas pelas UBS. Em todas as reuniões participam, além dos usuários, a diretora da Unidade, os agentes comunitários de saúde do bairro e o integrante do nível central da Secretaria responsável pelos Conselhos. Freqüentemente há participação de funcionários das UBS. As reuniões são mensais, faz-se ata e a pauta de uma reunião é definida na anterior. Raramente as reuniões não se realizam por falta de quórum.

O que tem mobilizado a população para as reuniões é a discussão sobre o atendimento nas UBS, e em algumas regiões os temas relativos à prevenção de doenças e a relação com setores do governo municipal e com outras instituições.

Tem sido muita rica as discussões sobre agendamento de consultas médicas e atendimento odontológico. Como havia questionamento dos conselheiros em relação à eficiência das formas de distribuição das consultas médicas e odontológicas, decidiu-se explicar para a população os critérios para os agendamentos e chamá-los para debater a melhor forma de distribuir as chamadas fichas.

Outro problema que estava ocorrendo em alguns bairros era a "comercialização" das fichas, distribuídas nas UBS, para pessoas que procuravam atendimento e não tinham retorno agendado. Com a participação da comunidade na distribuição das fichas, conseguiu-se acabar com essa distorção.

Esta discussão tem possibilitado examinar não só uma série de aspectos da organização do processo de trabalho na unidade, mas também a forma como a comunidade utiliza os serviços de saúde.

Com o início desta discussão algumas comunidades da área rural e posteriormente da cidade decidiram que a distribuição de fichas para o atendimento odontológico passaria a ser feita por uma pessoa da comunidade, de acordo com os critérios da Secretaria. Com isto a comunidade passa a ter controle da "entrada" do usuário na unidade, e hoje em dia existe controle dos faltosos e várias comunidades têm criado regras para controlar estas faltas.

Recentemente teve início em algumas comunidades e bairros a distribuição de fichas para consultas médicas, particularmente para os usuários de bairros distantes das UBS.

Em dezembro de 1999 a Secretaria organizou o 1º Encontro de Conselheiros dos Conselhos Locais de Saúde para uma apreciação do SUS municipal. Participaram 120 conselheiros e o debate foi muito produtivo.

Nossas conquistas e nossas debilidades

Todo esse processo de mobilização e discussão, como se relata, está ocorrendo sem nenhuma formalidade: os Conselhos não possuem estatuto nem regimento, e não há ato oficial de constituição deles.

Esta decisão da Secretaria da Saúde de instituir uma espécie de movimento, na cidade e na área rural, para a discussão das questões da saúde, sem no entanto institucionalizar o processo, apresenta avanços mas há limitações que permanentemente têm sido avaliadas.

A nosso ver este processo respeita a dinâmica dos diferentes microespaços da cidade, possibilitando que num bairro reúnam-se dez pessoas para discutir o funcionamento da UBS, e em outro trinta pessoas para escolherem uma liderança para distribuir as fichas de atendimento da unidade de saúde. Vários Conselhos organizaram debates sobre diversos temas: menopausa, doenças que causam maior mortalidade em Chapecó, qualidade da água dos poços de uma região da cidade que não tenha abastecimento público, tratamento do lixo e outros.

As limitações deste processo é que estão na dependência quase exclusiva da vontade política do governo municipal promover esta participação e acatar as deliberações da população. Além disso, como os Conselhos não participam do CMS, as deliberações acabam se limitando aos aspectos locais do atendimento. A representação da Secretaria tem trabalhado no sentido de fazer a mediação entre os Conselhos Locais e o CMS, de forma a evitar que haja deliberações locais em contradição com o Conselho Municipal de Saúde.

A Administração Municipal tem sustentação partidária minoritária na Câmara de Vereadores e não consegue aprovar o projeto de Lei que propõe a modificação da composição do Conselho, o que torna impossível a participação dos conselheiros dos Conselhos Locais no espaço de deliberação do SUS municipal que é o Conselho Municipal de Saúde.

Nossa avaliação é que esta mobilização da população traz, sem dúvida, avanços na compreensão da questão da saúde, e isso é um saldo positivo na construção do SUS.

Trabalhamos com a perspectiva de aprovação do projeto de Lei do CMS, seja por entendimento dos vereadores ou por pressão da população. Se a Câmara Municipal não votar a Lei este ano, em razão das eleições municipais, poderá fazê-lo no próximo ano, e neste período os Conselhos Locais poderão tornar-se mais organizados, preparando-se até para uma participação mais qualificada no futuro Conselho Municipal de Saúde.

A Secretaria da Saúde está tendo a oportunidade de incorporar no seu trabalho de planejamento e avaliação o olhar de um novo sujeito, o usuário, que tem trazido excelentes contribuições para o nosso trabalho cotidiano, provocando mudanças na atuação das equipes locais de saúde.

Este ator social da saúde, cuja participação está assegurada na representação dos usuários nos Conselhos Municipais de Saúde, nem sempre tem conseguido disputar com os demais atores que historicamente construíram um discurso mais elaborado e que dispõem de mais "poder" mesmo quando se obedece a paridade de representação prevista em lei.

O que temos questionado na experiência de Chapecó são os limites da participação dos usuários no Conselho, não só por problemas da lei que criou o CMS, mas também em relação às possibilidades concretas de disputar espaço diante dos dois segmentos que acabam ocupando todo o tempo das reuniões com opiniões que não são compreendidas pelos usuários.

Para clarear esta reflexão é importante introduzir alguns elementos para o debate. A representação dos trabalhadores da saúde no CMS de Chapecó é feita hoje por profissionais que ocupavam cargos na direção da Secretaria da Saúde no governo anterior, que em maioria tem uma visão sobre o SUS municipal diferente da atual Administração.

Há, portanto, no Conselho dois campos em disputa, que de certa forma monopolizam o debate, excluindo a fala do usuário, que muitas vezes não consegue sequer entender o verdadeiro motivo do conflito. E a representação do governo municipal não consegue sair deste círculo vicioso, o que transforma as reuniões em exaustivas disputas de concepções de gestão que de certa maneira a mudança do poder executivo municipal, quando houve as eleições de 1996, deveria ter resolvido.

Evidentemente consideramos legítimos os interesses das corporações da saúde, porém entendemos que os interesses dos três atores — governo, trabalhadores e usuários — devem manifestar-se no Conselho, e as deliberações refletirem os interesses da maioria. Porém, há um espaço próprio e específico do gestor, que se for questionado em cada reunião mensal do Conselho, torna as reuniões absolutamente insuportáveis para os usuários.

O que se está conseguindo mediante a atuação dos 32 Conselhos Locais de Saúde é ouvir este ator social, uma vez que isso não está sendo possível acontecer no Conselho Municipal de Saúde.

Mas a nosso ver este espaço ainda é muito limitado. A expectativa é qualificar este ator na compreensão da problemática da Saúde, conseguir modificar a composição do CMS introduzindo a participação dos conselheiros dos Conselhos Locais, e com isso contribuir para que as deliberações sobre o SUS municipal sejam tomadas de fato com a participação efetiva dos usuários, trabalhadores da saúde e governo.

O desafio é grande, mas a construção do SUS depende em grande medida de se conseguir incorporar de fato no processo de produção da saúde o olhar e os interesses dos usuários.

Capítulo 23

FINANCIAMENTO DA SAÚDE MUNICIPAL DE CHAPECÓ

APARECIDA LINHARES PIMENTA

INTRODUÇÃO

O PROBLEMA DO financiamento da Saúde Pública no país é anterior à criação do Sistema Único de Saúde (SUS). Os gastos com as chamadas ações coletivas, sob a responsabilidade do Ministério da Saúde, tiveram participação decrescente no período da ditadura militar (1964-1985): em 1968 correspondiam a 2,21% do orçamento global da União e em 1972 caiu para 1,40%. Além disso, os gastos com a assistência curativa oferecida desde 1967 pelo Instituto Nacional de Previdência Social (INPS) e a partir de 1978 pelo Instituto Nacional de Assistência Médica da Previdência Social (INAMPS), aos trabalhadores inseridos no mercado formal de trabalho, cresceram vertiginosamente neste período. Este incremento foi resultado da expansão de contratos de prestação de serviços de saúde com o setor privado hospitalar e com clínicas privadas que, em conjunto com o setor industrial de equipamentos médico-cirúrgicos e de medicamentos, foram os setores com as mais altas taxas de lucros na segunda metade da década de 60 e primeira metade da década de 70. Em dez anos o nível real de gastos com a assistência médica paga pelo INPS elevou-se em 437%.

O surto expansionista ocorreu tanto no âmbito hospitalar

quanto ambulatorial. A articulação entre Estado e capital privado, nas áreas de serviços, industrial e financeira contribuíram para a acumulação de capital, mediante o privilégio da atenção médica privada apoiada em padrões de assistência de países capitalistas industrializados: é a chamada *mercantilização da medicina*.

Entretanto, estes gastos não se refletiram em melhoria para os trabalhadores, pois todo o atendimento oferecido era considerado de má qualidade.

O financiamento era feito pela contribuição de empregados e empregadores, e a União, em regra, não dava sua contribuição. Os empregadores, sempre que possível, transferiam os custos relativos a encargos para os preços dos produtos e dos serviços, cabendo por fim aos trabalhadores e consumidores garantir a acumulação de capital dos setores empresariais da saúde.

No fim dos anos 70 e início da década de 80 a crise de financiamento do setor Saúde já era evidente. E o próprio governo federal começou a buscar alternativas para enfrentar a crise.

É neste período que começam a surgir movimentos que discutem e propõem um novo sistema de saúde que não tenha por base a mercantilização da medicina.

O movimento, inicialmente constituído por pequena parcela da intelectualidade universitária do campo da saúde, ganha novos adeptos com a criação do Centro Brasileiro de Estudos de Saúde (CEBES) em 1976, consegue atingir representantes das centrais sindicais e os movimentos populares de saúde, constituindo o denominado Movimento da Reforma Sanitária, que se salienta na 8.ª Conferência Nacional de Saúde de 1986, participando ativamente na elaboração da Constituição de 1988, por meio do processo da Assembléia Nacional Constituinte.

Na década de 80 o governo federal inicia um processo extremamente lento de mudança no sistema de saúde, mas a lógica predominante continua sendo o privilégio da compra de serviços ao setor privado contratado. Em 1983 surgem as Ações Integradas de Saúde (AIS) e em 1987 o Sistema Unificado e Descentralizado de Saúde (SUDS).

Sob o aspecto do financiamento, as AIS representaram um primeiro passo no sentido de considerar que estados e municípios poderiam ser parceiros da Previdência Social na efetivação da expansão de cobertura para a população dessastida, ou mal assistida, feita por serviços privados contratados. Mediante convênios interinstitucionais — INAMPS e secretarias estaduais, e INAMPS e secretarias municipais —, com exclusividade para ações de caráter individual e curativas, o INAMPS remunerava estados e municípios pela produção de serviços.

O SUDS representou um passo adiante no processo de descentralização iniciado com as AIS. Mas persistia a relação convenial, os estados e municípios eram meros prestadores de serviços, e a integração na base entre as três esferas de governo pouco avançou em termos práticos.

A Nova República (1985-1989) aumenta os gastos em saúde, e a década de 80 tem um crescimento nos investimentos no setor, chegando a 80 dólares por habitante/ano no governo Sarney.

No entanto, a absoluta maioria dos recursos financeiros do INAMPS continuava sendo empregada no pagamento dos prestadores privados contratados, que trabalhavam sob a lógica do mercado e do lucro.

Em 1988 é promulgada a Constituição Federal que contém cinco artigos sobre a saúde, e se estabelece o Sistema Único de Saúde (SUS), e em 1990 são promulgadas as Leis Orgânicas do SUS (Lei 8.080 e Lei 8.142).

Sob o aspecto do financiamento a legislação do SUS é bastante clara. O direito à saúde é garantido pelo dever do Estado, que por meio de recursos das três esferas de governo – União, Estados e Municípios — e da Seguridade Social deverá financiar o SUS.

Em relação ao porcentual a ser transferido, a Constituição estabeleceu nas Disposições Transitórias que seria 30% dos recursos da Seguridade Social para a Saúde. Nas Leis de Diretrizes Orçamentárias (LDO) de 1990, 1991, 1992 e 1993 cumpriu-se esta meta.

Em 1994 o porcentual foi retirado da LDO, pelo então ministro da Fazenda Fernando Henrique Cardoso e pelo ministro da Previdência Antônio Britto.

Os municípios, efetivamente comprometidos com a construção do SUS, vêm enfrentando enormes dificuldades em face da insuficiência de recursos financeiros para assistir a enorme demanda reprimida que pressiona os governos municipais no sentido de ver atendidas suas necessidades básicas de saúde.

Os municípios, segundo a legislação do SUS, deveriam receber recursos do governo federal repassados de forma direta e automática, segundo critérios estabelecidos no artigo 35 da Lei 8.080/90.

Nos três primeiros anos do SUS os municípios tiveram que se submeter à lógica de pagamento por produção de serviços, segundo tabela única para todo país, que valorizava a realização de procedimentos de alta tecnologia, centrados no atendimento individual e no trabalho médico. A ações preventivas e dos outros profissionais de saúde não eram adequadamente remuneradas. Os recursos eram insuficientes e utilizados de forma distorcida.

Apesar das mudanças que começam a ocorrer no país com a municipalização da saúde, o setor privado contratado continuou sendo o grande prestador de serviços na primeira metade da década de 90, sendo ainda discretas as alterações na lógica mercantilista em todo o sistema.

Em 1994 trava-se o debate sobre a necessidade de mudar a forma de repasse de recursos da União para Estados e Municípios, que continuam a ser tratados como meros prestadores e não como gestores do sistema. O CONASEMS (Conselho Nacional de Secretários Municipais de Saúde) e os COSEMS (Conselho de Secretários Municipais de Saúde) encaminham esta discussão, que teve o apoio estratégico do então secretário de Assistência à Saúde do Ministério da Saúde, o sanitarista Gilson de Cássia M. de Carvalho, denodado lutador pela municipalização, com vasto currículo em prol da saúde pública no país. Este processo, que nasceu das necessidades reais dos gestores, teve como norte o documento publicado pela Secretaria de Assistência à Saúde do Ministério da Saúde, em 1993: "Descentralização das ações e serviços de saúde —a ousadia de cumprir e fazer cumprir a lei".

A partir daí estruturam-se as Comissões Gestoras Bipartite e Tripartite, e definem-se as formas de gestão — incipiente, parcial e semi-plena.

Pela primeira vez, desde 1990 quando as leis do SUS foram promulgadas, um grupo de vinte e três municípios classificados na gestão semi-plena passaram a receber e gerenciar a totalidade dos recursos destinados ao setor da saúde de suas cidades, incluindo a área pública e a privada contratada, tanto filantrópica como lucrativa. Os demais municípios continuam recebendo somente os recursos para a rede pública, e o credenciamento de novos municípios para a gestão semi-plena ocorreu de modo muito lento em razão da falta de financiamento. Chapecó foi admitido na gestão semi-plena em setembro de 1996.

Com o corte do orçamento da Seguridade Social destinado a Saúde a partir de 1994, a construção do SUS ficou extremamente comprometida, pois sem recursos federais, com os Estados retraindo os gastos com a saúde, coube aos municípios arcarem com as conseqüências da crise de financiamento, que mais uma vez se abateu sobre a Saúde. Atualmente os Municípios investem entre 8% a 14% de seus próprios orçamentos em saúde, mas como as receitas municipais são reduzidas por causa da política tributária centralizada do governo federal, a dependência dos municípios em relação à União é brutal, especialmente para o custeio dos procedimentos de alto custo.

Segundo Gilson Carvalho, o financiamento federal pode ser classificado em três períodos:

(a) pré-Constituição, entre 1980 e 1989, com investimento crescente no tempo das AIS e SUDS; em 1989, a União investiu US$ 80 por habitante/ano.

(b) pós-Constituição imediato, entre 1990 e 1992 com o governo Collor de Mello: há um decréscimo nos investimentos para a Saúde, e em 1992 o *per capita* é de US$ 44 /habitante/ ano, quase a metade do momento anterior.

(c) tempo Real: inicia-se lenta recuperação dos investimentos em relação à época Collor, e quase dez anos depois chega-se a níveis discretamente acima daquele *per capita* investido pela Nova República. Em 1994 atinge US$70 /habitante/ ano, e em 1998 a US$94 por habitante/ano. Considerando que no pós-Real a inflação específica da Saúde foi de cerca de 84%, o aumento de 1989 a 1998 foi nominal, pois em verdade o poder aquisitivo da saúde caiu neste período. Os recursos públicos investidos em Saúde, em 1999, somavam US$100/habitante/ano. Somados os recursos privados aproxima-se de US$170/habitante/ano. Apenas para registro lembre-se que os EUA gastam cerca de R$ 4.000 /habitantes/ano.

A Contribuição Provisória sobre a Movimentação Financeira (CPMF) que viria para complementar as receitas da Saúde — situação orçamentária agravada pela decisão ilegal do governo federal de suspender os repasses da Seguridade Social para a Saúde a partir de 1994 — na verdade representou a substituição de fonte de receitas: ingressa dinheiro novo da CPMF e deixa-se de pôr recursos de outras fontes, permanecendo a crônica insuficiência financeira.

Nesta situação de crise permanente de financiamento, inicia-se, em 1998, a implantação da NOB 01/ 96 que propõe a Gestão Plena da Atenção Básica e a Gestão Plena do Sistema Municipal da Saúde. Mais uma etapa ocorre: cria-se o repasse de recursos por população, com transferência do Fundo Nacional de Saúde para os Fundos Estaduais e Municipais de Saúde. O artigo 35 da lei 8.142/90 dá seus primeiros passos com oito anos de idade! Porém o Piso de Atenção Básica (PAB) é aprovado com um valor totalmente defasado para atender necessidades básicas de saúde.

E assim chegamos a 2000, com o agravamento da crise financeira do SUS: um PAB que sequer é o mínimo necessário para atenção básica, e uma Tabela de Procedimentos com pagamento para serviços de média e alta complexidade defasada de 80%, em média.

Ademais, o Ministério da Saúde, particularmente desde 1999, tem conduzido de modo autoritário o processo mediante recentralização nas tomadas de decisão, o que contraria toda a história de descentralização construída no desenvolvimento do SUS.

Os municípios em Gestão Plena do Sistema estão sendo totalmente desrespeitados quanto as suas responsabilidades, uma vez que o governo federal define repasse de recursos para campanhas de cirurgias eletivas, de forma descabida, sem considerar as diferentes realidades locais.

Apenas como exemplo, analisa-se o enfoque de tratamento para catarata em Chapecó. Em 1997, quando assumiu a Administração Municipal, havia enorme fila de espera de pessoas praticamente cegas, e decidiu-se dar prioridade a este problema. Em 1997 foram feitos dois contratos de oftalmologia para realização de consultas médicas e cirurgias ambulatoriais, incluindo a de catarata. Neste ano se realizaram 102 cirurgias de catarata e outros 72 procedimentos cirúrgicos e 649 exames especializados como mapeamento de retina, além de 2.900 consultas oftalmológicas. Em 1998, além de 177 cirurgias de cataratas foram realizadas 5.997 consultas oftalmológicas, 235 de outras cirurgias e 1.452 exames especializados.De 1997 para 1998 houve um aumento de 73% no número de cirurgias. Com relação às consultas, passou de 2.900 em 1997 para 5.997 em 1998, um aumento de 106,8%.

Quando o Ministério da Saúde decidiu pela campanha nossas prioridades eram outras, e as cirurgias foram realizadas para a região, pois a demanda de Chapecó estava resolvida. Como não podíamos utilizar os recursos destinados a cirurgias de catarata para, por exemplo, cirurgias ginecológicas eletivas, hoje em dia um dos nossos maiores problemas, o município foi prejudicado e assim desrespeitado como gestor.

Sob outro aspecto a destinação de recursos somente para as ações básicas ou para procedimentos de alto custo, tem levado ao estrangulamento dos serviços de média complexidade, que fazem parte da prestação de serviços de municípios de médio porte.

Além disso, o aumento de valores para pagamento da tabela de procedimentos de alta complexidade, sem o correspondente aumento do teto financeiro, tem trazido uma série de problemas para os gestores.

Em dez anos de história do SUS não se conseguiu definir uma fonte segura de recursos para o Saúde. A defesa da Proposta de Emenda Parlamentar (PEC) 169/93 ou similar continua na ordem do dia.

Consideramos absolutamente fundamental o aumento do Piso de Atenção Básica para dezoito reais *per capita*, pois com os valores atuais, mesmo com as Prefeituras investindo 10% de recursos próprios em Saúde, é impossível garantir atenção básica com qualidade.

Enquanto persistir o pagamento por produção, é necessário corrigir a defasagem de valores da Tabela de Procedimentos pois com os valores atuais os usuários e gestores ficam totalmente reféns dos prestadores. E estes muitas vezes não conseguem se manter financeiramente; ou fecham o estabelecimento ou buscam outras alternativas tais como convênios e oferta de alas particulares nos hospitais, discriminando os pacientes do SUS, ou até cometendo ilegalidades como a "cobrança por fora".

O processo de construção do SUS, particularmente na segunda metade da década de 90, ocorre justamente durante o governo Fernando Henrique Cardoso, que tem desenvolvido uma política de "enxugamento" do Estado com redução de recursos para a área social e ao privilegiar o pagamento da dívida externa e o fortalecimento do capital financeiro especulativo nacional e internacional, ocorrem efeitos muito perversos com relação à Saúde.

Apesar disto não queremos negar que o SUS representa grande avanço quanto a descentralização, ampliação do acesso e do controle social. Nós que vivemos, como gestor municipal a experiência das AIS, do SUDS, o início do SUS com pagamento exclusivamente por produção, não podemos deixar de reconhecer hoje a importância do repasse do PAB, e, no caso da gestão plena do Sistema, o controle do gestor municipal sobre os recursos repassados para o SUS.

Creio ser este o grande desafio dos militantes do SUS: reconhecer os avanços e os limites deste processo, mas especialmente continuar trabalhando de forma efetiva para que o direito à saúde seja garantido para todos, buscando na prática que seja desfrutado por milhões de brasileiros que estão à margem das políticas públicas, incluindo a da assistência a saúde.

FINANCIAMENTO DA SAÚDE EM CHAPECÓ

Nestes três anos de governo a prefeitura investiu cerca de 10% do próprio orçamento em Saúde. Como houve aumento das receitas correntes do município, ocorreu incremento de recursos investidos, porém o porcentual se manteve constante. O aumento de cerca de dois milhões de reais de 1997 a 1999 representou 59%. Em 1996 os investimentos representavam 4,8% do orçamento municipal.

Receitas correntes e recursos para a saúde em Chapecó, 1997-1999.

Ano	Receitas Correntes	Recursos para a Saúde	Porcentual
1997	36.077.943,13	3.472.558,47	9,63%
1998	42.733.088,15	4.591.004,71	10,75%
1999	55.760.716,67	5.423.811,86	9,73%

Fontes: Secretaria Municipal de Finanças e Secretaria Municipal de Saúde.

Os recursos provenientes do orçamento municipal são utilizados para pagamento da folha de pessoal e os recursos do Ministério da Saúde são empregados para pagamento das demais despesas da Secretaria, tanto para custeio como investimentos.

Uma vez que o município está em gestão plena do sistema recebe a totalidade dos recursos destinados ao município, tanto para custeio dos serviços próprios como para pagamento de serviços privados contratados; em média 75% do repasse é utilizado para pagamento do setor privado contratado e 25% para os serviços municipais.

Embora o governo estadual remunere parte do corpo clínico do Hospital Regional e repasse mensalmente recursos por meio de convênio para o hospital, a Secretaria não tem conhecimento dos valores exatos investidos pelo Estado no Município, não obstante ter feito várias solicitações sem obter resposta.

O repasse financeiro do governo federal nestes três anos foi insuficiente para a manutenção da Secretaria e para a remuneração dos serviços privados contratados. No Quadro a seguir são apresentados os dados da distribuição das receitas provenientes do Ministério da Saúde no período de 1996 a 1999:

Repasse financeiro do Ministério da Saúde para o município de Chapecó, segundo a destinação de recursos, 1997-1999.

Ano	Repasse do Ministério da Saúde	Recursos para a Secretaria municipal de Saúde	Recursos para prestadores
1997	8.570.979,54	1.436.565,82 (16,7%)	7.134.413,72 (83,2%)
1998	9.827.448,94	2.467.546,24 (25%)	7.359.902,70 (75%)
1999	11.073.377,23	2.991.937,26 (27%)	8.081.439,97 (73%)

Fonte: Secretaria Municipal de Saúde de Chapecó.

Nestes três anos as receitas da SMS aumentaram aproximadamente R$3,5 milhões, conforme o quadro seguinte:

Origem dos recursos da Secretaria Municipal de Saúde (SMS) de Chapecó, 1997-1999.

Ano	Recursos do Ministério da Saúde para a SMS	Recursos da Prefeitura para a SMS	Total de recursos da SMS
1997	1.436.565,82 (29,2%)	3.472.558,47 (70,7%)	4.909.124,00 (100%)
1998	2.467.546,24 (35%)	4.591.004,71 (65%)	7.058.550,90 (100%)
1999	2.991.937,26 (35,5%)	5.423.811,86 (64,5%)	8.415.749,12 (100%)

Fonte: Secretaria Municipal de Saúde de Chapecó.

Em 1999, o valor da produção de serviços de saúde do município de Chapecó ultrapassou a importância recebida em R$1.314.005,00: recebeu R$ 10.255.735,68 de teto financeiro e produziu R$11.569.741,31. Considerando os valores das Tabelas do Sistema de Informações Ambulatoriais (SIA/SUS) e do Sistema de Informações Hospitalares (SIH/SUS) a produção foi de R$ 11.121.168,80; a compra direta de serviços pelo Fundo Municipal de Saúde, que inclui pagamento para o Consórcio Intermunicipal de Saúde relativo ao atendimento de especialidades e complemento da Tabela para contrato de prestadores privados, e as despesas com Tratamento Fora de Domicílio antes de serem incluídas na Tabela, representaram R$448.572,51.

Ressalte-se que a diferença entre o teto financeiro de R$ 10.255.735,68 e os valores repassados pelo Ministério registrados no Quadro acima no valor de R$ 11.073.377,23, refere-se ao pagamento de campanhas do Ministério da Saúde, decididas à revelia dos gestores municipais.

Além da defasagem da Tabela o município ainda foi prejudicado pela falta de pagamento daquilo que foi produzido. O resultado é insuficiência de recursos tanto para a atenção básica como para os procedimentos de alta complexidade.

Se considerarmos os recursos do PAB no valor de R$ 1.418.000,00 em 1999, e compararmos com os gastos em medicamentos que atingiram R$1.663.515,00, percebe-se a defasagem do repasse financeiro para as necessidades da Secretaria.

Em 1999, cerca de 65% da despesa da Saúde municipal foi custeada com recursos próprios e 35% com recursos do Ministério da Saúde/ SUS.

Os recursos próprios da Prefeitura são utilizados para pagamento da folha de pessoal da Saúde, que incluem médicos, dentistas, enfermeiros, auxiliares de enfermagem, psicólogos, fonoaudiólogos, assistentes sociais, e demais profissionais da saúde.

A Secretaria de Saúde tem 433 servidores, sendo 61 médicos, 41 dentistas, 32 enfermeiras, 13 bioquímicos, 111 auxiliares de enfermagem, 19 atendentes de consultório dentário, e outros. Os 60 agentes comunitários de saúde são remunerados com o incentivo para o PACS (Programa de Agentes Comunitários de Saúde).

Os recursos do Ministério da Saúde/SUS são utilizados para aquisição de medicamentos, de material odontológico e de enfermagem, compra de equipamentos, pagamento do Consórcio Intermunicipal de Saúde da Associação dos Municípios do Oeste de Santa Catarina (CIS—AMOSC) e outros contratos com médicos e serviços especializados, compra de passagens para pacientes que necessitam tratamento fora de Chapecó, serviços de prótese dentária, e outros.

Infelizmente nem o governo de Santa Catarina nem o governo federal investem recursos suficientes em favor da saúde, o que tem causado danos às pessoas que necessitam dos serviços do SUS.

Como a Tabela de Pagamento do SUS é totalmente insuficiente e não cobre os custos dos serviços prestados, é necessário que os recursos sejam complementados.

No caso dos serviços municipais, a Prefeitura participa com 68% da receita, caso contrário não seria possível oferecer nem a metade do que está sendo ofertado nas policlínicas e demais serviços de saúde próprios.

Quanto aos hospitais e serviços de alto custo o governo do Estado deve obrigatoriamente complementar as receitas, caso contrário as crises financeiras são inevitáveis.

Neste sentido a resolução dos problemas do SUS implica a elevação do gasto do governo federal para a saúde, com revisão da Tabela e dos tetos financeiros de pagamento para os serviços e para os municípios, e também pelo aumento de recursos do governo estadual para a saúde. Esta necessidade é evidente para todos que trabalham pela construção do SUS.

Durante sete anos lutou-se pela aprovação da Proposta de Emenda Constitucional 169/93, que define o porcentual de recursos da Seguridade Social e dos recursos fiscais da União, Estados e Municípios destinados à saúde.

Nestes anos a maioria dos deputados e senadores que faz parte da aliança política que dá sustentação ao governo federal, particularmente no primeiro e no segundo mandato do presidente Fernando Henrique Cardoso, impediu que a proposta fosse votada.

Em 1999, com a posse de novos deputados e senadores, preocupados com a crise de financiamento do SUS, e sensibilizados com as reivindicações do campo da Saúde, expressas particularmente pelos Conselho Nacional de Secretários Municipais de Saúde (CONASEMS) e pelo Conselho Nacional de Secretários Estaduais de Saúde (CONASS), mas também pelo Ministério da Saúde e parcela do setor privado contratado do SUS, a PEC 169/93 voltou a ser discutida de maneira mais efetiva na Câmara de Deputados.

O Conselho Nacional de Saúde até elaborou uma proposta para o financiamento do SUS, semelhante à PEC 169/93 mas com ajustes e atualizações.

Porém, por exigência da área econômica do governo federal,

foi apresentado um substitutivo que descaracterizou totalmente a PEC 169/93, pois ao definir recursos para o SUS, desresponsabiliza a União quanto ao custeio do sistema e descarrega sobre Estados e Municípios o ônus do financiamento do SUS, ou seja, o substitutivo imposto pelo governo federal diminui os recursos de contribuição da União e aumenta os porcentuais de Estados e Municípios.

Em agosto de 2000 o Senado Federal aprovou em última votação este substitutivo: a Proposta de Emenda Constitucional n.º 86, de 1999 (n.º 82/95 da Câmara dos Deputados) define que a União fica responsável para garantir no mínimo 5% a mais do que os recursos financeiros empenhados em 1999 para Saúde, e nos anos seguintes a correção será feita pelo valor nominal do produto interno bruto (PIB).

Os Estados deverão chegar a 2004 investindo 12% em saúde e os municípios 15%, ambos começando com 7% já em 2000.

Esta Emenda Constitucional, embora tenha o mérito de definir a fonte de financiamento do SUS, reflete muito mais as imposições da área econômica do governo federal do que as respostas para as necessidades da população brasileira no que diz respeito a garantia do direito universal à atenção integral à saúde.

Nosso próximo desafio será lutar para que a regulamentação desta lei reflita os anseios de todos aqueles que lutam por um sistema de saúde resolutivo, humanizado e democrático.

Em Adenda, a Emenda Constitucional nº 29 promulgada em 13 de setembro de 2000, e publicada no Diário Oficial da República Federativa do Brasil, Ano CXXXVIII nº 178-E, de 14 de setembro de 2000.

BIBLIOGRAFIA

1. Braga JCS, Paula SG. Saúde e previdência. Estudos de política social. São Paulo, CEBES-Hucitec; 1981 (Coleção Saúde em Debate).
2. Carvalho GMM. Saúde no Brasil nas fímbrias do 3.º milênio. Tentando analisar a conjuntura. São José dos Campos; 1999; e Anotações de conjuntura da saúde pública no Brasil... Ainda nas fímbrias do 3.º milênio (versão fevereiro 2000) [não publicados; os documentos podem ser solicitados ao autor, Gilson Carvalho, por meio de carlopes@tecsat.com.br]
3. Relatórios de Prestação de Contas da Secretaria Municipal de Saúde de Chapecó — 1997, 1998 e 1999.

Adenda

EMENDA CONSTITUCIONAL N.º 29

Altera os arts. 34, 35, 156, 160, 167 e 198 da Constituição Federal e acrescenta artigo ao Ato das Disposições Constitucionais Transitórias, para assegurar os recursos mínimos para o financiamento das ações e serviços públicos de saúde.

As Mesas da Câmara dos Deputados e do Senado Federal, nos termos do § 3º art. 60 da Constituição Federal, promulgam a seguinte Emenda ao texto constitucional:
Art. 1.º A alínea e do inciso VII do art. 34 passa a vigorar com a seguinte redação:
"Art.34. ...."
VII - ...."
"e) aplicação do mínimo exigido da receita resultante de impostos estaduais, compreendida a proveniente de transferências, na manutenção e desenvolvimento do ensino e nas ações e serviços públicos de saúde." (NR)
Art. 2.º O inciso III do art. 35 passa a vigorar com a seguinte redação:
"Art.35. ...."
"III - não tiver sido aplicado o mínimo exigido da receita municipal na manutenção e desenvolvimento do ensino e nas ações e serviços públicos de saúde;" (NR)
Art. 3.º O § 1.º do art. 156 da Constituição Federal passa a vigorar com a seguinte redação:
"Art.156 ...."
"§ 1.º Sem prejuízo da progressividade no tempo a que se refere o art. 182, § 4.º, inciso II, o imposto previsto no inciso I poderá:" (NR)
I - ser progressivo em razão do valor do imóvel: e" (AC)
II - ter alíquotas diferentes de acordo com a localização e o uso do imóvel." (AC)
" ...."
Art. 4.º O parágrafo único do art. 160 passa a vigorar com a seguinte redação:
"Art. 160. ...."
"Parágrafo único. A vedação prevista neste artigo não impede a União e os Estados de condicionarem a entrega de recursos:" (AC)

"I - ao pagamento de seus créditos, inclusive de suas autarquias;" (AC)
"II - ao cumprimento do disposto no art. 198, § 2.º, incisos II e III." (AC)
Art. 5.º O inciso IV do art. 167 passa a vigorar com a seguinte redação:
"Art.167. ...."
"IV - a vinculação de receita de impostos a órgão, fundo ou despesa, ressalvadas a repartição do produto da arrecadação dos impostos a que se referem os arts. 158 e 159, a destinação de recursos para as ações e serviços públicos de saúde e para manutenção e desenvolvimento do ensino, como determinado, respectivamente, pelos arts. 198, § 2.º, e 212, e a prestação de garantias às operações de crédito por antecipação de receita, prevista no art. 165, § 8.º, bem como o disposto no § 4.º deste artigo;" (NR)
"..."
Art. 6.º O art. 198 passa vigorar acrescido dos seguintes §§ 2º e 3º, numerando-se como o atual parágrafo único o § 1.º:
"Art. 198..."
"§ 1.º (parágrafo único original).."
"§ 2.º A União, os Estados, o Distrito Federal e os Municípios aplicarão, anualmente, em ações e serviços públicos de saúde, recursos mínimos derivados da aplicação de percentuais calculados sobre:" (AC)
"I - no caso da União, na forma definida nos termos da lei complementar prevista no § 3.º;" (AC)
"II - no caso dos Estados e do Distrito Federal, o produto da arrecadação dos impostos a que se refere o art. 155 e dos recursos de que tratam os arts. 157 e 159, inciso I, *a*, e II, deduzidos as parcelas que forem transferidas aos respectivos Municípios;" (AC)
"III - no caso dos Municípios e do Distrito Federal, o produto da arrecadação dos impostos a que se refere o art. 156 e dos recursos de que tratam os arts. 158 e 159, inciso I, *b* e § 3.º." (AC)
"§ 3.º Lei Complementar, que será reavaliada pelo menos a cada cinco anos, estabelecerá:" (AC)
"I - os percentuais de que trata o §2.º;" (AC)
"II - os critérios de rateio dos recursos da União vinculados à saúde destinados aos Estados, ao Distrito Federal e aos Município, e dos Estados, destinados a seus Municípios, objetivando a progressiva redução das disparidades regionais;" (AC)

"III - as normas de fiscalização, avaliação e controle das despesas com saúde nas esferas federal, estadual, distrital e municipal;" (AC)

"IV - as normas de cálculo do montante a ser aplicado pela União." (AC)

Art. 7.º O Ato das Disposições Constitucionais Transitórias passa a vigorar acrescido do seguinte art. 77:

"Art. 77. Até o exercício financeiro de 2004, os recursos mínimos aplicados nas ações e serviços públicos de saúde serão equivalentes:" (AC)

"I - no caso da União:" (AC)

"a) no ano 2000, o montante empenhado em ações e serviços públicos de saúde no exercício financeiro de 1999 acrescido de, no mínimo, cinco por cento;" (AC)

"b) do ano 2001 ao ano 2004, o valor apurado no ano anterior, corrigido pela variação nominal do Produto Interno Bruto — PIB.

"II - no caso dos Estados e do Distrito Federal, doze por cento do produto da arrecadação dos impostos a que se refere o art. 155 e dos recursos de que tratam os arts.157 e 159, inciso I, alínea a e inciso II, deduzidas as parcelas que forem transferidas aos respectivos Municípios; e" (AC)

"III - no caso dos Municípios e do Distrito federal, quinze por cento do produto da arrecadação dos impostos a que se refere o art. 156 e dos recursos de que tratam os arts. 158 e 159, inciso I, alínea b e § 3.º." (AC)

"§ 1.º Os Estados, o Distrito Federal e os Municípios que apliquem percentuais inferiores aos fixados nos incisos II e III deverão elevá-los gradualmente, até o exercício financeiro de 2004, reduzida a diferença à razão de, pelo menos, um quinto por ano, sendo que, a partir de 2000, a aplicação será de pelo menos sete por cento." (AC)

"§ 2.º Dos recursos da União apurados nos termos deste artigo, quinze por cento, no mínimo, serão aplicados nos Municípios, segundo o critério populacional, em ações e serviços básicos de saúde, na forma da lei." (AC)

"§ 3.º Os recursos dos Estados, do Distrito Federal e dos Municípios destinados às ações e serviços públicos de saúde e os transferidos pela União para a mesma finalidade serão aplicados por meio de Fundo de Saúde que será acompanhado e fiscalizado por Conselho de Saúde, sem prejuízo do disposto no art. 74 da Constituição Federal." (AC)

"§ 4.º Na ausência da lei complementar a que se refere o art. 198, § 3.º, a partir do exercício financeiro de 2005, aplicar-se-á à União, aos Estados, ao Distrito Federal e aos Municípios o disposto neste artigo." (AC)

Art. 8.º Esta Emenda Constitucional entra em vigor na data de sua publicação.

*AC = Acréscimo

Brasíla, 13 de setembro de 2000

Mesa da Câmara dos Deputados

Deputado Michel Temer — Presidente
Deputado Heráclito Fortes — 1.º Vice-Presidente
Deputado Severino Cavalcanti — 2.º Vice-Presidente
Deputado Ubiratan Aguiar — 1.º Secretário
Deputado Nelson Trad — 2.º Secretário
Deputado Jacques Wagner — 3.º Secretário
Deputado Efraim Morais — 4.º Secretário

Mesa do Senado Federal

Senador Antonio Carlos Magalhães — Presidente
Senador Geraldo Melo — 1.º Vice-Presidente
Senador Ademir Andrade — 2.º Vice-Presidente
Senador Ronaldo Cunha Lima — 1.º Secretário
Senador Carlos Patrocínio — 2.º Secretário
Senador Nabor Júnior — 3.º Secretário

Capítulo 24

COSEMS E COMISSÃO INTERGESTORA BIPARTITE: ESPAÇOS DE NEGOCIAÇÃO E CAMPOS DE DISPUTAS

MARLENE MADALENA POSSAN FOSCHIERA

No PERÍODO DE 1964 até meados dos anos 80, o país viveu 21 anos de governo militar sob regime autoritário e ditatorial, quando houve a desmobilização e despolitização de toda a sociedade. Este regime levou à exclusão política e econômica os setores sociais mais pobres da sociedade, e proibiu os movimentos sociais de se organizarem.

Na década de 70 intensificou-se no conjunto das forças sociais, dos intelectuais, entre os profissionais, nas organizações populares e sindicais, a consciência a respeito da necessidade de mudar a Saúde.

O movimento sanitarista tinha como pressuposto básico a luta pela garantia do direito universal à saúde, a construção de um sistema único e estatal, a melhoria da qualidade de vida dos cidadãos e a democratização do país.

O movimento sanitarista constituiu-se em uma rede de informações com mobilizações para difundir a idéia de construir um sistema de saúde que não tivesse a medicina como fonte de mercantilização. Um instrumento importante de comunicação foi a criação, em 1976, da revista Saúde em Debate editada pelo Centro Brasileiro de Estudos de Saúde (CEBES), na qual tem sido publicados todos os debates, conferências e encontros do movimento sanitário.

Com a crise financeira da Previdência Social, particularmente na década de 80, os integrantes do movimento sanitarista passam a assumir cargos burocráticos na Previdência Social, tornando essa instituição conservadora um palco de discussões e disputas na definição das políticas de saúde. O movimento sanitarista é o único grupo que tinha acúmulo de formulações, com diretrizes e princípios para a organização de um sistema público, universal e integral de atenção à saúde.

A 8ª Conferência Nacional de Saúde, em 1986, foi resultado de um trabalho de organização em todos os estados, que envolveu profissionais de saúde, intelectuais, movimentos populares, partidos políticos, sindicatos e centrais sindicais em torno da saúde, que culminou com a elaboração de um programa para a Reforma Sanitária. Foi nesta Conferência que se definiu o princípio "A saúde é direito de todos e dever do Estado".

O relatório final da 8ª Conferência Nacional de Saúde serviu como orientação geral para a elaboração da Constituição Federal, quando o setor privado empresarial da saúde se defrontou com o movimento sanitarista que teve grande parte das suas propostas incorporadas ao texto constitucional.

A Constituição Federal, aprovada em 1988, é extremamente progressista, especialmente no que se refere ao Sistema Único de Saúde (SUS) e que posteriormente foi regulamentado na Lei n.º 8.080/90 e na Lei n.º 8.142/90, que definem o funcionamento do SUS, a forma de gestão dos Estados e Municípios, e participação popular no seu desenvolvimento. As Normas Operacionais Básicas (NOB), particularmente a NOB 01/93 definiu os espaços de direção e articulação que se dão nos dois colegiados de negociações de gestores de saúde nos diferentes níveis do sistema — Comissão Intergestora Bipartite (CIB) e a Comissão Intergestora Tripartite (CIT) —, e também que as Comissões devem acatar as deliberações dos Conselhos Municipais, Estaduais e Nacional de Saúde.

A CIT é composta, paritariamente, por representantes do Ministério da Saúde, do Conselho Nacional de Secretários Estaduais de Saúde (CONASS) e do Conselho Nacional de Secretários Municipais de Saúde (CONASEMS). A indicação dos representantes do Ministério da Saúde é feita pelo governo federal, e os representantes do CONASS são eleitos no Encontro Nacional de Secretários Estaduais de Saúde, que também elege sua direção. Os membros do CONASEMS são eleitos também em Encontros Nacionais de Secretários Municipais de Saúde por ocasião da escolha de sua direção.

A CIB é igualmente composta de forma paritária, integrada por representantes da Secretaria de Estado de Saúde e do COSEMS em cada estado. Os membros da CIB são indicados da seguinte forma: o governo estadual indica seus representantes, e os representantes dos secretários municipais de Saúde são eleitos em Encontros Estaduais de Secretários Municipais de Saúde, à exceção do secretário de Saúde da capital que é sempre membro nato. Sem dúvida que estes espaços de negociação e deliberação são avanços consideráveis para o SUS, e especialmente quanto a descentralização de recursos financeiros e desenvolvimento político, pode-se afirmar que no campo da saúde iniciou-se uma reforma do Estado, com os municípios assumindo novo papel no pacto federativo.

Os COSEMS e o CONASEMS têm atuações importantes, são respeitados nas decisões da CIB e CIT, quando os gestores da saúde pactuam e obtêm consenso a respeito das políticas de saúde, dividindo assim as responsabilidades.

No entanto, nos governos de Fernando Henrique Cardoso têm havido desrespeito à CIT, demonstrado pela emissão de Portarias sem que houvessem acordos, ocorrendo até publicações sem conhecimento prévio dos gestores.

As Comissões Intergestoras não devem substituir os Conselhos de Saúde e as decisões dos gestores devem sempre obedecer as diretrizes aprovadas nos Conselhos. Em Santa Catarina tem havido pouca integração entre o Conselho Estadual de Saúde e a Comissão Intergestora Bipartite.

O ministro da Saúde José Serra diz que faltam recursos para a saúde, como se ele não fosse parte do governo e não tivesse obrigação de garantir os recursos. Nas suas declarações dá enfase a que os municípios e os estados são incompetentes e incapazes de administrar, como se na prática os municípios não tivessem que assumir cada vez mais as responsabilidades da União e dos Estados. A desconsideração do ministro para com os demais gestores é cada vez mais evidente, pois desrespeita a CIT, não negociando, e não pactuando.

É dever do Ministério da Saúde discutir as responsabilidades das três esferas de governo, particularmente difundindo informações, e qualificando os municípios para realizarem planejamento de acordo com a realidade do lugar.

O SUS só vai se consolidar se houver entendimento sobre a necessidade de se construir propostas de forma conjunta e especialmente se houver garantia de recursos financeiros, respeito aos colegiados e ampliação do controle social.

O município de Chapecó participa ativamente de Encontros de Secretários Municipais de Saúde no plano regional, estadual e nacional, como também na CIT e no Colegiado de Secretários da Associação dos Municípios do Oeste de Santa Catarina (AMOSC) e tem apresentado idéias para efetivar o SUS.

Nas reuniões da CIB têm ocorrido divergências referentes ao seu caráter: se é um espaço de pactuação política ou simplesmente uma comissão técnica. A nosso ver se a CIB define a direção e as articulações do SUS, isso tem natureza política.

Muitos secretários tem a concepção de que ao aceitar habilitar-se para a Gestão Plena do Sistema os municípios fazem um "negócio de alto risco" e não o entendem que a descentralização da gestão se faz com papéis definidos das três esferas de governo, especialmente no que se refere ao financiamento do SUS.

Também alguns secretários defendem que os procedimentos de alto custo, autorizados por gestores municipais na Gestão Plena do Sistema, devem ser pagos pelo município, mesmo quando os recursos repassados pelo Ministério da Saúde são insuficientes.

O crescente aumento de pacientes portadores de insuficiência renal crônica e o aumento da demanda de pacientes que necessitam de quimioterapia antineoplásica têm agravado o problema da falta de recursos. Isso tem sido motivo de discussões e reiteradas solicitações de elevação de tetos financeiros na CIB, que na maioria das vezes não são atendidas.

No nosso entendimento o pagamento dos procedimentos de alto custo está sob a responsabilidade do Estado e a União, e à medida que estas esferas de governo não assumem a despesa, os gestores municipais passam a receber justas pressões tanto de usuários que desejam ser atendidos como de prestadores que querem pagamento pelos serviços produzidos.

Outro fator importante em relação à definição de tetos financeiros dos municípios, por ocasião da habilitação para a Gestão Plena do Sistema, é que se leva em conta a área de abrangência conforme a série histórica de produção. Porém a produção não reflete a real necessidade dos municípios, porque os municípios que não estão próximos de um grande centro, e que têm serviços públicos instalados, estão obrigados a comprar serviços privados e esses não fazem parte da série histórica.

Não é possível que os municípios em Gestão Plena do Sistema deixem de garantir as ações básicas de saúde para assegurar a realização de procedimentos de alto custo.

No Colegiado de Secretários da AMOSC tem surgido outras divergências entre as quais a contratação de agentes comunitários de saúde, uma vez que vários municípios tem optado por admiti-los por meio de cooperativas. Essas cooperativas não pagam direitos trabalhistas como férias, décimo terceiro salário e outros. Isso é retroagir ao tempo da escravatura; ter salário justo, com direitos trabalhistas é fator determinante para se ter saúde.

O colegiado da AMOSC formou um Consórcio Intermunicipal de Saúde (CIS-AMOSC), para resolver o problema da falta de serviços especializados não disponíveis nos municípios. A região Oeste do estado de Santa Catarina sempre foi discriminada no que diz respeito a instalação de serviços próprios tanto pela União quanto pelo Estado. O consórcio tem de garantir a gratuidade de serviços aos usuários do SUS, porém muitos municípios já passaram a cobrar a prestação de serviços aos usuários. É a mesma coisa que cobrança feita por hospitais e profissionais conveniados e, ou contratados do SUS.

Contraditoriamente, este colegiado tem feito denúncias de "cobrança por fora" realizada por profissionais conveniados e, ou contratados do Hospital Regional do Oeste. As denúncias feitas por usuários são problemas diariamente enfrentados pelos secretários municipais de Saúde.

São questões que ao serem discutidas pelos dirigentes do COSEMS, possibilitariam maior democratização das informações, visibilidade nas decisões, evitando-se acertos particulares e a tutela de alguns municípios.

O COSEMS-SC não tem privilegiado os encontros como meio de politização para o aprofundamento de discussões sobre as causas de tantas dificuldades para se consolidar o SUS. Não tem debatido qual é o verdadeiro papel do COSEMS, qual deveria ser a estratégia de luta. Temos perdido muito tempo em discutir os poucos recursos recebidos e muitas vezes assumido o papel do Estado de repassar as informações aos municípios, esquecendo as grandes bandeiras do SUS.

O CONASEMS e os COSEMS devem preservar seu caráter suprapartidário, para garantir a manutenção de unidade política, mas ter sempre claro a política de saúde com eqüidade, os preceitos constitucionais e lutar para que eles se efetivem. Ter clareza sobre qual é o nosso rumo, definir os objetivos a curto, médio e longo prazo.

Não se pode ficar nas discussões pequenas, é necessário mobilizar e realizar o debate sobre o financiamento da saúde, a tabela, os valores de procedimentos, os programas de incentivo do Ministério da Saúde. Não é admissível que portarias ministeriais saiam publicadas no Diário Oficial antes da pactuação na CIT. É inaceitável que membros da CIT e da CIB sejam co-optados, votando em benefícios de seus próprios municípios e não se preocupem com a política estadual e nacional da saúde.

Isto ocorre em razão de falta de discussão e de visibilidade de secretários que fazem parte da direção do COSEMS-SC e da Comissão Intergestora Bipartite, e que atuam sob pretexto de falta de tempo e de carência de assessoria técnica.

Tanto o CONASEMS como os COSEMS devem estar permanentemente mobilizando e organizando os secretários na conquista de fontes de financiamento para a saúde.

É inconcebível a tramitação de 1993 a dezembro de 1999 na Câmara dos Deputados da Proposta de Emenda Constitucional (PEC) 169/93 que assegura recursos para a saúde. Até maio de 2000 encontrava-se parada no Congresso Nacional porque a base do governo Fernando Henrique Cardoso não aceitava a vinculação de recursos financeiros para a saúde. A aprovação do substitutivo, em agosto, representa uma conquista limitada com relação à proposta original da PEC 169/93, pois significa redução de recursos federais alocados no setor e aumento da participação de estados e municípios.

De outro ângulo, os colegiados devem cobrar o pagamento da dívida que a União tem com o SUS, em virtude de leis que não foram cumpridas. Exigir que a Contribuição Provisória sobre a Movimentação Financeira (CPMF) não seja uma substituição de fonte de recursos financeiros, mas sim aumento de recursos para a saúde. E que a CPMF seja depositada diretamente nos Fundos de Saúde. Temos que apontar quais são os deputados e senadores que aprovaram cortes na área social no Orçamento da União para o ano 2000; só na Saúde o corte foi de 3,3 bilhões de reais, segundo o ministro José Serra. Temos que obrigar que os Estados e a União invistam no mínimo 10% dos recursos fiscais para a saúde.

Não se pode permitir que o Ministério da Saúde fixe o emprego de verbas para os Estados e Municípios, impedindo que os gestores exerçam sua autonomia junto dos Conselhos de Saúde e assim definam como investir os recursos de acordo com a realidade de cada estado e município.

Os secretários de saúde devem pressionar o governo federal para que o Piso de Assistência Básica (PAB) seja aumentado.

Ademais, o COSEMS-SC deve exigir que o secretário de Estado da Saúde de Santa Catarina, deputado Eni Voltolini, fixe o PAB estadual, uma vez que em vários pronunciamentos tem se mostrado favoravel, porém não tem conseguido realizar a transferência de recursos. O estado do Rio Grande do Sul já repassa recursos estaduais para os municípios do Fundo Estadual de Saúde aos Fundos Municipais de Saúde.

Ainda o COSEMS-SC deve lutar para que os hospitais públicos do estado não tenham duas portas de entrada, privilegiando os pacientes particulares ou com convênios, em detrimento dos usuários do SUS, em todos os procedimentos nas internações e exames complementares. É preciso aprofundar a luta em defesa do caráter público dos hospitais que foram construídos e equipados com recursos públicos.

O CONASEMS e os COSEMS devem intensificar a discussão com os secretários motivando-os para realizar a capacitação dos profissionais da rede municipal, buscando cada vez mais a qualificação e a humanização do atendimento aos usuários do SUS.

Outra tarefa importante dos secretários de Saúde é formular políticas que facilitem e garantam o controle social, de modo que cada vez mais os usuários sejam os principais defensores do SUS.

O COSEMS-SC precisa urgentemente contratar uma assessoria técnica para que se possa ter uma atuação mais efetiva junto da Comissão Intergestora Bipartite. A assessoria só não foi criada porque alguns secretários municipais de Saúde não vêem sua importância, e portanto não contribuem financeiramente com o COSEMS.

Para garantir a consolidação do SUS os secretários municipais devem estabelecer parcerias com os prefeitos, o Poder Legislativo e o Ministério Público para que todos sejam aliados do SUS, no objetivo de garantir saúde com qualidade para todos.

Outro setor importante que deve ser melhor informado são os meios de comunicação em geral, que tendem a enfocar os casos que não são resolvidos, sempre esquecendo as conquistas de dez anos de construção do SUS.

A Constituição Federal de 1988 assevera que *a saúde deve ser garantida mediante políticas sociais e econômicas que visem à redução do risco de doenças e de outros agravos e ao acesso universal e igualitário às ações e serviços para a sua promoção, proteção e recuperação.* Neste sentido não podemos desvincular nossa luta como secretários de saúde da luta para mudar o país: descentralizar recursos; fazer reforma agrária; lutar contra o desemprego; atuar para que todos tenham moradia digna, comida suficiente, educação, cultura, salário justo e particularmentemente ter governantes capazes de romper com o Fundo Monetário Internacional e deixar de pagar a dívida externa, pois foi paga há muito tempo. O pagamento dessa dívida exclui a maioria dos brasileiros de ter uma vida digna.

O CONASEMS e os COSEMS não podem esmorecer: é preciso sempre carregar as baterias e não ter medo de exigir o que já foi conquistado na Constituição de 1988.

BIBLIOGRAFIA

1. Constituição da República Federativa do Brasil. Texto constitucional promulgado em 5 de outubro de 1988, com as alterações adotadas pelas Emendas Constitucionais nº 1/92 a 26/2000 e pelas Emendas Constitucionais de Revisão nº 1 a 6/94. Brasília: Senado Federal, Subsecretaria de Edições Técnicas; 2000.
2. Carvalho GCM. Saúde no Brasil nas fímbrias do 3.º milênio, Tentando analisar a conjuntura. São José dos Campos; 1999; e Anotações de conjuntura da Saúde no Brasil... Ainda nas fímbrias do 3.º milênio (versão fevereiro 2000 [não publicados; os documentos podem ser solicitados ao autor, Gilson Carvalho, por meio de carlopes@tecsat.com.br].
3. Norma Operacional Básica do Sistema Único de Saúde/NOB-SUS 96. Brasília: Ministério da Saúde; 1997 — Portaria do Ministério da Saúde nº 2.023 (Diário Oficial da União de 6 de novembro de 1996). Disponível em http://saude.gov.br/legisla.htm; com alterações estabelecidas na Portaria do Ministério da Saúde nº 1.882, de 18 de dezembro de 1997 (Diário Oficial de 22 de dezembro de 1997).
4. Teixeira SF. Reforma sanitária. Em busca de uma teoria. São Paulo: Cortez Editora—Associação Brasileira de Pós-Graduação em Saúde Pública; 1989. (Pensamento Social e Saúde 3).

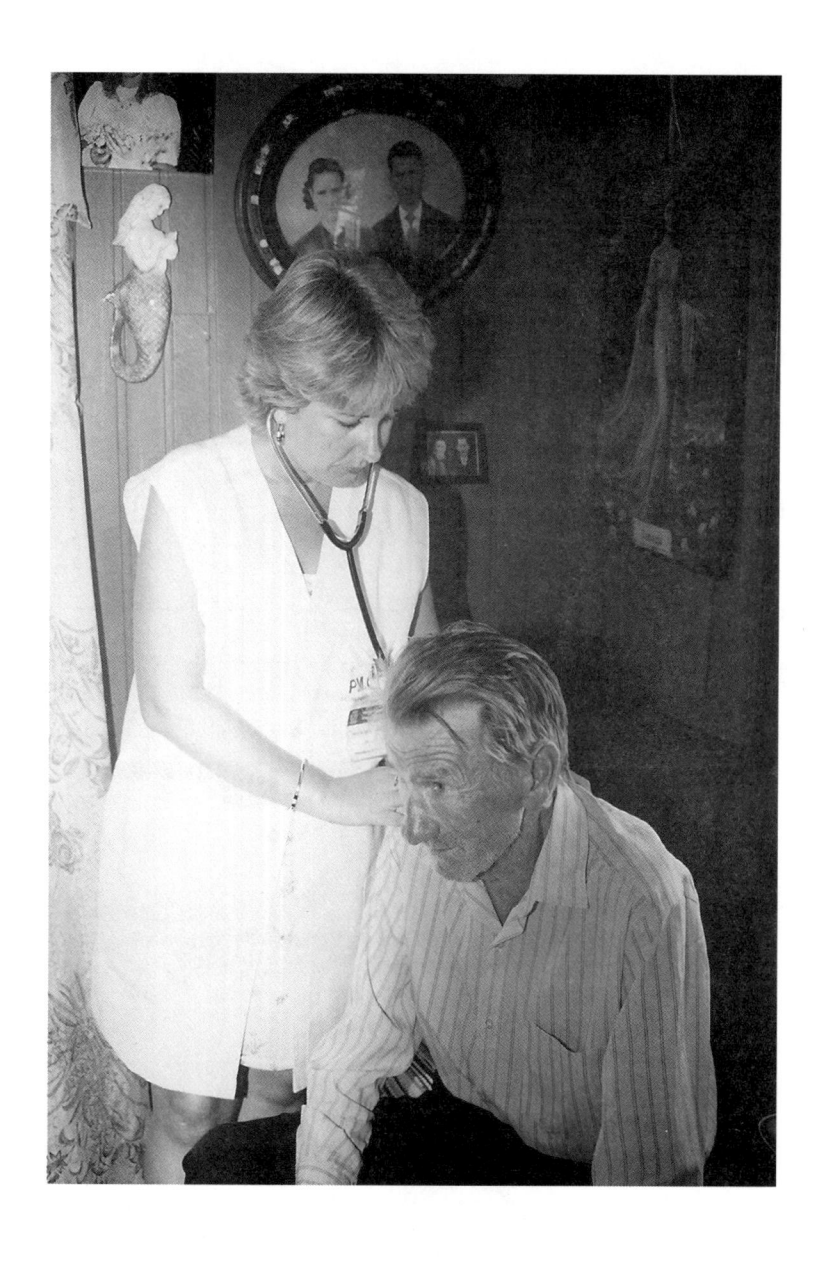

Consulta domiciliar do Programa de Saúde da Família

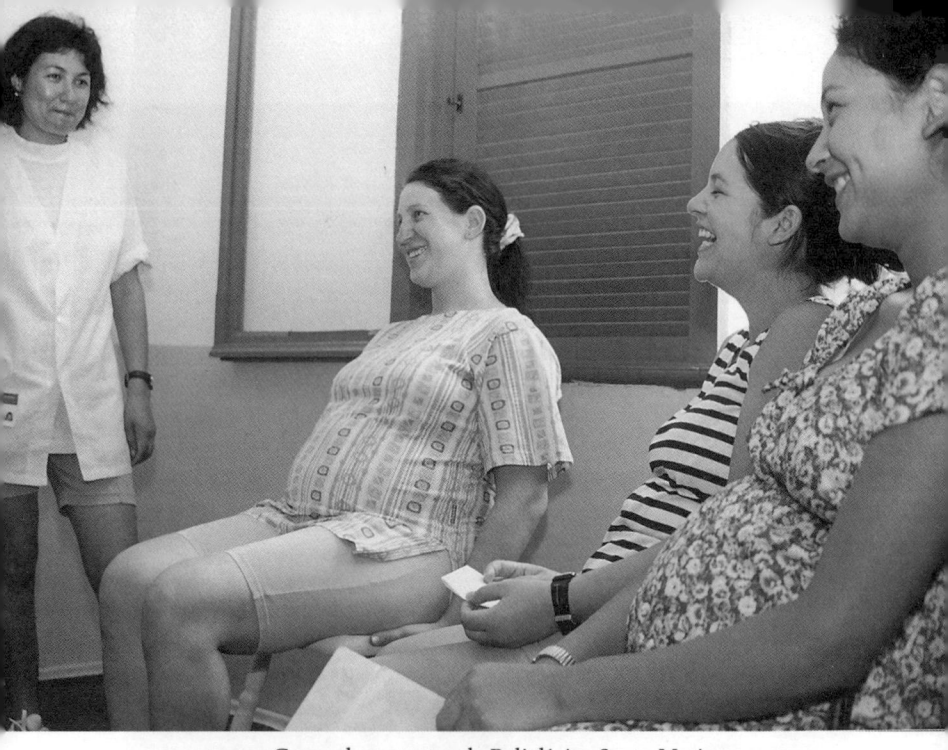

Grupo de gestantes da Policlínica Santa Maria

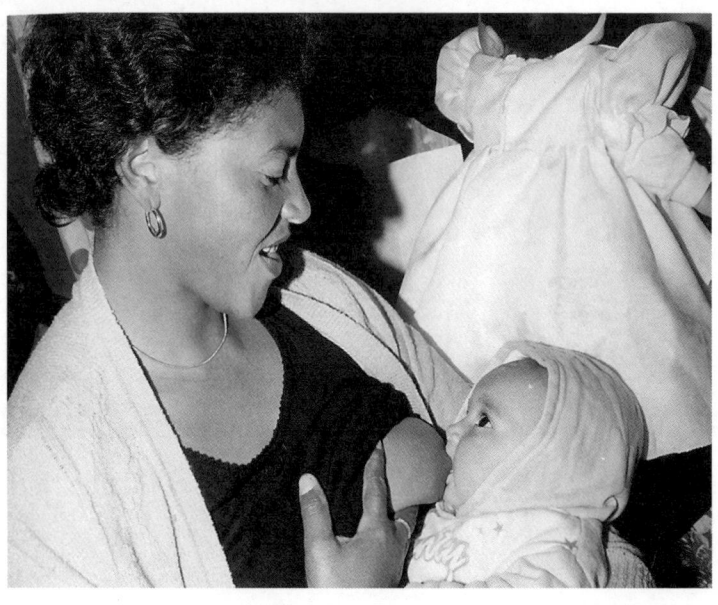

Festa de diplomação de mães na Semana do Aleitamento, 1999

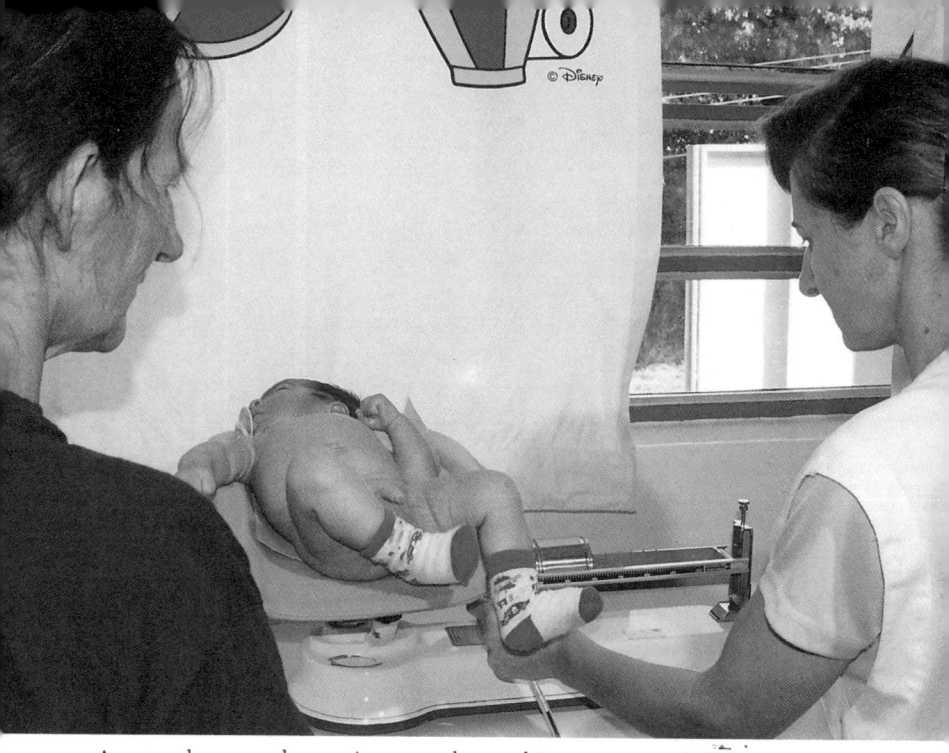

Acompanhamento do crescimento e desenvolvimento na unidade de saúde

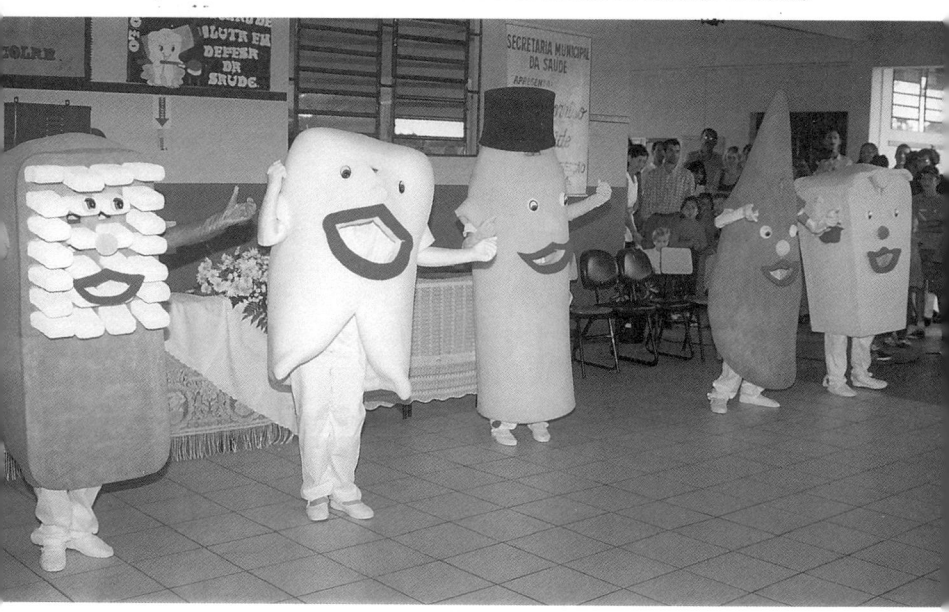

Peça teatral sobre prevenção de cárie dentária

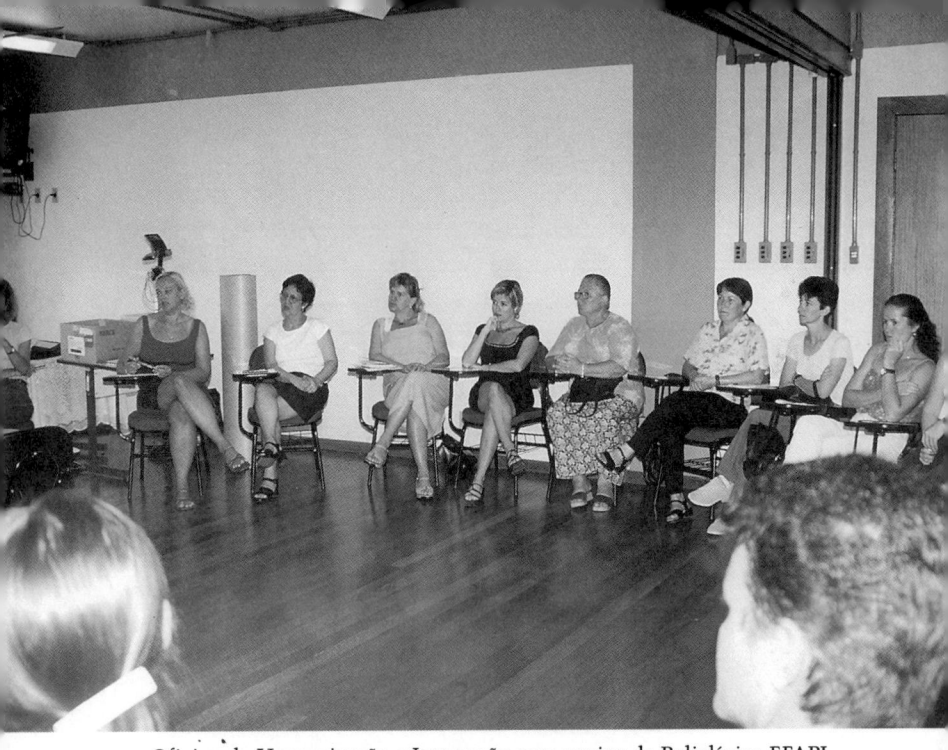

Oficina de Humanização e Integração com equipe da Policlínica EFAPI

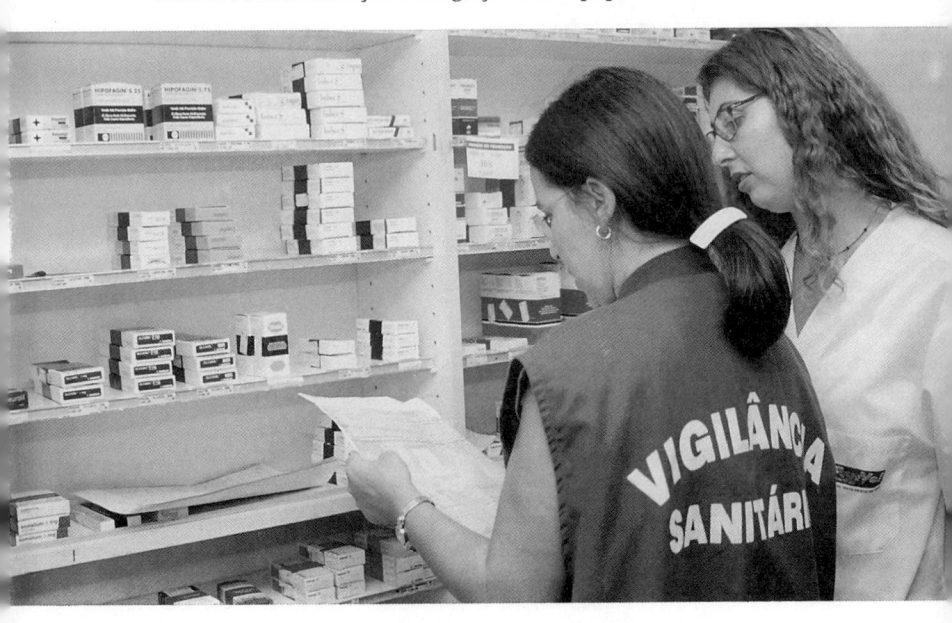

Vigilância Sanitária em farmácia de Chapecó

Anexo 1

ADMINISTRAÇÃO MUNICIPAL DE SAÚDE DE CHAPECÓ, 1997-2000

José Fritsch
Prefeito Municipal

EQUIPE CENTRAL DA SECRETARIA MUNICIPAL DE SAÚDE

Marlene Madalena Possan Foschiera
Secretária da Saúde

Aparecida Linhares Pimenta
Diretora-Geral

Plínio Augusto Freitas Silveira
Diretor Técnico

Audecila Dalla Costa
Diretora Financeira

Fátima Livorato
Diretora-Geral de Controle, Auditoria e Avaliação

Rita Maria Rebonatto Oltramari
Coordenadora de Enfermagem

Mirvaine Panizzi
Coordenadora do Programa de Saúde Bucal

Geny Pereira Lopes
Assessora dos Conselhos Locais de Saúde

Ex-gestores da Secretaria Municipal de Saúde

Elci Pimenta Freire, diretor administrativo de janeiro de 1997 a agosto de 1998
Marta Tochetto Primo, coordenadora de Enfermagem de janeiro de 1997 a junho de 1998
Eva Maria Dal Chiavon, assessora dos Conselhos Locais de Saúde de janeiro a outubro de 1999
Judite Medeiros, diretora de Vigilância Sanitária de janeiro de 1997 a abril de 2000

Colegiado de Diretoras das Unidades de Saúde

Unidade	Diretora
NORTE	Ivete Krauser Maso
SUL	Eliane Terezinha Corazza
LESTE	Carmem Luiza Hoffmann Mortari
OESTE	Marcelina Lucho Caeneghen
EFAPI	Larissa Hermes Thomas Tombini
CRISTO REI	Fatima Neiva Piovesan Bedin
SANTO ANTÔNIO	Vanessa Tagliari Lins Cortina
CHICO MENDES	Miriam Salete Zimermann
SANTA MARIA	Marta Tochetto Primo
SAIC	Marta Jurema de Oliveira dos Santos
CAIC	Aldarice Pereira da Fonseca
ALTO DA SERRA	Andréa Luzia Santos Machado
GOIO-ÊN	Ana Cristina dos Santos
MARECHAL BORMANN	Liane Colliselli
SEDE FIGUEIRA	Andréa Luzia Santos Machado
LINHA CACHOEIRA	Diane Trebien
COLÔNIA CELLA	Diane Trebien
ELDORADO	Ana Cristina dos Santos
SEMINÁRIO	Mara Lucia Dada Palmeira
CERES	Claudia Polippo
LABORATÓRIO	Rosane Maria Smaniotto Dias
NAPS – Núcleo de Atenção Psicossocial	Simone Maria Biondo
SAPS – Serviço de Atenção Psicossocial à Criança e ao Adolescente	Patricia Aiolfi

Anexo 2
PROGRAMA DE EDUCAÇÃO CONTINUADA PARA SERVIDORES DA SECRETARIA MUNICIPAL DE SAÚDE DE CHAPECÓ 1997 — 1.º SEMESTRE DE 2000

PROGRAMAÇÃO DE 1997

Em 1997, além da ampliação do quadro de pessoal, a Secretaria definiu como prioridade a capacitação dos servidores. Foram realizadas estratégias diferentes para cada categoria profissional.

Capacitação para enfermeiros

No caso das enfermeiras foram realizadas atividades com ênfase na discussão de temas voltados para a nova função de coordenação de unidades de saúde, mas também temas relacionados à assistência.

Introdução à Administração Pública

O curso foi ministrado pela então Diretora de Recursos Humanos da Prefeitura, a assistente social com especialização em Administração Pública, Adriana de Toni. Foram utilizadas dinâmicas de grupo e aulas teóricas; teve duração de 25 horas, no

período de 16 de abril a 18 de junho, com a seguinte programação:
— Processo de mudança
— A Administração Pública
— As relações interpessoais
— Liderança
— O trabalho em equipe

Noções básicas de Saúde Pública

O curso foi conduzido pela diretora-geral da Secretaria Municipal de Saúde (SMS), Dra. Aparecida Linhares Pimenta, com distribuição prévia de material didático. O curso teve duração de 10 horas, em maio e junho, com o seguinte conteúdo:
— Sistema Único de Saúde: Constituição de 1988 e as leis do SUS;
— Integralidade das ações de saúde: papel da unidade básica de saúde e sistema de referência e contra-referência;
— Epidemiologia: conceito e utilização;
— Perfil epidemiológico e programação;
— Dados demográficos e indicadores de saúde.

Detecção precoce de atraso no desenvolvimento neuropsicomotor em crianças

Palestra ministrada pela psicóloga Liane Keitel, com duração de 4 horas.

Efetivação do Programa de Incentivo ao Aleitamento

O curso foi desenvolvido pelas enfermeiras Simone Biondo e Liane Colliselli da SMS que tinham realizado aperfeiçoamento durante 40 horas na Maternidade Carmela Dutra, em Florianópolis, uma das maternidades de referência de Santa Catarina. O curso teve duração de 12 horas.

Diagnóstico sindrômico de doenças sexualmente transmissíveis

Palestra ministrada pelo coordenador do Programa Estadual de Santa Catarina de DST/AIDS, com duração de 4 horas.

Capacitação para auxiliares de enfermagem

Para a equipe técnica de auxiliares e técnicos de enfermagem foram desenvolvidos os temas:

Noções básicas de saúde pública

O curso foi ministrado pela diretora-geral da SMS, Dra. Aparecida Linhares Pimenta, com duração de 12 horas, em maio e junho, com os tópicos:
— A rede básica e o Sistema Único de Saúde;
— Perfil epidemiológico de Chapecó;
— Serviços do Sistema Municipal de Saúde de Chapecó;
— Qualidade na atenção à saúde;
— Programação em saúde na rede básica de Chapecó.

Detecção precoce de atraso no desenvolvimento neuropsicomotor em crianças

Palestra feita pela psicóloga Liane Keitel com duração de 4 horas.

Efetivação do Programa de Incentivo ao Aleitamento

O curso foi ministrado pelas enfermeiras Simone Biondo e Liane Colliselli com duração de 12 horas.

Treinamento para coleta de material para exames laboratoriais

Aprimoramento para as auxiliares de enfermagem das sete policlínicas que instituíram a coleta descentralizada; realizado no Laboratório Municipal, teve duração de 80 horas.

Capacitação para médicos

Em relação aos médicos optou-se pela realização de oficinas de trabalho mensais para discutir a qualidade de atendimento no serviço público, descritas no Capítulo 8 deste livro. Foram realizadas cinco oficinas nos meses de julho, agosto, setembro, outubro e novembro. As oficinas contaram com a presença de

90% dos médicoa da rede básica, e atingiram plenamente seus objetivos.

Além desta atividade os médicos participaram dos seguintes cursos:

Efetivação do Programa de Incentivo ao Aleitamento

O curso foi desenvolvido pelo diretor técnico da SMS, Dr. Plínio Silveira, para os ginecologistas, pediatras e médicos do PSF.

Diagnóstico sindrômico das doenças sexualmente transmissíveis

Palestra ministrada pelo coordenador do Programa Estadual de Santa Catarina de DST/AIDS, com duração de 4 horas.

Capacitação para dentistas

Em relação aos cirurgiões dentistas foram realizadas oficinas de trabalho, em março, com duração total de 24 horas para se discutir A Saúde Bucal e o SUS, sob a coordenação de especialistas do Centro de Estudos de Saúde em Odontologia Coletiva de Santa Catarina.

Em agosto foi dado continuidade às oficinas, sob a mesma coordenação, com duração total de 56 horas. Os temas tratados foram:
— Saúde bucal e o SUS;
— Diagnóstico da cárie dental;
— Conceitos e considerações sobre cariologia;
— Métodos de prevenção da cárie dental;
— Farmacocinética e formas de utilização do flúor;
— Intervenção clínica;
— Materiais odontológicos de escolha;
— Educação em saúde
— *Feedback* das oficinas de trabalho do início do ano;
— Avaliação da saúde bucal do município.

Capacitação para auditores do setor de controle, avaliação e auditoria

— Treinamento de terapia renal substitutiva (TRS) e instalação do Sistema de Autorização de Procedimentos de Alto Custo/Complexidade (APAC) com relação à diálise, para médicos e agentes administrativos, pelo Ministério da Saúde, em março, 20 horas;
— Treinamento de informática da APAC/Diálise, para agentes administrativos, pelo Ministério da Saúde em abril, 8 horas;
— Curso de capacitação e treinamento de auditores do SUS sobre gestão semi-plena, para médicos, pelo Ministério da Saúde, em junho, 40 horas;
— Treinamento TABWIN a respeito de tabulação da produção SIA/SUS, para agentes administrativos, pelo Ministério da Saúde, em setembro, 40 horas;
— Treinamento SIAB (Sistema de Informação de Atenção Básica), para agentes administrativos e enfermeiras, pelo Ministério da Saúde, em dezembro, 20 horas;
— Treinamento de informática/Windows 95, pelo SENAC, 80 horas;
— Capacitação em serviço de procedimentos de controle, avaliação e auditoria, para toda a equipe do setor, 20 horas.

Oficinas para as equipes do Programa de Saúde da Família (PSF)

No caso das equipes de PSF se optou pela realização de Oficinas de Trabalho com o conjunto das equipes. Os objetivos definidos foram: *a)* Difundir os conteúdos do PSF para uniformizar o conhecimento das equipes e fornecer as bases para o desenvolvimento de um Programa de Educação Continuada que permitisse o aprofundamento dos conteúdos essenciais do Programa; *b)* Capacitar os membros das equipes do PSF que não tinham sido instruídos, visando prestação de assistência de qualidade às famílias e às comunidades; *c)* Atualizar os profissionais das equipes do PSF anteriormente capacitados, para melhorar a qualidade do atendimento às famílias e às comunidades

A atividade, realizada em equipe, envolveu médicos, enfermeiros e auxiliares de enfermagem.

Foram utilizadas técnicas de dinâmica de grupo para facilitar a integração dos membros das equipes e contribuir com visão interdisciplinar e humanizada do atendimento ao indivíduo/família/comunidade.

Os conteúdos foram: referências teóricas do PSF; interdisciplinaridade do trabalho das equipes; trabalhando com famílias e com a comunidade; reorganização das práticas de trabalho no PSF; educação continuada das equipes; sistema de informação de atenção básica (SIAB).

O Programa das Oficinas abrangeu:
— Programa de Saúde da Família e o SUS
— Atenção Primária e PSF
— Objetivos do PSF
— Interdisciplinaridade do trabalho em equipe: Atribuições de médico, enfermeiro, auxiliar de enfermagem e agente comunitário de saúde.
— Qualidade na atenção integral às famílias
— Acolhimento da demanda e vínculo da equipe de saúde com as famílias cadastradas
— Enfoque da família como estratégia de atenção integral
— Trabalhando na comunidade: controle social e participação popular
— Diagnóstico de saúde da comunidade/ Planejamento/ Programação local
— Adscrição de clientela /Cadastramento
— Sistema de Informação de Atenção Básica: diretrizes e operação

Em todo este Programa de Educação Continuada apresentou-se noções de epidemiologia e saúde pública com o objetivo de informar as equipes das unidades de saúde sobre elementos para se repensar as práticas, incorporando aspectos da atenção coletiva que o atendimento individual muitas vezes não permite perceber. Além disso, deu-se ênfase ao trabalho integrado dos profissionais que compõem as equipes das unidades, para evidenciar que a fragmentação do atendimento impede a integralidade da atenção que deve ser prestada na rede básica.

Embora as rotinas para o atendimento na rede básica sejam instrumentos necessários para qualificar o trabalho local e devam ser desenvolvidas mediante discussão, atualizações e pactuação com as equipes, elas não são suficientes para assegurar atenção integral, com qualidade, à população. As equipes locais necessitam ter autonomia para organizar o processo de trabalho de forma a garantir o acesso, a resolubilidade, o acolhimento e o vínculo dos profissionais com os usuários. Tendo como diretriz básica o compromisso com a defesa da vida dos usuários, as equipes devem buscar formas criativas de atender à demanda que tenha em consideração a satisfação dos trabalhadores. Para que seja construída a nova forma de organizar o processo de produção da saúde é necessário rever as relações de poder estabelecidas entre os profissionais, e entre eles e a comunidade. Daí a necessidade de planejamento local que considere as relações das equipes com os usuários e que organize o processo de trabalho dos vários profissionais de maneira a integrar as ações preventivas e curativas, o atendimento individual e o coletivo, a clínica e a saúde pública, o indivíduo e a família, os aspectos psicológicos e socioculturais, sempre dirigindo as ações para o objetivo fundamental da unidade que é produzir saúde.

Esta construção é coletiva, depende de vontade da maioria, exige tecnologia adequada e requer tempo de maturação para provocar mudanças no cotidiano dos serviços. Por isso deve-se ter pressa para vencer os obstáculos que dificultam esta construção mas também paciência (ao se considerar o arraigamento de relações sociais conservadoras) para que o processo de construção de sujeitos, quer entre profissionais de saúde quer entre usuários, se consolide.

Programação de 1998

Capacitação dos profissionais da rede básica para desenvolvimento do Programa de Assistência Pré-Natal

— Profissionais capacitados: médicos ginecologistas e do Programa de Saúde da Família; diretoras de unidades de saúde, enfermeiras e auxiliares de enfermagem.
Datas: 29 e 30 de abril.
— Palestra para médicos, enfermeiros e auxiliares de enfermagem —29 de abril, das 19h30 às 21h30.
— Discussão com os médicos sobre Assistência Médica no Pré-Natal —30 de abril, das 7h30 as 11h30.
— Seminário com as enfermeiras sobre Assistência de Enfermagem no Pré-Natal — 29 de abril, das 7h30 às 11h30.
Palestrantes: Dr. Jorge Abi Saab Neto, obstetra da Materni-

dade Carmela Dutra, professor da Faculdade de Medicina da UFSC, conselheiro do Conselho Regional de Medicina do Estado de Santa Catarina, e Enfermeira Margareth Mendes.
Número de servidores no evento: 50 funcionários.

Capacitação para atendimento ao público

Profissionais capacitados: pessoal de recepção das unidades de saúde, vigias e pessoal dos serviços de limpeza.
23 e 24 de abril (Grupo A) e 7 e 8 de maio (Grupo B), das 13h30 às 17h.
Número de servidores participantes: 65 funcionários.
Palestrantes: Dra. Aparecida Linhares Pimenta e Sirlene de Mari.

Capacitação dos profissionais da rede básica para trabalho de grupo

Profissionais capacitados: enfermeiras e diretoras das unidades de saúde.
12 de maio, das 8h às 17h.
Número de servidores participantes: 21 profissionais.
Palestrante: Dra. Joseli Rimoli, enfermeira com especialização em Saúde Pública e em Psicodrama, doutoranda da Unicamp.

Capacitação para o Programa de Vigilância do Recém-Nascido de Risco

Profissionais capacitados: pediatras e médicos do Programa de Saúde da Família, enfermeiras e diretoras das unidades de saúde e auxiliares de enfermagem.
Conteúdo: Crescimento e Desenvolvimento no primeiro ano de vida, com ênfase no tratamento da desnutrição e critérios para distribuição suplementar de leite.
Datas: 20 de maio, das 8h às 11h (Grupo A), e 21 de maio, das 8h às 11h (Grupo B) para enfermeiras e auxiliares de enfermagem. Em 22 de maio, das 17h30 às 19h para pediatras e médicos do Programa de Saúde da Família, com o conteúdo acima referido e também a apresentação dos critérios e metodologia do Programa de Vigilância do Recém-Nascido de Risco. Em 12 de março, discussão dos critérios do Programa com as diretoras das unidades de saúde.

Número total de servidores participantes: 76 profissionais
Palestrantes: Dra. Aparecida Linhares Pimenta e Dr. Plínio Augusto Freitas Silveira.

Capacitação para o Programa de Saúde da Família

Profissionais capacitados: Equipes das unidades de saúde da zona rural, do CAIC, EFAPI e Santo Antônio.
Número de servidores participantes: 40 profissionais.

Capacitação de Agentes Comunitários de Saúde (ACS) para o Programa de Saúde da Família (PSF)

Profissionais capacitados: agentes comunitários de saúde
Datas: 3 e 16 de junho. Horário: das 8h às 11h30 e das 13h30 às 17h.
Temas: Objetivos do PSF; Papel dos ACS no PSF, Programas e Serviços da SMS e Cadastramento das famílias (SIAB).
Número de servidores participantes: 17 profissionais.
Palestrantes: Dra. Aparecida Linhares Pimenta e Enfermeira Eva Maria Cela Dal Chiavon.

Capacitação para servidores responsáveis pela limpeza das unidades de saúde

Profissionais capacitados: pessoal dos serviços de limpeza.
Data: 9 de junho, das 13h30 às 17h.
Temas: Normas para limpeza de unidades de saúde; importância do uso de equipamentos de proteção individual.
Palestrantes: Rita Oltramari e Vilson Oliveira.

Palestra "As repercussões na área da saúde da crise econômica atual"

Profissionais convidados: enfermeiras, diretoras e outros técnicos da Secretaria Municipal de Saúde.
Data: 24 de setembro
Horário: 13h às 14h30.
Palestrante: Prof. Valter Pomar.

Treinamento em Sala de Vacinas

Profissionais capacitados: enfermeiras
Período: 28 de setembro a 2 de outubro
Horário: das 13h às 17h.
Responsável: Gerente da Vigilância Epidemiológica

Capacitação em Saúde Bucal

Profissionais capacitados: cirurgiões-dentistas admitidos.
Datas: 24 e 25 de setembro, 15 e 16 de outubro.
Horário: 24/9 e 15/10 das 9h às 12h e das 13h30 às 18h30; 25/9 e 16/10 das 8h às 12h.
Professores: Dr. Marco Aurélio Peres e Dr. Gefferson Traebert.
Responsável: Coordenadora de Odontologia.

*Capacitação dos profissionais da rede básica
para Atualização do Programa de Prevenção
e Controle da Hipertensão Arterial*

Profissionais capacitados: médicos do Programa de Saúde da Família e clínicos gerais; diretoras das unidades de saúde, enfermeiras e auxiliares de enfermagem.
Datas: 6, 7, 8 e 9 de outubro.
Discussão com os médicos sobre critérios de diagnóstico, terapêutica e controle da hipertensão arterial: 9/10 das 7h30 às 11h30.
Discussão com as enfermeiras sobre Assistência de Enfermagem ao paciente hipertenso: 8/10: das 7h30 às 11h30.
Aula para auxiliares de enfermagem: técnicas de medida da pressão arterial e sua importância no diagnóstico e acompanhamento de pacientes hipertensos. Dias: 6 e 7/10, das 7h30 às 11h.
Palestrantes: Dr. José A. Madalosso, Dr. Renato Bohnert e Dr. Adalberto Meira.
Responsável: Diretor Técnico e Coordenadora de Enfermagem.

Internação domiciliar

Profissionais capacitados: médicos e enfermeiras/diretoras de unidades com PSF.
Data: 16 de outubro.
Horário: 8h às 11h.
Palestrante: Dra. Fátima Livorato.
Responsável: Diretora-Geral.

Perfil epidemiológico de Chapecó em 1996

Profissionais capacitados: enfermeiras, diretoras e outros técnicos da SMS.
Data: 14 de outubro.
Horário: 13h30 às 17h.
Responsável: Diretora-Geral.

Oficina para equipe do Serviço de Atenção Psicossocial

Profissionais capacitados: toda equipe do SAPS.
Dias: 30 de novembro e 1 de dezembro.
Horário: 8h às 12h e das 13h30 às 18h30.
Professora: Dra. Florianita Coelho Braga Campos.
Responsável: Diretora-Geral.

Doenças preveníveis e óbitos infantis em Chapecó: dados epidemiológicos de 1996

Profissionais capacitados: pediatras.
Data: 21 de outubro.
Horário: 15h30 às 17h.
Responsável: Diretor Técnico e Diretora-Geral.

Sistema de Vigilância Alimentar e Nutricional

Profissionais capacitados: enfermeiras
Data: 28 de outubro.
Horário: das 8h30 as 11h30.
Responsável: Diretor de Saúde e Coordenadora de Enfermagem.

Tabagismo e câncer de pulmão: prevenção, achados clínicos e diagnóstico precoce

Profissionais capacitados: profissionais de saúde.
Data: 27 de novembro.
Horário: 19h30.
Palestrante: Dr. Antônio Ruffino Netto, coordenador nacional de Pneumologia Sanitária do Ministério da Saúde.
Responsável: Secretária de Saúde.

Tuberculose e co-infecção na AIDS

Profissionais capacitados: profissionais de saúde.
Data: 28 de novembro.
Horário: 8h as 11h30.
Palestrante: Dr. Antônio Ruffino Netto, coordenador nacional de Pneumologia Sanitária do Ministério da Saúde.
Responsável: Secretária de Saúde.

PROGRAMAÇÃO REALIZADA EM 1999

MARÇO

1. Curso de Capacitação para Agentes Comunitários de Saúde para instalação do PACS
   Profissionais capacitados: agentes comunitários de saúde
   Duração: 40 horas

2. Treinamento sobre vacinação para idosos
   Profissionais capacitados: enfermeiras, auxiliares de enfermagem (salas de vacinas)
   Duração: 8 horas

3. Oficina para discussão e definição de "Área de Abrangência"
   Profissionais capacitados: Diretoras das Unidades de Saúde

4. Oficina para discussão sobre Conselhos Locais de Saúde
   Profissionais capacitados: Diretoras das Unidades de Saúde
   Duração: 4 horas

ABRIL

5. Oficinas de Capacitação sobre o Programa de Agentes Comunitários de Saúde (PACS)
   Profissionais capacitados: enfermeiras das Policlínicas e PSF.
   Duração: 40 horas
   Local: São Miguel do Oeste

6. Treinamento referente a medicamentos sob controle especial (Portaria SVS/MS n.º 344/98)
   Profissional capacitado: farmacêutica do Departamento de Vigilância Sanitária
   Período: abril
   Local: Florianópolis — Secretaria de Estado da Saúde

7. Capacitação sobre os Conselhos Locais de Saúde
   Profissionais capacitados: auxiliares de enfermagem de Policlínicas e do PSF
   Duração: 4 horas

8. 2.º Módulo de Treinamento para ACS
   Profissionais capacitados: agentes comunitários de saúde
   Duração: 20 horas

9. Acompanhamento do paciente epilético na rede básica
   Profissionais capacitados: clínicos, pediatras e médicos do PSF
   Duração: 4 horas.

MAIO

10. Oficinas de "Humanização e Integração" do atendimento
    Profissionais capacitados: clínicos, pediatras, ginecologistas, médicos do PSF e enfermeiras
    Horário: das 7h30 às 11h30 e 13h às 17h. Reuniões mensais por seis meses
    Datas: 11 e 12 de maio

JUNHO

11. Oficinas de "Humanização e Integração" do atendimento
Profissionais capacitados: clínicos, pediatras, ginecologistas, médicos do PSF e enfermeiras
Horário: das 7h30 às 11h30 e 13h às 17h
Datas: 8 e 9 de junho

12. Padronização de procedimentos de limpeza, desinfecção e esterilização de materiais e instrumentos
Profissionais capacitados: enfermeiras
Duração: 4 horas

13. Treinamento em Auditoria do SUS
Profissionais capacitados: enfermeira da Diretoria de Controle, Auditoria e Avaliação
Duração: 40 horas
Responsável: Ministério da Saúde

JULHO

14. Oficinas de "Humanização e Integração" do atendimento
Profissionais capacitados: clínicos, pediatras, ginecologistas, médicos do PSF e enfermeiras
Horário: das 7h30 às 11h30 e 13h às 17h
Datas: 13 e 14 de julho

AGOSTO

15. Oficinas de "Humanização e Integração" do atendimento
Profissionais capacitados: clínicos, pediatras, ginecologistas, médicos do PSF e enfermeiras
Horário: das 7h30 às 11h30 e 13h às 17h

16. Curso de Capacitação para Agente de Saúde — Programa do Controle do Dengue
Profissionais capacitados: 4 agentes
Local: Xaxim – SC
Responsável: Fundação Nacional de Saúde

17. Curso de Relacionamento Interpessoal
Profissionais capacitados: agentes administrativos e auxiliares de enfermagem
Duração: 4 horas

SETEMBRO

18. Treinamento de Coleta de Sangue
Profissionais capacitados: farmacêuticos/bioquímicos, auxiliares de enfermagem e técnicos de laboratório
Duração: 8 horas

19. Oficinas de "Humanização e Integração" do atendimento
Profissionais: clínicos, pediatras, ginecologistas, médicos do PSF e enfermeiras
Datas: 14 e 15 de setembro

20. Capacitação em Atendimento Anti-rábico
Profissionais capacitados: enfermeiras
Duração: 4 horas

21. Treinamento de Agentes Comunitários de Saúde
Datas: 27, 28,29,30 de setembro e 1º de outubro
Duração: 40 horas

22. Curso de Inspeção na Indústria Farmacêutica e Farmoquímica
Profissional capacitado: farmacêutica do Departamento Vigilância Sanitária
Local: Porto Alegre – RS
Responsável: Ministério da Saúde

OUTUBRO

23. Treinamento de Auxiliares de Consultório Dentário (ACD)
Duração: 4 horas

24. Curso de Fitoterapia
Profissionais capacitados: agentes comunitários de saúde, algumas enfermeiras e auxiliares de enfermagem
Duração: 40 horas

25. Curso de Inspeção em Unidades Hemoterápicas

Profissional capacitado: farmacêutica do Departamento Vigilância Sanitária
Período: 4 a 15 de outubro
Local: Florianópolis
Responsável: Ministério da Saúde

26. Treinamento para desenvolvimento do Programa de Prevenção da Anemia Ferropriva
Agentes comunitários de saúde: 30/9 das 8h30 às 11h30:
Auxiliares de enfermagem e enfermeiras: 27/10 das 8h30 às 11h30

27. Capacitação em DST/AIDS
Profissional capacitado: Enfermeira do Ambulatório de DST/AIDS
Dias: 18, 19 e 20 de outubro
Local: Porto Alegre
Responsável: Ministério da Saúde

28. Oficinas de "Humanização e Integração" do atendimento (última)
19 de outubro, das 7h30 às 12h30: clínicos, pediatras, ginecologistas, médicos do PSF e enfermeiras
20 de outubro, das 8h às 12h: Diretoras das Unidades de Saúde

29. Treinamento de Coleta de Sangue à Vácuo
Profissionais capacitados: farmacêuticos/bioquímicos e técnicos de laboratório de análises clínicas
Duração: 4 horas

NOVEMBRO

30. Prevenção de Incapacidades em Hanseníase

Profissional capacitada: Enf.ª Diretora da Policlínica Norte
Data: 8 a 12 de novembro
Local: Florianópolis

31. Curso "Noções Básicas de Saúde Pública"
Profissionais capacitados: enfermeiras, auxiliares de enfermagem e profissionais da Diretoria de Controle e Avaliação que começaram a trabalhar em 1998 e 1999
Duração: 12 horas.

32. Atualização em diagnóstico sorológico de sífilis
Profissionais capacitados: farmacêuticos/bioquímicos e profissionais de laboratório
Data: 11 de novembro

33. Treinamento para coleta de amostras para exame citopatológico de colo de útero
Profissionais capacitados: enfermeiras
Duração: 4 horas

34. Normas e procedimentos para dispensação de medicamentos em farmácias ambulatoriais da rede municipal
Profissionais capacitados: auxiliares de enfermagem e enfermeiras
Duração: 8 horas

35. Treinamento em DST/AIDS para cirurgião-dentista
Profissionais capacitados: cirurgiã-dentista do CERES—Bucal
Datas: 22 e 26 de novembro
Responsável: Ministério da Saúde

DEZEMBRO

36. Oficinas de Saúde Bucal
Profissionais capacitados: cirurgiões-dentistas
Datas: 2 e 3 de dezembro; 16 e 17 de dezembro

Participaram das oficinas as seguintes categorias profissionais: médicos, enfermeiras, dentistas, bioquímicos, farmacêuticos, auxiliares de enfermagem, auxiliares e técnicos de laboratório, auxiliares de consultório dentário, administrativos e agentes comunitários de saúde, atingindo-se 90% dos servidores da SMS.

PROGRAMAÇÃO REALIZADA
NO 1.º SEMESTRE DE 2000

FEVEREIRO

Oficina de Planejamento Local com as Equipes das Policlínicas e do PSF
Duração: 20 horas
Professores: Dr. Luiz Cecilio e Dra. Maria Haydée Lima

Capacitação para pediatras, médicos do PSF e enfermeiras sobre "Cuidados com Recém-Nascido"
Duração: 8 horas
Professor: Dr. Carlos Eduardo Pinheiro

Curso sobre Saúde Bucal para Agentes Comunitários de Saúde
Duração: 8 horas
Professor: Dra. Mirvaine Panizzi

MARÇO

Treinamento em DST / AIDS para enfermeiras das Policlínicas e de Unidades Sanitárias
Duração: 40 horas
Curso descentralizado do Ministério da Saúde em Concórdia (SC)

ABRIL

Curso introdutório para novos Agentes Comunitários de Saúde
Duração: 24 horas
Professores: Equipe da SMS de Chapecó

Capacitação para ginecologistas, médicos de PSF e enfermeiras sobre Sexualidade Feminina

Duração: 8 horas
Professora: psicóloga Rosângela Rigo

MAIO

Capacitação em Puericultura para Enfermeiras das Policlínicas e Unidades com PSF
Duração: 24 horas
Professor: Dr. Carlos Eduardo Pinheiro

Capacitação para Equipe do Núcleo de Atenção Psicossocial (NAPS)
Duração: 16 horas
Professor: Dr. Roberto Tykanori

Capacitação para pessoal de recepção nas Policlínicas e Unidades Sanitárias
Duração: 8 horas
Responsáveis: Dra. Aparecida L. Pimenta e Geny Lopes

Anexo 3

Quadro de pessoal da Secretaria Municipal de Saúde — 1997, 1998, 1999 e 2000

Categoria	Jan. 1997	Jan. 1998	Jan. 1999	Jan. 2000	Aumento de horas de trabalho
*Médico	30	40	47	61	100%
*Dentista	22	30	35	41	87%
Enfermeiro	18	23	28	32	100%
Farmacêutico-Bioquímico	9	9	10	13	77,7%
Psicólogo/Fonoaudiólogo/ Assistente Social	4	9	10	10	150%
Outros de Nível Universitário	1	4	7	5	
Auxiliar de laboratório	9	9	9	8	
Técnico e Auxiliar de Enfermagem	70	84	98	111	58,5%
Técnico de Vigilância Sanitária	4	5	2	2	
Auxiliar de consultório dentário	8	13	12	19	137%
Agente Administrativo	26	30	26	27	
Motorista	8	10	11	12	50%
Vigia	11	11	12	13	
Servente	7	21	21	21 (terceirizados)-	
Agente comunitário de saúde	0	0	0	66	
Outros	19	7	7	13	
Total	258	308	339	454	

Fonte: Secretaria Municipal de Saúde de Chapecó.
* Número de profissionais com jornada de 20 horas semanais

Anexo 4

Produtividade médica da rede básica de saúde de Chapecó, março de 1999

Policlínica	Produção no mês	Horas trabalhadas no mês	Número de consultas médicas / hora
Norte	2351	532	4,42
Sul	1063	252	4,22
Leste	843	174	4,84
Oeste	1360	262	5,19
EFAPI	2388	574	4,16
Santo Antônio	1224	290	4,22
Cristo Rei	1531	312	4,91
Santa Maria	1031	240	4,29
Chico Mendes	919	202	4,54
CAIC	1292	356	3,63
SAIC	323	62	5,21
Marechal Bormann	765	220	3,47
Linha Cachoeira	171	56	3,05
Sede Figueira	200	56	3,57
Alto da Serra	281	72	3,90
Colônia Cella	339	40	8,47
Goio-Ên	183	36	5,08

Fonte: Secretaria Municipal de Saúde de Chapecó.

Produtividade de pediatras, clínicos, ginecologistas e médicos do PSF da Rede Básica, março 1999.

Tipo de médico	Consultas médicas/hora
Pediatras	4,61
Clínicos	4,75
Ginecologistas	5,55
Programa de Saúde da Família	4,38

Fonte: Secretaria Municipal de Saúde de Chapecó.

Anexo 5

Produção de consultas médicas da rede básica de saúde (Policlínicas, Unidades de Saúde e CERES, 1996-1999).

1996	116.653
1997	140.213
1998	175.322
1999	200.599

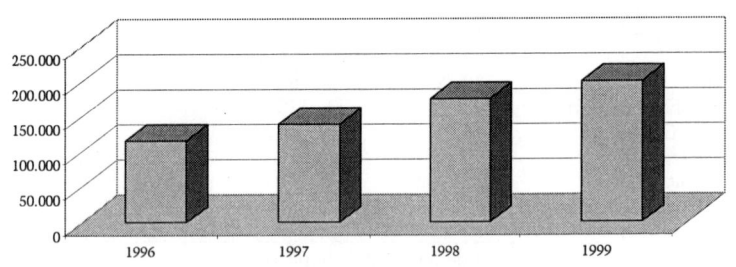

Fonte: Secretaria Municipal de Saúde.

Anexo 6

Produção de consultas de enfermagem e outras de nível superior*, Chapecó, 1996-1999.

Ano	1996	1997	1998	1999
Total	68.890	75.337	121.195	162.672

Fonte: Secretaria Municipal de Saúde de Chapecó.
* Inclui atendimentos realizados por assistentes sociais, psicólogos e fonoaudiólogos

Anexo 7

Produção de exames de análises clínicas realizadas pela Secretaria Municipal de Saúde (SMS) e por laboratórios privados contratados, Chapecó, 1996-1999.

1996		1997		1998		1999	
SMS	Laboratórios privados	SMS	Laboratórios privados	SMS	Laboratórios privados	SMS	Laboratórios privados
47.090	0	69.198 (73,57%)	25.044 (25,5%)	84.278 (79,4%)	21.818 (20,6%)	104.828 (84,9%)	18.614 (15,1%)

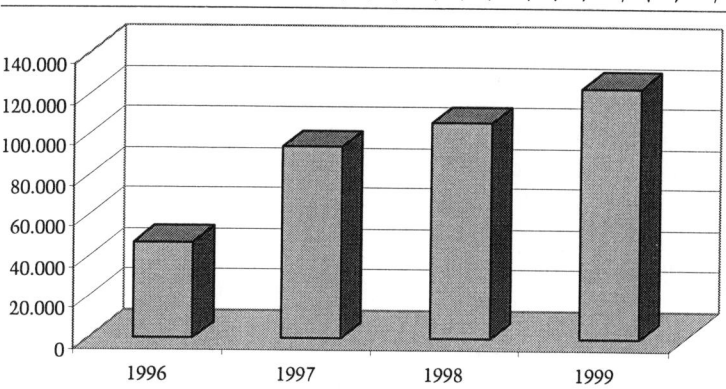

Em 1997 foram contratados sete laboratórios privados para atender pacientes do SUS; em 1999 foram contratados mais dois.
Fonte: Secretaria Municipal de Saúde de Chapecó.

CURRÍCULO SUCINTO DOS CO-AUTORES

FÁTIMA LIVORATO
Formada pela Faculdade de Medicina da Universidade Federal de Uberlândia em 1985. Residência em Pediatria na Faculdade de Medicina de Ribeirão Preto da Universidade de São Paulo de 1986 a 1988.
Especialização em Saúde Pública pela Faculdade de Medicina de Botucatu da Universidade Estadual de São Paulo (Unesp).
Coordenadora do Programa de Internação Domiciliar da Secretaria de Higiene e Saúde de Santos (1992-1993).
Coordenadora do processo de habilitação do município de Santos/SP para gestão semi-plena do SUS em 1993.
Diretora da Diretoria de Controle, Avaliação e Auditoria, e coordenadora da Assistência Farmacêutica da Secretaria Municipal de Saúde de Chapecó desde 1997.

GENY PEREIRA LOPES
Formada em Filosofia pela Faculdade de Filosofia da Universidade Estadual de Campinas (Unicamp) em 1982.
Coordenadora da Pastoral da Saúde da Paróquia de Guarujá do Sul-SC de 1984 a 1990.
Coordenadora Diocesana da Pastoral da Saúde da Diocese de Chapecó de 1990 a 1996.Integrante, e um dos fundadores, do Movimento Popular de Saúde do Oeste de Santa Catarina — MOPSCO/SC.

Assessora da Secretaria Municipal de Saúde de Chapecó desde 1997 e Coordenadora dos Conselhos Locais de Saúde.

HORTÊNCIA SALETT MÜLLER TIERLING
Graduada em Farmácia pela Universidade Federal do Rio Grande do Sul em 1991. Especialização em Saúde Pública pela FIOCRUZ em convênio com Universidade do Oeste de Santa Catarina (UNOESC).
Conselheira do Conselho Regional de Farmácia de Santa Catarina, de 1998 a 2001.
Membro da Diretoria do Sindicato dos Farmacêuticos de Santa Catarina em 2000.
Inspetora do Programa Nacional de Inspeção em Indústrias Farmacêuticas e Farmoquímicas e do Programa Nacional de Inspeção de Unidades Hemoterápicas da Agência Nacional de Vigilância Sanitária do Ministério da Saúde.
Farmacêutica concursada da Secretaria Municipal de Chapecó desde 1993, atuando na Vigilância Sanitária.

LUIZ CARLOS DE OLIVEIRA CECILIO
Médico sanitarista, doutor em Saúde Coletiva e professor convidado do Departamento de Medicina Preventiva e Social da Unicamp. Consultor da Santa Casa do Pará, da Maternidade Odete Valadares (Belo Horizonte, MG) e do Hospital Municipal de Volta Redonda (RJ).
Publicou *Inventando a Mudança na Saúde*, pela Editora Hucitec, em 1997, com Emerson Elias Merhy e Gastão Wagner de Sousa Campos.

MARIA HAYDÉE DE JESUS LIMA
Médica sanitarista, diretora do Centro de Saúde da Vila Ypê da rede básica da Secretaria Municipal de Saúde de Campinas, assessora do Movimento Popular de Saúde de Campinas e ex-diretora da Secretaria Municipal de Saúde de Campinas.

MARLENE MADALENA POSSAN FOSCHIERA
Graduada em Enfermagem e Obstetrícia pela Faculdade de Enfermagem da Universidade de Passo Fundo-RS em 1983.
Licenciatura em Enfermagem e especialização em Administração Hospitalar e Sistemas de Saúde pela Universidade de Passo Fundo em 1984.
Especialização em Saúde Pública pela FIOCRUZ em convênio com a Universidade do Oeste de Santa Catarina (UNOESC).

Coordenadora do Programa de DST/AIDS, de Tuberculose e Hanseníase da 10.ª Regional de Saúde da Secretaria de Estado da Saúde de Santa Catarina de 1984 a 1996.

Secretária Geral do Conselho de Secretários Municipais de Saúde de Santa Catarina, de 1997 a 1999.

Membro da Comissão Intergestora Bipartite do Sistema Único de Saúde de Santa Catarina em 2000.

MIRVAINE PANIZZI

Cirurgiã-dentista pela Faculdade de Odontologia da Universidade Federal de Pelotas-RS em 1992.

Especialização em Odontologia de Saúde Pública pela Associação Brasileira de Odontologia — Regional de Santa Catarina.

Cirurgiã-dentista concursada da Secretaria Municipal de Chapecó desde 1994, exercendo a Coordenação de Saúde Bucal a partir de 1997.

PLÍNIO AUGUSTO FREITAS SILVEIRA

Formado na Faculdade de Medicina da Universidade Federal de Santa Maria-RS em 1980.

Residência em Pediatria na Faculdade de Medicina da Universidade Federal de Santa Maria, de 1981 a 1982.

Sempre atuou como pediatra em consultório particular e em unidade básica de saúde no município de Xanxerê-SC

Diretor Técnico do Departamento de Saúde da Secretaria Municipal de Chapecó desde 1997.

RITA MARIA REBONATTO OLTRAMARI

Graduada em Enfermagem e Obstetrícia pela Faculdade de Enfermagem da Universidade de Passo Fundo-RS em 1983.

Licenciatura em Enfermagem e especialização em Administração Hospitalar e Sistemas de Saúde pela Universidade de Passo Fundo-RS em 1985.

Especialização em Enfermagem do Trabalho na Universidade do Contestado, Concórdia-SC, em 1995.

Enfermeira do Trabalho dos frigoríferos Chapecó e Perdigão de 1990 a 1996.

Enfermeira concursada da Secretaria Municipal de Chapecó desde 1997, atuando como coordenadora de Enfermagem desde 1998.

COLOFÃO

ESTE LIVRO,
CENTÉSIMO TRIGÉSIMO QUINTO DA
COLEÇÃO SAÚDE EM DEBATE,
EDITADO SOB A DIREÇÃO DE
JOSÉ RUBEN DE ALCÂNTARA BONFIM,
FOI DIAGRAMADO EM TRUMP MEDIAEVAL
CORPO DEZ SOBRE DOZE POR
OURIPEDES GALLENE E JOHANNES CHRISTIAN BERGMANN.
A ARTE DA CAPA FOI CRIAÇÃO DO ESTÚDIO HUCITEC
E SEUS FOTOLITOS FORAM FEITOS POR
DO PRADO EDITORES.
COM TIRAGEM DE 2.000 EXEMPLARES,
A IMPRESSÃO DO MIOLO, SOBRE PAPEL OFFSET DE 75 G/M^2
E DA CAPA SOBRE CARTÃO SUPREMO DE 250 G/M^2,
E O ACABAMENTO FORAM FEITOS POR
ASSAHI GRÁFICA E EDITORA, DE
SÃO BERNARDO DO CAMPO, ESTADO DE SÃO PAULO,
NO VIGÉSIMO NONO ANO DA FUNDAÇÃO DA
EDITORA HUCITEC,
VIGÉSIMO TERCEIRO ANO DA
COLEÇÃO SAÚDE EM DEBATE,
OCTOGÉSIMO TERCEIRO ANO DA CRIAÇÃO
DO MUNICÍPIO DE CHAPECÓ,
DÉCIMO ANO DO ESTATUTO
DA CRIANÇA E DO ADOLESCENTE
(LEI 8.069/90) E
DÉCIMO ANO DA LEI ORGÂNICA DA SAÚDE
(LEI 8.080/90 E LEI 8.142/90).

HABENT SUA FATA LIBER

Outros Títulos da Coleção Saúde em Debate

Série "Didática" (coordenação de Emerson Elias Merhy)

Planejamento sem Normas, Gastão Wagner de Sousa Campos, Emerson Elias Merhy & Everardo Duarte Nunes
Programação em Saúde Hoje, Lilia Blima Schraiber (org.)
Inventando a Mudança na Saúde, Luiz Carlos de Oliveira Cecílio (org.)
Razão e Planejamento: Reflexões sobre Política, Estratégia e Liberdade, Edmundo Gallo (org.)
Saúde do Adulto: Programas e Ações na Unidade Básica, Lilia Blima Schraiber, Maria Ines Baptistela Nemes & Ricardo Bruno Mendes-Gonçalves (orgs.)
Agir em Saúde: um Desafio Para o Público, Emerson Elias Merhy & Susana Onocko (orgs.)
Modelos Tecnoassistenciais em Saúde: o Debate no Campo da Saúde Coletiva, Aluísio Gomes da Silva Junior
Políticas Públicas, Justiça Distributiva e Inovação: Saúde e Saneamento na Agenda Social, Nilson do Rosário Costa

Série "SaudeLoucura" (direção de Antonio Lancetti)

SaúdeLoucura 1, Antonio Lancetti et al.
Desinstitucionalização, Franco Rotelli et al.
SaúdeLoucura 2, Félix Guattari, Gilles Deleuze et al.
Saúde Mental e Cidadania, Regina Giffoni Marsiglia et al.
Hospital: Dor e Morte como Ofício, Ana Pitta
Cinco Lições sobre a Transferência, Gregório Baremblitt
A Multiplicação Dramática, Hernán Kesselman & Eduardo Pavlovsky
Lacantroças, Gregório Baremblitt
SaúdeLoucura 3, Herbert Daniel, Jurandir Freire Costa et al.
Psicologia e Saúde: Repensando Práticas, Florianita Coelho Braga Campos (org.)
Saúde Mental e Cidadania no Contexto dos Sistemas Locais de Saúde, Maria E.X. Kalil (org.)
Mario Tommasini: Vida e Feitos de um Democrata Radical, Franca Ongaro Basaglia
Saúde Mental no Hospital Geral: Espaço para o Psíquico, Neury J. Botega & Paulo Dalgalarrondo
SaúdeLoucura 4, Antonio Lancetti, Gregório Baremblitt et al.
Manual de Saúde Mental, Benedito Saraceno, Fabrizio Asioli e Gianni Tognoni
Assistência Social & Cidadania, Antonio Lancetti et al.
SaúdeLoucura 5, Gregório Baremblitt et al.
SaúdeLoucura 6, André do Eirado Silva et al. (orgs.)
Princípios para uma Clínica Antimanicomial e Outros Escritos, Ana Marta Lobosque

Série "Phármakon" (direção de José Ruben de Alcântara Bonfim e Vera Lucia Mercucci)

Medicamentos, Drogas e Saúde, E. A. Carlini
Indústria Farmacêutica, Estado e Sociedade: Crítica da Política de Medicamentos no Brasil, Jorge A. Zepeda Bermudez
Propaganda de Medicamentos: Atentado à Saúde?, José Augusto Cabral de Barros
A Construção da Política de Medicamentos, José Ruben de Alcântara Bonfim e Vera Lucia Mercucci
Medicamentos e a Reforma do Setor Saúde, Jorge Antonio Zepeda Bermudez & José Ruben de Alcântara Bonfim
Vigilância Sanitária: Proteção e Defesa da Saúde, Ediná Alves Costa

Série "Samuel Pessoa" (direção de Fernando Mota de Azevedo Corrêa)
Malária e seu Controle, Rita Barradas Barata
O Dengue no Espaço Habitado, Maria Rita de Camargo Donalisio
A Evolução da Doença de Chagas no Estado de São Paulo, Luiz Jacintho da Silva
Malária em São Paulo: Epidemiologia e História, Marina Ruiz de Matos

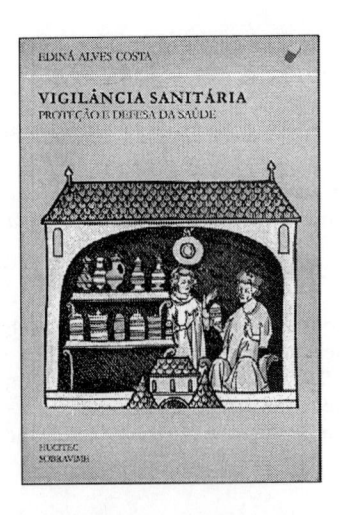

VIGILÂNCIA SANITÁRIA:
PROTEÇÃO E DEFESA DA SAÚDE

Ediná Alves Costa
16 x 23cm   460 páginas   ISBN 85-271-0508-X

A regulamentação de bens essenciais à vida (medicamentos, alimentos, produtos relacionados à saúde, hospitais, farmácias, entre outros) precisa ser conhecida para que se possa nela interferir, na perspectiva da proteção do cidadão. É indispensável, para isso, o exame dos conceitos e da evolução da Vigilância Sanitária no país, o que Ediná Alves Costa, com clareza e profundidade, possibilita a seus leitores.

Disponível nas Melhores Livrarias
LIVREIRO: SEU CANAL DE INFORMAÇÃO E CULTURA

Editora Hucitec Ltda.
Rua Gil Eanes, 713 — 04601-042 São Paulo - SP, BRASIL
Tel.: (11) 543-5810 — Fax: (11) 530-5938
www.hucitec.com.br
E-mail: hucitec@terra.com.br

A CIÊNCIA DA SAÚDE

Naomar de Almeida Filho
14 x 21cm 255 páginas ISBN 85-271-0530-6

A ciência contemporânea passa por importante crise de paradigmas. Em uma prática que reafirma a fragmentação, os melhores cientistas do campo da saúde, atuando na vanguarda das chamadas "ciências duras" (especialmente Genética, Biologia Molecular, Neurociências), dão-se conta de que não mais podem deter-se em (ou serem detidos por) questões restritas, tornando-se especialistas de um único tema. Enfim, tornam-se conscientes de que é necessário abrir a Ciência da Saúde a questionamentos globais de seus fundamentos, para que não se transformem em meros repetidores de técnicas e conhecimentos superados.

Disponível nas Melhores Livrarias
LIVREIRO: SEU CANAL DE INFORMAÇÃO E CULTURA

Editora Hucitec Ltda.
Rua Gil Eanes, 713 — 04601-042 São Paulo - SP, BRASIL
Tel.: (11) 543-5810 — Fax: (11) 530-5938
www.hucitec.com.br
E-mail: *hucitec@terra.com.br*

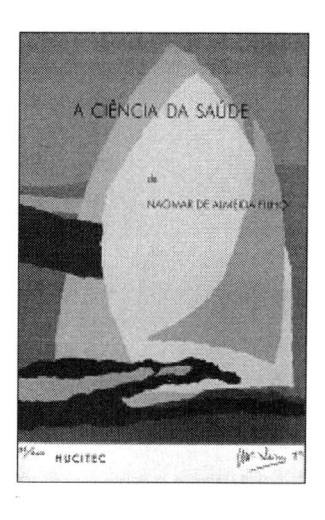

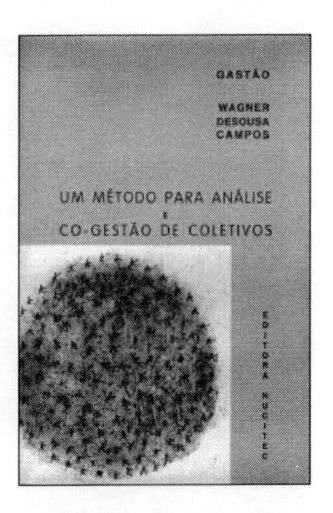

UM MÉTODO PARA ANÁLISE E CO-GESTÃO DE COLETIVOS

Gastão Wagner de Sousa Campos
14 x 21cm 236 páginas ISBN 85-271-0531-6

O Método da Roda visa a produção de compromissos, de novos padrões de subjetividade, de gradientes crescentes de sublimação criadora. A possibilidade do gozo não somente fora do trabalho, mas também nos grupos que trabalham, nos "coletivos organizados para a produção". Ao ceticismo pós-moderno contrapõe-se a possibilidade de um método. Reapropriação do direito à alegria, à criação, ao compromisso transformador, à paixão. O Método da Roda é isso.

Disponível nas Melhores Livrarias
LIVREIRO: SEU CANAL DE INFORMAÇÃO E CULTURA

Editora Hucitec Ltda.
Rua Gil Eanes, 713 — 04601-042 São Paulo - SP, BRASIL
Tel.: (11) 543-5810 — Fax: (11) 530-5938
www.hucitec.com.br
E-mail: *hucitec@terra.com.br*

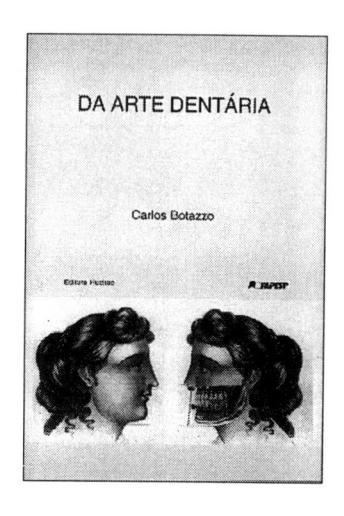

DA ARTE DENTÁRIA

Carlos Botazzo
16 x 23cm 316 páginas ISBN 85-271-0533-0

A obra trata de vísceras, as que temos no nosso rosto e que estão imediatamente articuladas aos modos como se vive e se atua em sociedade. Este livro trata, então, da boca humana, desses órgãos bucais interligados à linguagem, ao prazer e à subsistência, e essas esferas compõem o trabalho próprio deles que é, em certo sentido, o consumo do mundo. A arqueologia foucaultiana aqui apresentada é o solo em que, finalmente, a história da profissão odontológica encontrará anseio de ver-se radicalmente transformada.

Disponível nas Melhores Livrarias
LIVREIRO: SEU CANAL DE INFORMAÇÃO E CULTURA

Editora Hucitec Ltda.
Rua Gil Eanes, 713 — 04601-042 São Paulo - SP, BRASIL
Tel.: (11) 543-5810 — Fax: (11) 530-5938
www.hucitec.com.br
E-mail: *hucitec@terra.com.br*

VELHOS E NOVOS MALES DA SAÚDE NO BRASIL

Carlos Augusto Monteiro (org.)
16 x 23cm   435 páginas   ISBN 85-271-0311-7

"O primeiro impulso que se tem ao terminar a leitura de *Velhos e Novos Males da Saúde no Brasil* é de aplaudir a obra em pé. Sanitarista veterano, raramente tenho lido no Brasil textos de tamanha qualidade técnica. O que temos aí não é apenas um diagnóstico de saúde, é verdadeira radiografia do Brasil. E é, sobretudo, notável amostra do que pode o raciocínio epidemiológico, quando usado com sobriedade e competência."

MOACYR SCLIAR
Ciência hoje

Disponível nas Melhores Livrarias
LIVREIRO: SEU CANAL DE INFORMAÇÃO E CULTURA

Editora Hucitec Ltda.
Rua Gil Eanes, 713 — 04601-042 São Paulo - SP, BRASIL
Tel.: (11) 543-5810 — Fax: (11) 530-5938
www.hucitec.com.br
E-mail: *hucitec@terra.com.br*

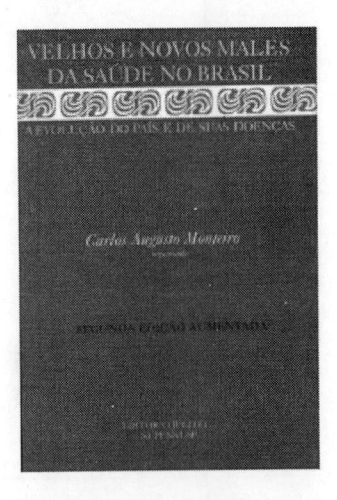